Fach-
buch
Klett-Cotta

Trauma und Bindung zwischen den Generationen

Vererbte Wunden und Resilienz in Therapie, Beratung und Prävention

Herausgegeben von Karl Heinz Brisch

Klett-Cotta

Die Beiträge von Teresa W. Ngigi, Abraham Sagi-Schwartz sowie von Suchithra Varadarajan, Anja M. Gumpp und Iris-Tatjana Kolassa wurden von Ulrike Stopfel aus dem Englischen übersetzt.

FSC
www.fsc.org
MIX
Papier | Fördert gute Waldnutzung
FSC® C014889

Klett-Cotta
www.klett-cotta.de

Cover: Bettina Hermann, Stuttgart,
unter Verwendung einer Abbildung von DN6/Adobe Stock
Gesetzt von Eberl & Koesel Studio, Altusried-Krugzell
Gedruckt und gebunden von Friedrich Pustet GmbH & Co. KG, Regensburg
Lektorat: Thomas Reichert
ISBN 978-3-608-96588-9
E-Book ISBN 978-3-608-11961-9
PDF-E-Book ISBN 978-3-608-20598-5

Zweite Auflage, 2024

Bibliografische Information der Deutschen Nationalbibliothek
Die Deutsche Nationalbibliothek verzeichnet diese Publikation in der Deutschen Nationalbibliografie; detaillierte bibliografische Daten sind im Internet über http://dnb.d-nb.de abrufbar.

Inhalt

Vorwort

Vom 10. bis 12. September 2021 wurde von INTERPLAN Congress, Meeting & Event Management AG in München unter meiner wissenschaftlichen Leitung eine internationale Konferenz mit dem Titel »Trauma und Bindung zwischen den Generationen. Vererbte Wunden und Resilienz in Therapie, Beratung und Prävention« (»Trauma and Attachment between Generations«). durchgeführt. Aufgrund des großen Interesses an dieser Konferenz und der positiven Rückmeldungen macht der Veranstalter die Beiträge dieser Konferenz mit der Herausgabe dieses Buches einer größeren Leserschaft zugänglich.

Neue und beeindruckende Forschungsergebnisse belegen die Auswirkungen von traumatischen Erfahrungen bis in die nachfolgenden Generationen. Stressvolle Erfahrungen können schon während der Schwangerschaft sowohl bei der Mutter als auch beim Fetus die Aktivierung oder Blockierung von Genen beeinflussen (Epigenetik). Traumatische Erfahrungen werdender Väter spielen hierbei offenbar ebenso eine große Rolle. Es gibt Hinweise, dass epigenetische Veränderungen auch über die männlichen Keimzellen weitergegeben werden.

Manche Menschen entwickeln selbst nach extrem traumatischen Erlebnissen langfristig kaum oder keine Symptome. Welche Faktoren tragen zu dieser »psychische Widerstandskraft« (Resilienz) bei und wie könnte sie gezielt gefördert werden? Können Beratung und Psychotherapie zur »Korrektur« epigenetischer Veränderungen beitragen? Wann müsste eine frühzeitige Form der Prävention ansetzen und wie müsste sie aussehen, damit wir ein »traumatisches Erbe« wirklich hinter uns lassen könnten? Diese Fragen sind angesichts der vergangenen und der gegenwärtigen kriegerischen Auseinandersetzungen und aktueller Katastrophen von besonderer gesellschaftlicher Bedeutung!

Die Konferenz – wegen der Corona-Pandemie als digitale Webkonferenz abgehalten – hat sich umfassend mit Ursachen sowie Behandlungsmöglichkeiten im Kontext von Trauma und Bindung und transgenerationaler Perspektive auseinandergesetzt. Hierzu haben international renommierte Fachleute, Forscherinnen und Forscher, Klinikerinnen und Kliniker aus ihren Studien und von ihren Erfahrungen berichtet sowie Wege zur Prävention aufgezeigt. Sie gaben Antworten auf Fragen im Rahmen der skizzierten Thematiken und berichteten über die neuesten Erkenntnisse und Forschungsergebnisse, die uns für die Problematik sensibilisieren sowie aktuelle Entwicklungen, auch in Therapie und Prävention, aufzeigen sollen.

Die Autorinnen und Autoren dieses Bandes haben ihre Vorträge aus der Konferenz niedergeschrieben und ausgearbeitet und für die Publikation zur Verfügung gestellt – dafür gilt ihnen ein großer Dank. Herzlich danke ich Frau Ulrike Stopfel, die, wie in den vergangenen Jahren, die englischsprachigen Beiträge in exzellenter Qualität übersetzt hat. Ein besonderer Dank gilt auch der hervorragenden Arbeit von Herrn Thomas Reichert, der die einzelnen Manuskripte rasch und sorgfältig editiert hat. Ich danke sehr Herrn Dr. Heinz Beyer sowie Frau Katharina Colagrossi und Frau Ulrike Wollenberg vom Verlag Klett-Cotta, die mit großem Engagement die Herausgabe dieses Buches beim Verlag ermöglicht und die rasche Herstellung gewährleistet haben.

Das Buch richtet sich an Ärzte und Ärztinnen aller Fachrichtungen sowie an Psychologinnen und Psychologen, Psychotherapeutinnen und Psychotherapeuten, Sozialarbeiter und Sozialarbeiterinnen, Pädagogen und Pädagoginnen, an Mitarbeiterinnen und Mitarbeiter der Jugendhilfe, Richterinnen und Richter, Umgangspflegerinnen und Umgangspfleger, zudem an alle, die mit psychischen Störungen in Begleitung, Beratung, Diagnostik und Therapie befasst sind. Ihr Engagement ist insbesondere dann gefragt, wenn auf dem Hintergrund von frühen traumatischen Erfahrung entsprechende Dynamiken entstehen, die eine Gefahr der Weitergabe an die nächsten Generationen beinhalten.

Ich hoffe sehr, dass dieses Buch allen hilft, die im Kontext traumatischer Erfahrungen mit Blick auf mehrere Generationen durch Begleitung, Beratung und Therapie sowie soziale Arbeit für Familien, Paare, Kinder, Jugendliche und Erwachsene tätig sind. Es soll auch denjenigen wichtige Anregungen geben, die mit der Prävention in Bezug auf Störungen in diesem Zusammenhang befasst sind, die Präventionsprogramme entwickeln bzw. entwickelt haben. Auf diese Weise könnten Störungen, die aus Problemen in der Bindungsentwicklung und traumatische Erfahrungen entstanden sind, zeitig erkannt und eine primäre Prävention möglich werden. Solche frühen Hilfestellungen sind besonders dann notwendig und wichtig, wenn es zu Gewalt, Misshandlungen und Missbrauch gegenüber schon sehr kleinen Kindern durch Erwachsene, aber auch zwischen den Bindungspersonen kommt.

Der Band gibt durch die Vielfalt seiner Beiträge aus Forschung, Klinik und Praxis einen guten Überblick über die Thematik und sorgt für zahlreiche Anregungen.

Karl Heinz Brisch

Einleitung

Das vorliegende Buch enthält eine Reihe von Beiträgen aus den Bereichen »Forschung«, »Klinik«, »Prävention« und »Gesellschaft«, die sich aus den verschiedensten Perspektiven mit dem Thema der Konferenz, »Trauma und Bindung zwischen den Generationen. Vererbte Wunden und Resilienz in Therapie, Beratung und Prävention«, auseinandersetzen. Entsprechend werden gesellschaftlich-historische Zusammenhänge beschrieben und sowohl Ergebnisse aus der Forschung vorgestellt als auch Erfahrungen aus der klinischen und therapeutischen Arbeit vermittelt, um die Möglichkeiten und die Voraussetzungen einer erfolgreichen Beratung und Therapie von Kindern, Jugendlichen und Erwachsenen aufzuzeigen, welche mit Problemen konfrontiert sind, die sich im Kontext von Trauma und Bindung unter der transgenerationalen Perspektive entwickelt haben.

In einem sehr persönlichen Beitrag widmet sich *Wolf Ritscher* der Frage der transgenerationalen Vermächtnisse und Delegationen sowie auch der Tabuisierungen, die sich als Folge des Nationalsozialismus für Familien entwickelt haben (»Transgenerationale Vermächtnisse. Die Folgen des nationalsozialistischen Terror- und Mordsystems für meine deutsch-jüdische Familie«). *Katharina Drexler* (»Ererbte Wunden erkennen und heilen. Therapie der transgenerationalen Traumatisierung«) stellt sehr eindrücklich dar, wie ihre eigene Familiengeschichte sie zu einer besonderen psychotherapeutischen Behandlungsmethode inspiriert und angeleitet hat, um ihren Patientinnen und Patienten eine Hilfestellung dabei zu geben, transgenerational verinnerlichte, ererbte Traumatisierungen im Rahmen der Psychotherapie zu verarbeiten. Wie *Sabine Bode* in ihrem Beitrag »Deutsche Kriegsenkel durchbrechen die Mauer des Schweigens« aufzeigt, ist die Thematik der transgenerationalen Weitergabe von den Großeltern bis zu den Kriegsenkeln kein individuelles, sondern ein großes gesellschaftliches Problem, das lange Zeit dem kollektiven Schweigen anheimfiel, bis, auch durch Bodes Veröffentlichungen ab 2004 (*Die vergessene Generation*), die Mauer des Schweigens zunehmend durchbrochen werden konnte.

In ihrem Beitrag »Trauma-Narrative zwischen politischer Einflussnahme und transgenerativen Effekten« beschreiben *Jiajia Wu* und *Alexander Korittko* soziopolitische Traumata, Traumatisierungen durch staatliche Vorgaben: einmal als Folge der Wiedervereinigung zwischen DDR und BRD (Korittko), wo unterschiedliche Vermächtnisse in einem schmerzlichen Prozess integriert werden mussten, zum anderen im Hinblick auf die Ein-Kind-Politik der Volksrepublik China (Jiajia Wu).

Traumatische Erfahrungen hinterlassen nicht nur ihre Spuren in der Seele, sondern können auch auf biomolekularer Ebene ein Pendant finden, wie die Forschungen von *Iris-Tatjana Kolassa* verdeutlichen, die besondere Auswirkungen für die therapeutische Arbeit haben; in ihrem Beitrag »Biomolekulare Spuren von traumatischem Stress: Eine intergenerationale Perspektive und innovative therapeutische Ansätze« zeigt sie zusammen mit ihren Co-Autorinnen *Suchithra Varadarajan* und *Anja M. Gumpp* solche Zusammenhänge auf. Dass Stress und dramatische Erfahrungen schon während der Schwangerschaft im Sinne der fetalen Programmierung ihre Spuren hinterlassen und zu Krankheitsrisiken führen können, belegt die Forschungsarbeit von *Sonja Entringer* (»Frühe Stresserfahrungen und Programmierung von Gesundheit und Krankheit«).

Kollektive Traumatisierungen, wie sie von Kindern erlebt wurden, die in SOS-Kinderdörfern weltweit leben und dort betreut werden, und welche Möglichkeiten der Behandlung in der Pflege dieser Kinder sowie der Prävention bestehen, vermag *Teresa Ngigi* (»Entwicklungstraumata und das Durchbrechen des Zyklus«) aufgrund ihrer sehr großen Erfahrung als Traumapsychotherapeutin eindrücklich zu schildern.

Die bahnbrechenden Tier-Forschungen von *Isabelle Mansuy* (Ali Jawaid und Isabelle M. Mansuy: »Generationsübergreifende Auswirkungen von Traumata«) machen uns darauf aufmerksam, wie traumatische Erfahrungen, auch über die männlichen Keimzellen, weitergegeben werden können und über mehrere Generationen bei den Nachkommen epigenetische Spuren im Verhalten zu hinterlassen vermögen.

Dass solche Erfahrungen besonders auch auf der psychischen Ebene bei Vätern einen Widerhall finden und wie diese mit ihren affektiven Problemen nach der Geburt eines Babys umgehen und therapeutisch begleitet werden können, um eine transgenerationale Weitergabe zu verhindern, dies schildert *Egon Garstick* (»Transgenerative Weitergabe der Traumatisierung und des Zornes«) auf der Basis seiner therapeutischen Erfahrung.

Schon lange beschäftigt die Forschung, ob die extrem traumatischen Erfahrungen des Holocausts von Überlebenden an ihre Kinder und von diesen wiederum an ihre Kinder weitergegeben werden und wie hier Erfahrungen von Trauma und Resilienz in nachfolgenden Generationen wieder aufscheinen. Hierzu berichtet *Abraham Sagi-Schwartz* aus seinen Forschungen mit sehr überraschenden Ergebnissen (»Kann ein extremes Trauma weitergegeben werden? Eine Drei-Generationen-Studie mit Holocaust-Überlebenden und ihren Nachkommen«).

Christiane Ziegler, Miriam Schiele und *Katharina Domschke* gehen in ihrem Beitrag auf epigenetische Mechanismen ein, wie sie besonders bei Angsterkrankungen von Bedeutung sind, und darauf, wie diese Veränderungen der Epigenetik durch psychotherapeutische Prozesse verändert werden können.

Es wäre ein Goldstandard, könnten solche transgenerationalen Prozesse der Weitergabe von traumatischen Erfahrungen durch präventive Programme möglichst verhindert werden. Dass dies möglich ist und welcher gesellschaftliche Mehrwert daraus erwachsen könnte, zeigt die Forschung von *Christian Grünhaus* und *Flavia-Elvira Bogorin* vom Kompetenzzentrum für Nonprofit-Organisationen und Social Entrepreneurship der Wirtschaftsuniversität Wien.

Aus individuellen und kollektiven traumatischen Erfahrungen können auch Ressourcen erwachsen und damit bei einem Individuum und ganzen Gesellschaften zur Entwicklung von Resilienz beitragen, wie *Karl Heinz Brisch* im abschließenden Beitrag des Bandes darlegt.

Alle Beiträge dieses Bandes – egal, ob sie aus den Bereichen der Klinik, der Forschung, der Prävention stammen oder gesellschaftliche Zusammenhänge zum Thema haben – geben einen eindrücklichen Überblick, welche große Bedeutung traumatische Erfahrungen für die Bindungsentwicklungen in Nachfolgegenerationen haben können. Sie zeigen, wie sehr hierdurch die Persönlichkeit von Menschen auch in den nächsten Generationen beeinflusst werden kann, auch wenn in diesen unter Umständen keine traumatischen Erfahrungen gemacht werden.

Der »Königsweg der Prävention« ist allerdings noch weiterzuentwickeln und breit in der Gesellschaft zu verankern, um vielen Eltern möglichst früh zu helfen, die Wege der Weitergabe von traumatischen Bindungserfahrungen von einer Generation zur nächsten zu unterbrechen. Forschungen zeigen, dass dies – sogar mit einem finanziellen Mehrwert für die Gesellschaft – möglich ist und zu einer gesünderen, bindungssicheren Entwicklung von Eltern-Kind-Beziehungen führen kann.

WOLF RITSCHER

Transgenerationale Vermächtnisse

Die Folgen des nationalsozialistischen Terror- und Mordsystems für meine deutsch-jüdische Familie

Transgenerationale Vermächtnisse, Geheimnisse und Tabus: Ein Drei-Ebenen-Modell

Im Folgenden werden, ausgehend von dem in Abbildung 1 gezeigten Modell, transgenerationale Vermächtnisse und Weitergaben detaillierter beschrieben und in einen theoretischen Zusammenhang gebracht.

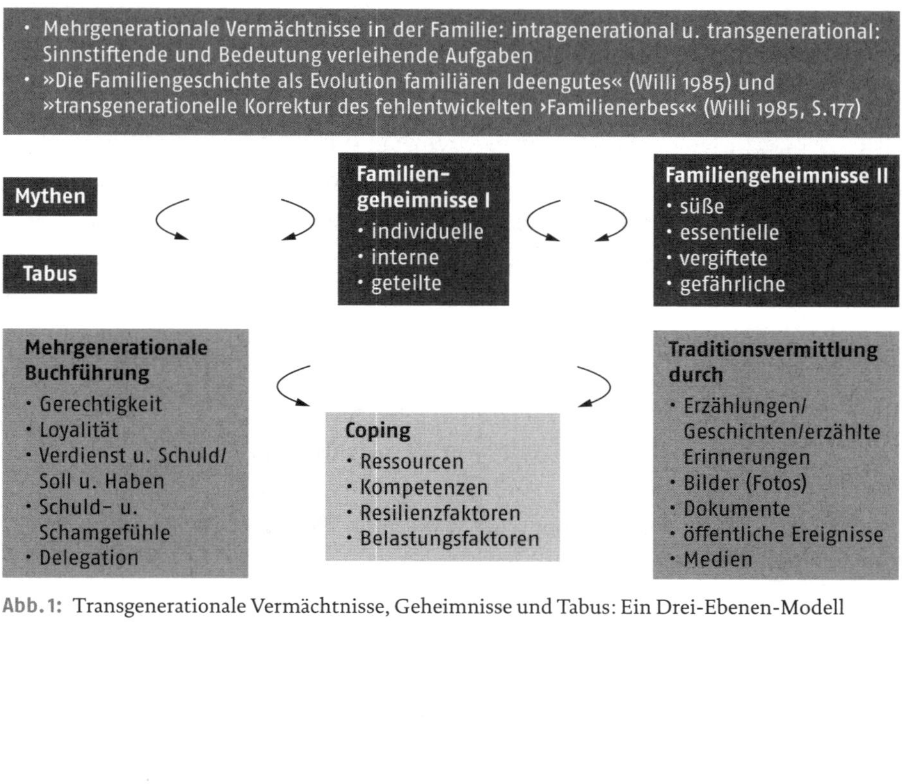

Abb. 1: Transgenerationale Vermächtnisse, Geheimnisse und Tabus: Ein Drei-Ebenen-Modell

Vermächtnisse

Vermächtnisse, die erste Ebene des darzustellenden Modells, sind eine grundlegende Struktur der transgenerationalen Familiendynamik. Sie sind neben den Beziehungsmustern, Rollen, Regeln und Statusbestimmungen der Familienmitglieder die Mitorganisatoren der aktuellen familiären Kommunikation. Sie lassen das Gestern im Heute wirken, d. h. durch sie finden Einstellungen, Glaubenssätze, Taten früherer Generationen Eingang in die gegenwärtige familiäre Beziehungsdynamik. Durch Vermächtnisse können auch Tabus, Geheimnisse, Loyalitätsforderungen und Fragen der Gerechtigkeit und die damit verbundenen Herausforderungen zum Thema der familiären Kommunikation werden.

Vermächtnisse lassen sich als generationenübergreifende Botschaften definieren, die in die familiäre Kommunikation eingewoben sind. Sie werden bewusst, vorbewusst oder unbewusst kommuniziert und können im Prozess der Weitergabe (»Narration«) verbalisiert, verändert und aufgelöst werden (Willi 1985). Sie enthalten Geheimnisse, Mythen, Skripte, Grundwerte, Delegationen, Loyalitätsverpflichtungen, Aufträge, Rollenzuschreibungen, Visionen, Wünsche und Grundregeln der Interaktion. Sie werden manipulativ oder transparent, mit Zwang/Gewalt oder Liebe, offen oder verdeckt, über Dominanz oder Kooperation, im Kontext von Harmonie oder permanentem Streit kommuniziert.

Vermächtnisse können Entwicklungen des Familiensystems blockieren, fördern, neutralisieren, z. B. hinsichtlich der inneren Differenzierung und Integration (Ritscher 2013), seiner »funktionalen« Grenzen (Minuchin 1977) und Handlungsspielräume (v. Foerster 1999), der (hoffentlich) durch »positive Gegenseitigkeit« (Stierlin 1971) geprägten Beziehungen und der »bezogenen Individuation« (Stierlin 1994), die Autonomie und Gebundenheit im Lebenslauf der Familienmitglieder verbindet.

In der Weitergabe der Vermächtnisse zwischen den Generationen verknüpfen sich Risiko und Chance. Das Risiko der Entwicklungsblockierung ist das eine, die Chance liegt darin, dass jede Generation die Möglichkeit hat, sich ihren Ressourcen entsprechend der Bewältigung von Vermächtnissen zuzuwenden. Dieses Konzept findet sich z. B. bei Jürg Willi unter dem Titel »Die Familiengeschichte als Evolution des familiären Ideengutes« (Willi 1985). Das, was die eine Generation an Bewältigung nicht leisten kann, wird als Herausforderung und Aufgabe an die nächste und von dieser an die ihr folgende Generation weitergegeben. Willi nannte das »die transgenerationelle Korrektur des fehlentwickelten ›Familienerbes‹« (Willi 1985, S. 177).

Das ist eine tröstliche Botschaft für die heutigen Generationen: Sie müssen nicht alle Probleme lösen, aber sie können sie der Lösung näher bringen und damit vermeiden, der nächsten Generation alles auf die Schultern zu packen. An einem Bürgerkriegstrauma werden sich mehrere Generationen abarbeiten müssen, bis es, wenn die politischen und gesellschaftlichen Randbedingungen diesbezüglich hilfreich sind, in der dritten und vierten Generation seine affektive Kraft verliert und in den Hintergrund treten kann. Indem Willi in diesem Zusammenhang »mehrgenerational« durch »transgenerational« (bzw. transgenerationell) ersetzt, will er diese im intergenerationalen Prozess erfolgende Kombination von Weitergabe und Bearbeitung betonen.

Geheimnisse

Geheimnisse sind Informationen über die Familie bzw. einzelne Familienmitglieder, die nicht bekannt werden dürfen. Solche Geheimnisse sind manchmal niemandem bekannt, vielmehr für alle nur mehr oder weniger diffus spürbar. Häufiger kennt ein Familienmitglied das Geheimnis und »hütet« es, entgegen allen Risiken, dass es durch andere innerhalb und/oder außerhalb der Familie öffentlich gemacht werden könnte. Manchmal ist das Geheimnis auch mehreren Personen in der Familie bekannt (z. B. den Eltern) und wird dann etwa gegenüber den Kindern im Dunkeln gehalten. Manchmal dienen Geheimnisse der Machtausübung und Bündnissicherung – es schließt die zusammen, die es kennen, und ermöglicht durch den Informationsvorsprung auch Macht.

Es gibt familieninterne Geheimnisse, die sowohl innerhalb als auch außerhalb der Familie nicht gewusst werden dürfen; manchmal dürfen sie von allen Familienmitgliedern gewusst werden, aber nicht von der familiären Umwelt.

In der Bewahrung eines Geheimnisses finden wir (ironischerweise) die »konstruktivistische« Idee wieder, dass Ungesagtes für die im System verbundenen Personen nicht existent sei und erst das Gesagte durch den Akt des Sprechens zur Realität wird. Dass das Geheimnis aber doch für alle jenseits des Gesagten eine Realität ist, zeigen z. B. die eventuell auftretenden kommunikativen Verstörungen im familiären System.

Wie bei den Vermächtnissen, so gilt auch bei den Geheimnissen, dass ihre Funktion und ihre Konsequenzen für die familiäre Kommunikation darüber entscheiden, ob sie als entwicklungsfördernd oder -hemmend verstanden werden können. Geheimnisse sollen vor sozialer Beschämung schützen, vor Beschuldigungen durch soziale Andere, vor Gesichts- bzw. Ehrverlust, Ausgrenzung, Marginalisierung und einem durch die Umwelt induzierten Schuldgefühl. Insofern kann ihnen manchmal auch eine positive Funktion im System und der Beziehung zwischen System und Umwelt zugesprochen werden.

Geheimnisse können auch identitätsstiftend sein, wenn sie Selbstvertrauen und Sicherheitsgefühle erzeugen. Sie können »eine schützende Burg sein oder ein Gefängnis werden« (Reich 2001, S.7). Deshalb gilt auch für sie: *Ob sie schädlich oder sinnvoll, entwicklungsfördernd oder -hemmend sind, lässt sich nur im Einzelfall und diskursiv herausfinden. Wenn ein Geheimnis gelüftet werden sollte, ist immer an die Folgen für alle Beteiligten zu denken.*

Evan Imber-Black (1999) hat vier Typen von Familiengeheimnissen herausgearbeitet: süße, essentielle, vergiftende und gefährliche:

- *»Süße« Geheimnisse* sind zeitlich begrenzt. Es geht bei ihnen um Spaß und die gemeinsame und bindungsfördernde Freude an Überraschungen, z.B. einen unverhofften Besuch. Wenn »süße Geheimnisse« enthüllt werden, sehen wir den Anderen bzw. unsere Beziehung nicht selten in einem neuen und freundlichen Licht. Entwicklungspsychologisch beginnen die »süßen Geheimnisse« schon im Babyalter, mit dem offenen Guck-Guck-Versteckspiel: wo ist denn der/die …? Auch die Tagebücher, in denen man sein Herz ausschütten kann, unsere heimlichen Träume und versteckten Wünsche, eine geheime Verlobung und vieles mehr lassen sich hier verorten.
- *»Essentielle« Geheimnisse* ziehen Grenzen zwischen mir bzw. uns und den nahen sozialen Anderen. Paare pflegen solche Geheimnisse, mit denen sie ihre gemeinsame Beziehungsidentität und Intimität sichern, z.B. wenn sie die Situation, Ort und Zeitpunkt ihres ersten Zusammentreffens niemandem verraten wollen oder wenn sie ganz bewusst auch mit engsten Freundinnen und Freunden nicht über ihre Sexualität sprechen. Aber auch der einzelne Partner bzw. die einzelne Partnerin kann ein essentielles Geheimnis gegenüber dem Anderen hüten, um sich oder die gemeinsame Beziehung zu schützen. Wenn er oder sie sich dann nach langer Zeit entscheidet, das Geheimnis zu offenbaren, kann gerade das zu einem Wachstumsschub in der Beziehung beitragen.
  »Ich habe gesehen, wie sich Feindseligkeit in Zärtlichkeit verwandelte, als ein Mann den Entschluß faßte, seiner Frau endlich mitzuteilen, daß der Arzt bei ihm Diabetes festgestellt hatte. Daher seine Unfähigkeit zur Erektion und seine Weigerung, mit seiner Frau zu schlafen« (Imber-Black 1999, S.35). Im Gegensatz zu süßen Geheimnissen sind »essentielle Geheimnisse« langlebig und sollen der eigenen psychischen Entwicklung und der Beziehung selbst dienen. Jugendliche haben Geheimnisse vor ihren Eltern und vertrauen sie ihrem Tage-

buch an. Auch das dient der eigenen Entwicklung und Autonomisierung. Manchmal schützen geheime Botschaften auch vor Strafen und Verfolgungen. »So verschlüsselten afroamerikanische Sklaven Fluchtpläne in den Texten von Spirituals. ›Wade in the water‹, ›wate durchs Wasser‹, beispielsweise bezeichnete eine Zusammenkunft am Fluß« (Imber-Black 1999, S. 37).
Rituale können ebenfalls »essentielle Geheimnisse« beinhalten und schützen, z. B. die Eingangsrituale bei antiken Mysterienspielen oder Ordensgemeinschaften.

- *»Vergiftende« Geheimnisse* wirken destruktiv in Beziehungen – wie der Name schon sagt: Sie vergiften oft schleichend und langfristig. Auch sie dienen dem Schutz, aber um den Preis von Symptomen oder des Nicht-zur-Rechenschaft-Ziehens von Tätern und Täterinnen, die dann weiter ihr Unwesen treiben können. Solche Geheimnisse lassen eine Atmosphäre der Kälte, des Misstrauens, der Unzuverlässigkeit entstehen, sie sind in eine Beziehung eingeflochten wie ein Stacheldraht. Wenn sie dann irgendwann offenbart werden, können sie ein Akt der Befreiung sein, aber auch die Initialzündung zum Abbruch einer langjährigen Beziehung. »Ich erkannte, daß vergiftende Geheimnisse, die unbekümmert gelüftet werden, schwerer verarbeitet werden als andere, deren Preisgabe sorgfältig geplant wird« (Imber-Black 1999, S. 39).
  Beispiele für »vergiftende Geheimnisse« sind u. a. anonyme Adoption, nicht thematisierte Trennungen, Abtreibung, Krankheiten, schwere psychische Belastungen, Sucht, Drogen, Therapie, weil man in den Augen der Anderen »verrückt« wäre, wenn es öffentlich würde, Lebenslügen, identitätsbedrohende transgenerationale Vermächtnisse, Geheimnisse und Tabus, Täter- und Opferverstrickungen, Suizide in der Familie, kriminelle Akte.
- *»Gefährliche« Geheimnisse* bringen Menschen in eine unmittelbare körperliche Gefahr oder verursachen einen so heftigen Gefühlsausbruch, dass die Lebensfähigkeit dieser Menschen beeinträchtigt ist. »Dazu gehören Geheimnisse wie körperliche Mißhandlung, Mißbrauch von Kindern, Gewalt in der Ehe, Alkohol oder Mißbrauch anderer Drogen, Selbstmordpläne und Verbrechen. Juristisch gesehen macht die Enthüllung ›gefährlicher Geheimnisse‹ häufig sofortiges Einschreiten erforderlich. […] Im Gegensatz zu vergiftenden Geheimnissen, bei denen Zeit bleibt, abzuwägen, welche Folgen die Offenlegung oder die weitere Geheimhaltung für das Wechselspiel der Beziehungen hat, machen gefährliche Geheimnisse oft rasches sofortiges Handeln erforderlich, um das Leben [oder die körperlich-psychische Integrität] anderer zu schützen. […] Häufig lebt die wehrlose Person, welche ein gefährliches Geheimnis hütet, in einer Situa-

tion äußerster körperlicher und seelischer Bedrohung und hat das Gefühl, daß alles noch gefährlicher wird, wenn sie das Geheimnis offen legt« (ebd., S. 40).

Tabus

Unser Tabubegriff entstammt der Sprache Polynesiens. »Tabu« bedeutet dort »unberührbar«, »verboten« und »heilig«.

Familien können bestimmte Themen mit Tabus belegen. Im Gegensatz zu Familiengeheimnissen richtet sich bei einem Tabu das Verbot nicht gegen deren Existenz, sondern dessen öffentliche Benennung. Nicht das Wissen ist verpönt, sondern seine Einführung in den Raum der öffentlichen Sprache – die öffentliche Berührung des Signifikats durch den ihm zugehörigen Signifikanten. In der Regel geht es um Themen, die Scham, Ekel oder Angst hervorrufen, wie Sexualität, Tod, Krankheiten, Geld oder kriminelle Handlungen von Familienmitgliedern.

Im Grunde verhalten sich die das Tabu einhaltenden Familienmitglieder wie radikale Konstruktivisten: Das einen unerwünschten Sachverhalt benennende Wort erzeugt diesen; also muss dessen Nennung vermieden werden. Das Problem liegt in der Paradoxie dieser Technik: Die Aufforderung: »Denke nicht an blau«, provoziert geradezu die Vorstellung von blau, denn ohne die Unterschiedsbeziehung zu dem positiv gesetzten Begriff kann dieser nicht negiert werden. Im Sinne dieser dialektischen Logik ruft das Tabu gerade den Gedanken an den »unberührbaren« Sachverhalt hervor. Es wird zu einem »Totempfahl«, um den die Familie ihren rituellen Tanz inszeniert: Wie kann die Nennung des Namens verhindert werden; was tun, wenn es nicht gelingt; wem fällt dann welche Aufgabe zu; welche Strafe droht der Person, die das Tabu bricht?

Beispielsweise kann die Straftat eines Familienmitgliedes zum Tabuthema erklärt werden, auf das alle blicken und über das sie zugleich schweigen. Das kann den Abbruch oder zumindest das Einfrieren der Beziehungen zum sozialen Umfeld nach sich ziehen. Denn überall droht die Gefahr, auf das angesprochen zu werden, dessen Benennung verboten ist. Auch mit dem Tabu verwandte Themen sind dem Sprechverbot unterworfen, denn von diesen könnte man über eine assoziative Brücke zum problematischen Kernthema gelangen. Die Entwicklung des Systems bleibt durch diese negative Bindung der Aufmerksamkeit blockiert. Letztlich ist man ihr ausgeliefert wie die Menschen der Antike den Launen ihrer Götter.

Sprechverbote weiten sich also aus, wie die durch den Steinwurf im Wasser erzeugten konzentrischen Kreise.

Es gibt auch Tabus, die dem konstruktiven Erhalt und Wachstum des Systems dienen.

Das deutlichste Beispiel hierfür ist das Inzesttabu. Durch das Verbot der sexuellen Intimität zwischen Eltern und Kindern erhalten Letztere einen Schutzraum für die langsame Annäherung an das Lebensthema »Sexualität«. Das Tabu kompensiert das Machtungleichgewicht, durch welches ein erwachsenes Familienmitglied sexuelle Kontakte mit dem schwächeren Kind erzwingen könnte; deshalb wirkt es entwicklungsfördernd.

Schuld- und Schamgefühle als psychischer Hintergrund von Tabus und Geheimnissen

Familientabus und -geheimnisse werden erforderlich, wenn die betreffenden Themen mit extremen *Scham- und Schuldgefühlen* verknüpft sind. Erhielten die Tabus und Geheimnisse einen Platz im öffentlichen Sprachraum, würde man wegen eigener Verfehlungen bzw. der Identifikation mit dem Täter/der Täterin – als Zuschreibung der Umwelt an den Delinquenten: Du bist wie der – an den Pranger gestellt. Soziale Stigmatisierung und Ausgrenzung wären die Folge. Würde man durch ein Familienmitglied mit einem schwerwiegenden Vergehen gegen familiäre Werte, denen man selber auch zustimmt, konfrontiert, könnte man sich in eine Spirale persönlicher Schuldgefühle verstricken.

- *Schamgefühle* (siehe Marks 2011, Stierlin 2001, Kap. 10) beziehen sich auf eine soziale Bloßstellung, metaphorisch gesprochen: die Angst davor, vor den sozialen Anderen nackt, bloß da zu stehen und damit äußerst verletzlich und verletzbar zu sein. Dann verfügen die Anderen über meinen Körper, meine Psyche, mein psycho-soziales Leben und ich habe keine Kontrolle mehr darüber, wie sie über mich denken und was sie in Bezug auf mich tun werden.
- *Schuldgefühle* (Stierlin 2001, Kap. 10) entstehen, wenn eine Person sich selbst als Ursache für eine Verfehlung versteht bzw. die Schuldzuweisung der Umwelt übernimmt und sie zur eigenen macht. Das Schuldgefühl ist deshalb an die Idee der persönlichen Verantwortung für unangemessenes soziales Handeln geknüpft. Als solches ist es Teil der sich seit der Renaissance entwickelnden bürgerlichen Kultur. In den meisten Fällen kann man die Verantwortung für eine eigene Schuld übernehmen, weil es sozial geregelte Möglichkeiten der Kompensation, Korrektur, Ent-schuldung und Ent-schuldigung gibt.
  Wenn ich mein Handeln als von äußeren Mächten, z. B. Göttern, gesteuert oder

zumindest beeinflusst ansehe, muss ich keine persönliche Schuld übernehmen und in Bezug auf es keine Schuldgefühle entwickeln.
Bei radikalen politischen und/oder religiösen Gruppen finden wir noch eine andere Ent-schuldungsstrategie. Sie vertreten, dass auch Gewalt moralisch gerechtfertigt sei, weil man sich gegen ein System wehren müsse, das an der Misere des eigenen Volkes, der eigenen Lebenswelt, Familie, Person schuld sei.
Eine Person, die ein Tabu oder ein Geheimnis bricht, ist ebenfalls mit dem Thema der Schuldgefühle konfrontiert. Diejenigen Familienmitglieder, die an dem Tabu oder Geheimnis festhalten wollen, werden den Bruch des Tabus oder Geheimnisses als Verrat bzw. Illoyalität deuten und keine Ent-schuldung gewähren. Dann bleibt der »Täter«/die »Täterin« auf den eigenen Schuldgefühlen sitzen und wird zugleich in der Familie geächtet. So entstehen z.B. Ausstoßungsdynamiken, und manches »Schwarze Schaf« einer Familie war ein solcher Missachter des Tabu- bzw. Geheimnisgebotes. Manchmal konnte er/sie die eigenen Schuld- und Schamgefühle dadurch kompensieren, dass er/sie in die positiv gedeutete Identität eines Revolutionärs, Regelbrechers, Wahrheitssuchers oder Gurus schlüpfte. Manchmal gelang das auch nicht – mit durchaus schwerwiegenden psychosozialen Folgen.

Es ist sehr einsichtig, warum das Durchbrechen eines Geheimnisses oder Tabus so oft gemieden wird. Denn die Verweigerung sozialer Anerkennung ist für uns alle ein Problem, da wir als soziale Wesen auf diese angewiesen sind.

Freud (1933) hatte die Scham- und Schuldgefühle mit den Funktionen des Über-Ichs verbunden. Dieses besteht einerseits aus einem Set gesellschaftlicher Normen, Werte, Regeln, Gebote, Verbote, Rollenvorschriften, die im Laufe der Sozialisation internalisiert, d.h. zu meinen eigenen werden. Zugleich ist es mit den Bildern der Eltern verbunden. Diese gestalten als die zumeist wichtigsten Bezugspersonen den ersten sozialen Nahraum des Kindes. In diesem verwandeln sie die soziokulturellen Standards in dem Kind gegenüber vertretene Familienstandards. Schuld- und Schamgefühle entstehen durch die interpersonelle Verletzung gesellschaftlicher Normen und die dabei entstehende intrapsychische Aktivierung der wichtigen, als innere Bilder psychisch präsenten Bezugspersonen, die mein Tun missbilligen. Das Über-Ich ist in diesem Sinne ein Beziehungskonstrukt.

Freud hatte dem *Über-Ich* drei Funktionen zuerkannt: Selbstbeobachtung, Ich-Ideal und das Gewissen. Tabus und ihre Missachtung, Geheimnisse und ihr Verrat sind letztlich Fragen des Gewissens.

Die Gerechtigkeitsbilanz für das System und die darauf basierenden Loyalitätsbindungen als existentielle Ressourcen des Systems

Im Wechselspiel von Geben und Nehmen, Schuldigkeiten und Verdiensten entsteht das Band der *Loyalität* (Boszormenyi-Nagy & Spark 1981). Ivan Boszormenyi-Nagy hat in diesem Zusammenhang die Metapher der »transgenerationalen familiären Buchführung« geprägt, denn für ihn entsteht Loyalität durch eine familiäre Gerechtigkeitsbilanz, in der über mehrere Generationen hinweg Schuldigkeiten und Verdienste sich einigermaßen die Waage halten. Dadurch wird die »Gerechtigkeitsbilanz« (siehe auch Stierlin 2005) innerhalb der Familie und zwischen Familie und Umwelt ausgeglichen. Im »Hauptbuch« der Familie sind – vieles davon bleibt unbewusst – die Verdienste und Schulden aller Familienmitglieder über mehrere Generationen hinweg eingezeichnet. Wenn es nicht gelingt, ein immer wieder neu auszutarierendes Gleichgewicht herzustellen, dann stimmt irgendwann die familiäre Gerechtigkeitsbilanz nicht mehr. Daraus entstehen kommunikative Verzerrungen, Tabus, fehlgeleitete Delegationen und Ähnliches, die sich auch in Symptomen einzelner Familienmitglieder zeigen können – oft der Kinder.

Ein Familienmitglied, nennen wir es P., war z. B. während des »Dritten Reiches« SS-Mitglied und an Mordaktionen beteiligt. In der nächstfolgenden Generation versucht seine besonders sensible, loyale und mit einem großen Gerechtigkeitsgefühl ausgestattete Tochter R., diese Schuld durch eigenes soziales und politisches Engagement »wiedergutzumachen«. Das wird aber immer wieder durch andere Familienmitglieder sowohl in der Generation des Täters P. als auch der nachfolgenden Generation blockiert und führt zu heftigen Konflikten. Das Thema von Schuld und Wiedergutmachung wird tabuisiert, die Verstrickung des SS-Mannes in das NS-System zur »Selbstverteidigung des deutschen Volkes« umgedeutet und um seine Taten der Mantel des Schweigena gelegt.

R.s Tochter B. ergreift in diesen Konflikten Partei für die Mutter, die Tochter des Täters, kann sich aber nicht aus der Konfliktdynamik befreien, weil sie den Großvater P. auch liebt – denn zu ihr war er immer bezogen und nah. Die Tochter (B.) entwickelt nun Symptome, die aber nicht familiendynamisch interpretiert, sondern als ihr individuelles Problem betrachtet werden. Die Gerechtigkeitsbilanz der Familie bleibt in der Schieflage.

Nun ergreift ein anderes Familienmitglied offen Partei für Mutter und Tochter und engagiert sich wie die beiden für die Sinti und Roma, eine von den Nationalsozialisten ebenfalls verfemte Minderheit. Das entlastet Mutter und Kind, weil in der Familie ein neues soziales Unterstützungssystem entsteht, das sich der Wiedergutmachung und damit der Gerechtigkeit verpflichtet fühlt.

Die kommunikative Vermittlung von Vermächtnissen in Familien

In dem interaktiven Wechselspiel zwischen den Generationen werden Geschichten erzählt, gehört und weitererzählt. Sinnstiftende, die eigene Identität begründende und legitimierende Geschichten lassen sich auch als Mythen bezeichnen. Es entstehen bei den kommunikativ Beteiligten, die durch das Wechselspiel zugleich Sprecher(innen) und Zuhörer(innen) sind, Bilder, Töne, Gerüche, Körperempfindungen, die den Text der Erzählungen ver-sinnlichen, indem sie versinn-bildlichen.

Die Geschichten anderer werden zu eigenen Geschichten, und dabei bleiben sie nicht die gleichen. Lücken werden durch Worte und Bilder eigen-sinnig und eigen-sinnlich geschlossen. Unklarheiten werden durch Reduzierung der Komplexität in den eigensinnlichen Text eingebürgert und verlieren dadurch ihre beunruhigende Wirkung. Unausgesprochenes, aber nonverbal Mitkommuniziertes kann die Zuhörer(innen) dazu bringen, einen eigenen Textteil der Geschichte zu entwerfen, ihm eigene Bilder und Gefühle zuzuordnen, die sich als Fragezeichen, Stachel, innerer Wirbelsturm in der eigenen Psyche einnisten. Auf bestimmte, besonders beeindruckende, aber noch nicht genügend verständliche Teile der Geschichten werden ähnliche Symbole – Texte, Worte, Bilder, Töne – »draufgepackt«. Dadurch entsteht ein Zusammenhang, in dem sich die Teile wechselseitig interpretieren. Man sieht, aus Geschichten werden weitere Geschichten, die den Faden aufnehmen und weiterspinnen.

Von besonderer Bedeutung für diese Prozesse der Rekonstruktion ist es, wer welche Geschichte zu welchem Zeitpunkt und zu welchem Zweck erzählt. Im Kontext von Vertrauen und Zuneigung erzählte und gehörte Geschichten dienen der Festigung einer Beziehung, lassen Nachfragen zu, erleichtern Identifikationen, locken wenig Widerspruch und Ambivalenz hervor. Ich erinnere mich z. B. gern an die Geschichten meiner Großeltern mütterlicherseits über ihre »rendezvous« im Berlin der frühen 20er Jahre. Das war gleichzeitig eine immer neue Bekräftigung ihrer Liebe, die sie füreinander hegten, und die Festigung des emotionalen Bandes zwischen ihnen und mir.

Es gibt Geschichten mit erklärendem und sinnstiftendem Charakter, die zugleich einen Anschluss an historische Konstellationen ermöglichen. Hier denke ich an die Geschichten meiner Tante und meines Vaters über die Verfolgung des jüdischen und – in der Naziterminologie ausgedrückt – »halbjüdischen« Teils meiner Herkunftsfamilie. Wichtig sind bei meiner Rekonstruktion dieser Geschichten die Personen, die sie erzählten. Im Kontext ihrer Erzählungen wurden sie für mich Vorbilder für einen Lebensentwurf des »aufrechten Gangs«. Das sicherte die Kontinuität und Zuneigung in unseren Beziehungen, auch in den konflikthaften Zeiten der Ablösung. (Die bei mir, wie bei vielen Kindern der 2. Generation, ziemlich lange dauerte.)

Andere Geschichten leben von ihrer Funktion, Handlungsforderungen zu legitimieren. Sie rufen vielleicht besondere Gefolgschaftstreue oder gerade Ablehnung, Unbehagen, Kritik hervor. Im zweiten Fall könnten wir beispielhaft an die rebellische 68er Generationeneinheit und ihren Umgang mit den Geschichten der Eltern über die Nazizeit denken. Deren Motto hieß meistens: Wir wussten nichts von all den Verbrechen, wir haben nur unsere Pflicht getan oder uns in die äußeren Umstände gefügt. Dieser Entschuldungsstrategie folgte meistens noch eine zweite: Auch wir haben im Krieg durch die Bomben, den Hunger, die Vergewaltigungen so sehr gelitten, nicht nur die anderen. Eine dritte Erzählung begann mit der Nachkriegszeit: Ihr Motto hieß: Ärmel aufkrempeln, zupacken, aufbauen und nur an die Zukunft, nicht an die Vergangenheit denken.

Die Familie Loewenthal-Ritscher: Fünf Generationen im Genogramm (siehe auch Ritscher 2013)

Die 1. Generation

Wolff Wilhelm und *Clara Loewenthal* verstanden sich dem Judentum als Kulturgemeinschaft zugehörig, waren aber nicht mehr Mitglieder der jüdischen Religionsgemeinschaft. Wahrscheinlich waren sie als Erwachsene zur Glaubensgemeinschaft der Altkatholiken übergetreten. Beide verstanden sich als weltoffen und tolerant, was sich auch in ihrem Erziehungsstil zeigte, der für die damalige Zeit erstaunlich liberal war.

Wolff Wilhelm, geb. 1850 im damals preußischen Rybnik, Sohn eines Lehrers und Rabbis, war ein hochbegabter und vielfältig gebildeter Intellektueller mit einem weiten Horizont. Er hatte Medizin studiert und war als Hygieniker und Bakteriologe zeitweise Assistent bei Robert Koch in Berlin, später auch zwischen 1883 und 1886 Mitarbeiter von Victor André Cornil in Paris. Später lehrte und

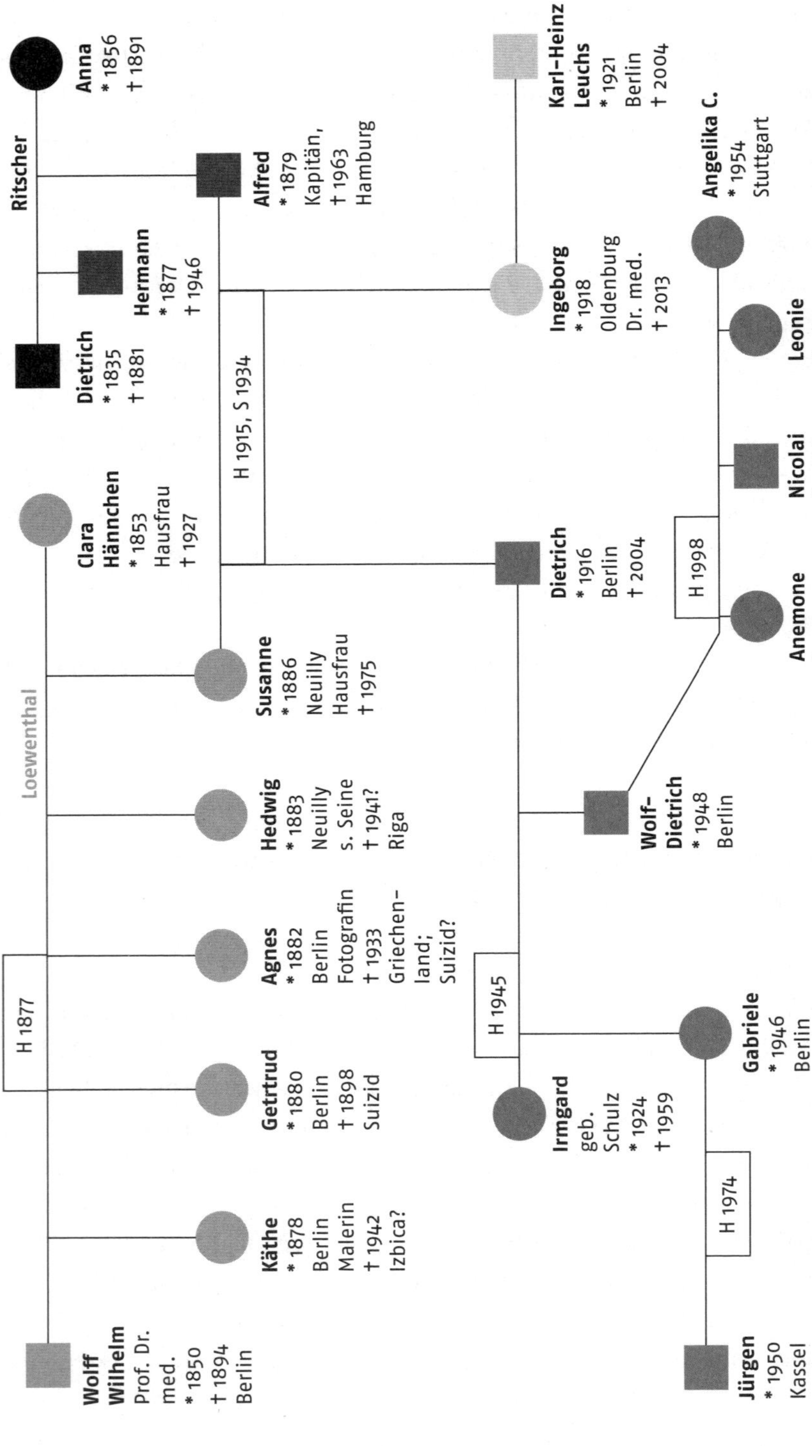

Abb. 2: Genogramm der Familie Loewenthal-Ritscher
H = Heirat; S = Scheidung

forschte er selbst als Professor für Hygiene, Mikrobiologie, Immunologie und Bakteriologie, vor allem über die Entstehung und Behandlung der Cholera. Er war in verschiedenen Ländern und Universitäten (Deutschland, Frankreich, Schweiz, Georgien, Argentinien) tätig. Darüber hinaus betrieb er mit seinem Bruder Salo einen eigenen Verlag mit Druckerei, für den er z. B. Bücher aus dem Französischen ins Deutsche übersetzte. Selbst Autor, war er Mitglied im »Comitée executif du Bureau de l'Association litteraire et artistique internationale« und setzte sich in diesem Rahmen besonders für die Rechte der Autoren ein. Im Auftrag des jüdischen Philantropen Baron v. Hirsch gründete er 1890 in Argentinien Kolonien für jüdische Familien, die vor den Pogromen in Russland geflüchtet waren. Er starb 1894 vierundvierzigjährig an Herzversagen in Berlin.

Clara stammte aus einer begüterten Hamburger Kaufmannfamilie, und der Familienmythos besagt, dass die Ehe zwischen ihr und *Wolff Wilhelm* eine Liebesheirat war. Sie war für die Familie zuständig, deren intellektuelles Zentrum aber der Vater war. Es ist zu vermuten, dass sie nach dem unerwarteten und frühen Tode ihres Mannes eine schwere depressive Krise durchlebte. Sie galt im Familienmythos als »wenig alltagstauglich«, was man aber auch auf den dabei entstandenen traumatischen Schock und den vier Jahre später erfolgenden Suizid ihrer zweitältesten Tochter Gertrud zurückführen könnte. Sie starb 1927 in Oerlinghausen, wo sie bei ihrer Tochter Hedwig wohnte.

Wolff und *Clara* verstanden sich als sozial integrierte Juden in Deutschland – Menschen, die sich einerseits zu ihrer jüdischen Herkunft und Kultur bekannten, zugleich aber auch als Teil der insgesamt christlichen, noch monarchisch geprägten Umwelt sahen, hier vor allem identifiziert mit den auf die bürgerliche Aufklärung zurückgehenden Werten.

Die 2. Generation

Käthe, geb. 1878, war die älteste der 5 Schwestern. Früh selbständig und mit ihrem Vater identifiziert, ließ sie sich als 14-Jährige in Bern, wo die Familie damals wohnte, protestantisch konfirmieren und blieb dort, als die Familie nach Berlin übersiedelte. Sie lernte Malerei u. a. bei Ferdinand Hodler, Leo v. König und Adolf Hölzel, lebte ab 1909 in Stuttgart und wurde eine in Württemberg durchaus bekannte Malerin, die heute dem »Expressiven Realismus« zugerechnet wird. Bekannt ist sie für ihre Portraits, aber auch ihre Landschaftsbilder, die besonders im Berner Oberland und auf der Ostseeinsel Hiddensee entstanden.

Die Kunst der Malerei war für sie vor allem eine Huldigung der göttlichen

Schöpfung. Der Mensch ist deren Teil, und nicht der wichtigste. Sie war mit der Tiermalerin Erna Raabe befreundet, wahrscheinlich verband die beiden auch eine Liebesbeziehung. Sie wurde 1934 mit Mal- und Ausstellungsverbot belegt, 1942 in das Transitghetto Izbica im von den Deutschen besetzten Polen deportiert und wurde entweder dort oder in einem der naheliegenden Vernichtungslager ermordet.

Gertrud, geb. 1880, galt als literarisches Talent und war ein hochsensibler Mensch. Sie beging mit 18 Jahren 1898 Suizid, wahrscheinlich als Folge einer durch den Tod des Vaters ausgelösten, immer wiederkehrenden depressiven Krise.

Agnes, geb. 1882, galt in der Familie als die zweite Mutter der jüngeren Schwestern. Sie war eine der ersten Schülerinnen des Mädchengymnasiums von Helene Lange. 1905 heiratete sie Walter Schaefer und lebte mit ihm einige Zeit auf Samoa. Ihre zwei Kinder waren Gertraudt, geb. 1905, und Wulf, 1907; 1915 erfolgte die Scheidung. Befreundet mit Erna Lendvai-Dirksen, einer schon damals bekannten Fotografin, begann sie, ihren eigenen Stil einer künstlerischen Fotografie zu entwickeln. 1923 wanderte sie nach Griechenland aus, um dort als Fotografin zu arbeiten und das Studium ihrer Kinder zu finanzieren. Im Oktober 1933 kehrte sie von einer Wanderung in den Bergen Griechenlands nicht zurück. Man kann einen Suizid vermuten, um als Jüdin für ihre beiden Kinder keine Belastung im nationalsozialistischen Deutschland zu sein.

Hedwig geb. 1883, galt im Familienmythos als skurril. Dennoch absolvierte sie eine Ausbildung an der Fachschule für Frauen in Berlin, an der auch Alice Salomon, eine der Pionierinnen der Sozialarbeit, lehrte. Sie zog sich 1912 nach Oerlinghausen zurück und war dort Mitglied einer christlichen Gruppe außerhalb der offiziellen evangelischen Kirche. In der Hoffnung auf Unterstützung verkaufte sie ihr Haus an eine Familie aus ihrer christlichen Gruppe, die sie aber vorwiegend schikanierte. Im Dezember 1941 wurde sie nach Riga deportiert und dort ermordet.

Susanne, die jüngste Schwester und meine Großmutter, wurde 1886 wie Hedwig in Neully-sur-Seine geboren. Sie hatte von allen Schwestern das engste Verhältnis zu Käthe. Als Malerin war sie schon über diesen Weg mit ihr verbunden, und sie besuchten gemeinsam Malkurse an der Münchner Kunstakademie. 1912 erwarb Susanne eine Fischhaushälfte auf der Ostseeinsel Hiddensee. Dort malte sie in den

Sommermonaten zusammen mit ihrer Schwester. Sie war zusammen mit Käthe Mitglied des »Hiddensoer Künstlerinnenbundes« (»die Malweiber von der Ostseeküste«), der in der »Blauen Scheune« in Vitte immer wieder Ausstellungen seiner Mitglieder organisierte.

1915 heiratete sie den Kapitän *Alfred Ritscher* und hatte mit ihm zwei Kinder, meinen Vater *Dietrich* und meine Tante *Ingeborg*. Diese »interkulturelle« Ehe wurde immer schwieriger und 1934 geschieden. Die Scheidung erfolgte ihrer Tochter *Ingeborg* zufolge einvernehmlich, um ihm eine Beamtenstelle im Reichsmarineministerium zu sichern, und damit den Unterhalt der Familie. 1928 erwarb sie ein Haus in Schöneiche bei Berlin, in dem sie zunächst mit der ganzen Familie und nach der Scheidung mit ihren beiden »halbjüdischen« Kindern wohnte. Durch den Status der »privilegierten Mischehe« war sie bis 1944 vor der Deportation geschützt. Im Januar 1944 warnte der Dorfpolizist von Schöneiche, *Max Dittrich*, die Familie vor der bevorstehenden Deportation. Die beiden Kinder täuschten einen Suizid der Mutter am Berliner Müggelsee vor und Susanne schlug sich nach Stuttgart zu der mit ihr und Käthe befreundeten Familie *Donndorf* durch. Diese versteckte sie bis Herbst 1944 in ihrem Ferienhaus in Gauingen (bei Zwiefalten) auf der schwäbischen Alb. Dann wurde sie nach München »weitergereicht« und dort noch im Januar 1945 verhaftet. Da sie perfekt Französisch sprach, konnte sie sich als französische »Fremdarbeiterin« ausgeben und wurde in das Lager »Berg am Laim« eingewiesen, wo sie im April 1945 von US-Truppen befreit wurde. Sie lebte dann mit ihrer Tochter *Ingeborg* und später auch mit deren Mann *Karl-Heinz* in München zusammen und starb als einzige der fünf Loewenthal-Töchter 1975 eines natürlichen Todes.

Die 3. Generation

Dietrich, geb. 1916, und *Ingeborg*, geb. 1918, lebten bis zur Machtübergabe an die Nationalsozialisten am 31. Januar 1933 das Leben einer privilegierten bürgerlichen Familie, allerdings begleitet durch erhebliche eheliche Krisen und eine schwierige Vater-Sohn-Beziehung. Die nun einsetzenden Restriktionen begrenzten auch zunehmend die Lebensmöglichkeiten der Kinder. *Dietrich* wurde noch 1936 das Notabitur zugestanden, seine Schwester musste allerdings schon das Gymnasium verlassen. *Dietrich* machte eine kaufmännische Lehre in einem damals noch jüdischen Betrieb, *Ingeborg* eine Ausbildung zur Krankenschwester und zu medizinisch-technischen Assistentin. Beide lebten bis Anfang 1944 mit der Mutter zusammen und wurden nach deren »Untertauchen« verhaftet. *Ingeborg* wurde in ein Arbeitslager eingewiesen und im Herbst 1944 wieder entlassen – auf Intervention ihres Vaters, der über gute Beziehungen innerhalb des NS-Systems verfügte. Für seinen Sohn ließ er diese Beziehungen nicht spielen, so dass dieser bis zur Befreiung durch die Rote Armee im Zuchthaus Moabit inhaftiert war und dort auf seinen Prozess wartete. Der fand aber nicht mehr statt, u.a. weil der zuständige »Volksgerichtshof« mit den Prozessen gegen die Widerstandsbewegung um den Grafen Stauffenberg »beschäftigt« war.

Ingeborg schlug sich noch im Frühjahr 1945 nach München durch und fand dort ihre Mutter wieder, mit der sie dann zusammenlebte. *Dietrich* blieb in Schöneiche, heiratete seine große Liebe *Irmgard,* meine Mutter, die er 1943 kennengelernt hatte und die trotz seines Status als »Halbjude« und ab 1944 als Häftling zu ihm gehalten hatte. Aus einigen wenigen Andeutungen kann man entnehmen, dass sie und *Ingeborg* kurz nach dem Einmarsch der Roten Armee in ihrem Haus in Schöneiche vergewaltigt wurden. *Dietrich* und *Irmgard* flohen mit ihren beiden Kindern 1950 nach Westberlin, um einer Verurteilung durch die DDR-Justiz zu entgehen, und dann weiter in die BRD, wo sie Teil des deutschen »Wiederaufbaus« und »Wirtschaftswunders« wurden. Dessen Motto hieß: »Ärmel aufkrempeln, zupacken, aufbauen«, und möglichst nicht an die Jahre 1933–45 denken, geschweige denn darüber zu sprechen.

Ingeborg studierte Medizin in München und wurde Fachärztin für Psychiatrie und Psychotherapeutin. In dieser Funktion war sie in München eine bekannte Gutachterin bei den »Wiedergutmachungsverfahren« und betreute auch therapeutisch Überlebende des Holocaust. Seit den 70er Jahren engagierte sie sich für Ausstellungen mit den Werken ihrer Tante Käthe Loewenthal und verhalf ihr dazu, posthum wieder als Malerin und NS-Opfer anerkannt zu werden.

Dass *Dietrich* und *Ingeborg* trotz so vieler Belastungen gut durch ihr Leben kamen, verdanken sie sicherlich der engen Beziehung zwischen ihnen beiden und zwischen ihnen und ihrer Mutter *Susanne.*

Die 4. Generation

Meine Schwester *Gabriele* und ich durchlebten eine schwierige Kindheit und Jugend, von der sich manches auch auf die Geschichte der Familie während des »Dritten Reiches« zurückführen lasst: Wir sollten funktionieren, die Eltern nicht bei ihrer beruflichen und sozialen Integration in die Nachkriegsgesellschaft stören, unangenehme Fragen unterlassen und uns mit dem, was an Zuwendung für uns möglich war, zufrieden geben. Dennoch waren wir Teil einer Familie, in der es auch Bindungs-, Beziehungs- und Unterstützungspotentiale gab, vor allem durch *Max* und *Elsa*, unsere Großeltern mütterlicherseits, und die in München zusammenlebende lebende Triade aus unserer Großmutter *Susanne*, ihrer Tochter *Ingeborg* (unserer Tante) und deren Mann *Karl-Heinz Leuchs*. Bei ihnen lebten wir nach dem Unfalltod unserer Mutter und erlebten u. a. unsere Großmutter *Susanne* als einen Sicherheit und Struktur gebenden, aber auch disziplinierenden Haltepunkt. Bildung, Vernunft, Arbeit und Disziplin waren hier wichtige und uns erdende Faktoren. Die Eltern unserer Mutter waren dagegen für uns Kinder der emotionale und regressive Fluchtpunkt; hier durften wir einfach Kind sein und fühlten uns bedingungslos angenommen. So gab es genügend Resilienzfaktoren, um unseren eigenen Weg zu finden.

Gabriele und ihr Mann *Jürgen* wurden Lehrer im Bereich der Behindertenpädagogik, sie hat sich einen Namen als »Filzkünstlerin« gemacht. Damit trat sie in die Fußstapfen ihrer Großmutter *Susanne* und ihrer Großtante *Käthe*, allerdings statt mit Papier und Farbe nun mit Wolle und Farbe. *Gabriele* ist auch im Vorstand des »Vereins Lebenswerk Käthe Loewenthal e. V.«, der es sich zu Aufgabe gemacht hat, das künstlerische Werk von Käthe Loewenthal und im weiteren Verlauf auch ihrer Schwestern und dessen Einbettung in den zeitgeschichtlichen Kontext wieder in die Öffentlichkeit zu bringen. Mein Schwager *Jürgen* ist Vorsitzender des Vereins und engagiert sich ebenfalls, im Sinne von *Ingeborg Leuchs*, für das Weiterwirken des Werkes von *Käthe Loewenthal* und zunehmend auch der Werke ihrer Schwestern *Agnes Schaefer* und *Susanne Ritscher*.

Ich (Wolf) wurde Psychologe, Familientherapeut und Hochschullehrer. In diesen Rollen habe ich mich neben der persönlichen Auseinandersetzung im Zusammenhang mit der eigenen Familienbiographie auch wissenschaftlich, praktisch-pädagogisch und therapeutisch mit den Folgen des Nationalsozialismus in Familien und Gesellschaft beschäftigt (Ritscher 2001, 2017). Wichtig waren hier, als ich erwachsen war, die Gespräche mit meiner Tante *Ingeborg*. Mein Vater war auch zu dieser Zeit noch eher verschlossen. Aber es gab einen Wendepunkt, als ich ihn eines Abends während eines Gespräch über Politik auch zu seinen Erfahrungen im »Dritten Reich« fragte und er dann die halbe Nacht erzählte und ich vor allem zuhörte. Hätte ich früher den Mut dazu gehabt, hätte es sicherlich mehr solcher Situationen gegeben. Dieses Gespräch war ein Wendepunkt in unserer Beziehung: wir versöhnten uns auf einer tiefen emotionalen Ebene und wir konnten einander nun liebevoll *und* respektvoll begegnen.

Als Geschäftsführer des »Vereins Lebenswerk Käthe Loewenthal« habe ich mich auch öffentlich für die Biographie meiner Familie und vor allem das künstlerische

Werk meiner Großtante und Großmutter engagiert. Als Vater von heute drei erwachsenen Kindern kann ich vorbehaltlos der familiendynamischen These zustimmen, dass jede Familiengeneration die Chance hat, an der transgenerationalen Lösung schwieriger Familienthemen mitzuwirken. Auch für meine therapeutische Praxis war die Auseinandersetzung mit diesem Thema enorm wichtig.

Die 5. Generation

Unsere Kinder *Anemone*, *Nicolai* und *Leonie* kennen die Familiengeschichte Loewenthal-Ritscher schon seit ihrer Kindheit. Aber sie war keine Belastung mehr für sie, sondern eher ein Anstoß für Gespräche und Reflexionsprozesse. Die von Jürg Willi beschriebene Korrektur des Familienerbes über die Generationen hinweg hat stattgefunden. Dafür können wir der Generation der überlebenden Familienmitglieder sehr dankbar sein, vor allem unserer Großmutter *Susanne*, unserem Vater *Dietrich* und unserer Tante *Ingeborg*. Sie haben geschwiegen, und dennoch war es zu guter Letzt vor allem *Ingeborg*, die das Tabu über diesem Teil unserer Familiengeschichte auflöste.

Trauma und Resilienz in der Familie Loewenthal-Ritscher

Traumata, die eine Generation erlitten hat, müssen nicht zwangsläufig zu einer Traumatisierung der nächstfolgenden Generationen führen. Ob das so ist, wird durch viele Faktoren und ihr Zusammenwirken bestimmt. Hier geht es um Resilienzfaktoren der Familienmitglieder und des Familiensystems (siehe Welter-Enderlin & Hildenbrand 2006), die Bindungsqualität, die Diskurs- und Reflexionsbereitschaft, einen eher offenen vs. tabuisierten Umgang mit den Traumata in der Familie, um die aktuellen politischen Verhältnisse, die Wertorientierungen der Familie, die finanzielle Situation, soziale Unterstützung, einen Toleranz und Moral verknüpfenden familiären Wertehorizont und eine Familienstruktur, die das konstruktive Zusammenspiel von Familie und Umwelt ermöglicht.

In meiner Familie gab es eine Fülle von Leitsätzen und Überzeugungen, die von unterschiedlichen Familienmitgliedern unterschiedlich stark vertreten wurden, in vielen Handlungssituationen und Erzählungen präsent waren und mich sehr geprägt haben:

- Wissen, Bildung und Netzwerke ermöglichen ein selbstbestimmtes Leben > das Motto aller assimilierten Juden spätestens seit Moses Mendelssohn > *Wolff Wilhelm*
- Kunst und im erweiterten Sinne Kultur sind Möglichkeiten der Selbstfindung und kreativen Lebensbewältigung > *Wolff Wilhelm, Käthe, Susanne*
- Gedenken und Erinnerung ist wichtig, … > *Ingeborg, Wolf, Gabriele, Jürgen*
- …, aber Tabus sind es auch > *Susanne* und *Dietrich*
- Nicht jammern und resignieren, sondern anpacken > *Dietrich, Ingeborg, Susanne*
- Trotz aller Beschwernisse gibt es die Möglichkeit des existentiellen Vertrauens und der existentiellen Zuversicht > *Käthe, Gabriele*
- Auch der Tod gehört zum Leben > *Käthe, Susanne, Ingeborg, Gabriele, Wolf*
- Schau auf dich selbst und dein Leben, auch wenn es schwer ist > *Ingeborg*
- Sei mein Delegierter für die Botschaft: Denkt an die NS-Opfer unserer Familie, aber auch an alle anderen, denen man so unsäglich viel Leid zugefügt hat > *Ingeborg, Wolf, Gabriele, Jürgen*
- Soziale und politische Verantwortung > *Wolff Wilhelm, Ingeborg, Wolf, Gabriele, Jürgen*

In unserer Kindheit und Jugend wurde zwar nie über den Holocaust und das Schicksal unserer Familienmitglieder gesprochen, aber da in unserer Familie klare Grenzen angesagt waren und niemals versucht wurde, uns Kindern trotz klar benannter Werte und Haltungen das Innenleben der Erwachsenen überzustülpen, waren wir nicht in einen ständigen Identifizierungskonflikt verwickelt, in dem eine stete und unausgesprochene Unterstützung der Überlebenden eingefordert worden wäre. Hier erwies sich das, was einerseits schwierig war, andererseits als Segen. Die Erwachsenen waren so mit sich, ihrer sozialen Integration und beruflichen Interessen beschäftigt, dass wir Kinder einen erheblichen psychischen Freiraum für unsere eigene Individuation hatten – wenn wir uns an die basalen Verhaltensregularien hielten. Das ging zunächst auf Kosten tiefer emotionaler Beziehungen (eine Ausnahme war die schon erwähnte Beziehung zu unseren Großeltern mütterlicherseits), die sich eigentlich erst in unserem Erwachsenenalter einstellten. Aber dass dies dann doch möglich war – als wir kognitiv und verbal mithalten konnten –, zeigt, dass es trotz allem in der Kindheit unterstützende und uns im Alltag absichernde Bindungen zwischen uns und den erwachsenen Überlebenden gab. Vielleicht lässt sich sogar sagen, dass uns die Tatsache, dass uns in der Kindheit der Blick auf die jüdische Familie und ihr Schicksal verweigert wurde, half, nicht in einer dauerhaften Melancholie zu versinken.

Im Erwachsenenalter änderte sich das Familienklima: Es war unsere Tante *Ingeborg*, die nun begann, mit uns über die jüdischen Wurzeln der Familie zu sprechen, und uns ermutigt hat, Fragen zu stellen. Ich selbst habe dadurch gelernt, meine jüdische Familie als wichtigen Hintergrund der eigenen Biographie zu achten und mich auch an bestimmten Stellen mit ihr zu identifizieren. Einerseits konnte ich mich mit meinem Vater versöhnen und andererseits wurden mein Urgroßvater *Wolff Wilhelm* und meine Großtante *Käthe* Identifikationspunkte für meinen weiteren Lebensweg. *Wolff Wilhelm* hatte meine Bewunderung für seine vielseitigen Interessen, sein unglaubliches Engagement als Mediziner, Kulturschaffender, Verleger, Organisator, Netzwerker, Teil der jüdischen Assimilationsbewegung und Familienmensch; *Käthe* als Künstlerin und mutige, auf Selbständigkeit bedachte Frau. Sie lebte vor allem in ihrer sozialen Rolle als Frau in einer damals noch patriarchalisch ausgerichteten Kultur sehr unkonventionell; und sie ließ sich als Opfer der Nazis trotz aller Widrigkeiten ihre Lebenswerte und -überzeugungen nicht nehmen.

Zum Abschluss

Vermächtnisse, und mit ihnen Tabus, Geheimnisse, sinnstiftende und die eigene Identität begründende Geschichten (Mythen), sind zentrale theoretische Konstrukte der systemischen Familiendynamik. Sie lassen sich in der Biographie meiner Herkunftsfamilie in vielfältiger Weise wiederfinden. Vermächtnisse sind in transgenerationalen Konstellationen unumgänglich. Entscheidend für die familiäre Beziehungsqualität ist nicht ihr Vorhandensein, sondern der Umgang mit ihnen. Sie können schützen und stören, ordnen und verwirren, Bindung stärken und blockieren, Entwicklung fördern und verhindern – mit allen Zwischennuancen. Meine Familienbiographie soll zeigen, dass Vermächtnisse eine große Herausforderung darstellen, aber auch transgenerational verwandelt, aufgelöst, korrigiert, neu bewertet werden können. Und: Traumatische Erfahrungen der einen Generation können sich nicht nur als Belastung der folgenden erweisen, sondern als Impulse für die Entwicklung einer »positiven Gegenseitigkeit« (Stierlin 1971) im familiären Gefüge. Einzelne Familienmitglieder können hierfür Besonderes leisten und damit der ganzen Familie nützen – auch gegen aktuelle politische, kulturelle und innerfamiliäre Widerstände. Denn: Manchmal sind es gerade die »Aufrührer«, Sündenböcke, schwarzen Schafe oder »Symptomträger«, die in diesem Zusammenhang eine proaktive, entwicklungsfördernde Rolle spielen.

Literatur

Boszormenyi-Nagy, I. & Spark, G. (1981): *Unsichtbare Bindungen.* Stuttgart: Klett-Cotta.

Freud, S. (1933): *Neue Folge der Vorlesungen zur Einführung in die Psychoanalyse.* GW XV. (5. Aufl. 1969) Frankfurt a. M.: S. Fischer.

Imber-Black, E. (1999): *Die Macht des Schweigens. Geheimnisse in der Familie.* Stuttgart: Klett-Cotta.

Marks, S. (2011): *Scham – die tabuisierte Emotion.* 3. Aufl. Ostfildern: Patmos.

Minuchin, S. (1977): *Familie und Familientherapie. Theorie und Praxis struktureller Familientherapie.* Freiburg i. Br.: Lambertus.

Reich, G. (2001): »Bei uns war das ganz anders« – Familiengeheimnisse und Familienmythen. *Kontext,* 32 (1), S. 5–19.

Ritscher, W. (2001): Familien der Opfer und Täter/Täterinnen des Nationalsozialismus: eine Drei-Generationen-Perspektive. *Kontext* 32 (2), S. 108–129. Im Internet: https://www.dgsf.org/service/wissensportal/Familien%20der%20Opfer%20und%20TaeterInnen%20des%20Nationalsozialismus%20-%20Eine%20Drei-Generationen-Perspektive%20-2001.pdf (Zugriff: 24. 3. 2022).

Ritscher, W. (2013): Perspektiven für eine selbstreflexive Kultur der Erinnerung. In: R. Redies (Hrsg.), *Zehn Jahre Stolpersteine für Stuttgart. Ein bürgerschaftliches Engagement zieht Kreise.* Stuttgart: Markstein Verlag u. ev. Gesellschaft), S. 134–151.

Ritscher, W. (2017): *Bildungsarbeit an den Orten nationalsozialistischen Terrors. »Erziehung nach, in und über Auschwitz hinaus«.* 2. Aufl. Weinheim: Beltz Juventa.

Stierlin, H. (1971): *Das Tun des Einen ist das Tun des Anderen. Versuch einer Dynamik menschlicher Beziehungen.* Frankfurt a. M.: Suhrkamp.

Stierlin, H. (1994): *Ich und die anderen. Psychotherapie in einer sich wandelnden Welt.* Stuttgart: Klett-Cotta.

Stierlin, H. (2001): *Psychoanalyse – Familientherapie – systemische Therapie. Entwicklungslinien, Schnittstellen, Unterschiede.* (Kap. 10: »Scham- und Schuldgefühle in der Familienbeziehung: Theoretische und klinische Aspekte«, S. 185 ff.). Stuttgart: Klett-Cotta.

Stierlin, H. (2005): *Gerechtigkeit in nahen Beziehungen. System-therapeutische Perspektiven.* Heidelberg: Carl Auer.

v. Foerster, H. (1999): *Sicht und Einsicht. Versuche zu einer operativen Erkenntnistheorie.* Heidelberg: Carl Auer.

Welter-Enderlin, R. & Hildenbrand, B. (1996): *Systemische Therapie als Begegnung.* (4., überarb. u. erw. Aufl. 2004) Stuttgart: Klett-Cotta.

Welter-Enderlin, R. & Hildenbrand, B. (Hrsg.) (2006): *Resilienz – Gedeihen trotz widriger Umstände.* Heidelberg: Carl Auer.

Willi, J. (1985): Die Familiengeschichte als Evolution des familiären Ideengutes. *Familiendynamik,* 10 (2), S. 170–187.

KATHARINA DREXLER

Ererbte Wunden erkennen und heilen

Therapie der transgenerationalen Traumatisierung

Warum sind ererbte Wunden mein Herzensthema?

2003 stieß ich als Ärztin und Psychotherapeutin erstmalig bewusst auf eine ererbte Wunde:

> Meine Patientin, Frau Geiger (alle Namen geändert), hatte sich wegen einer Posttraumatischen Belastungsstörung an mich gewandt, die sie infolge eines Unfalls entwickelt hatte. Sie war als Fußgängerin auf einem Zebrastreifen angefahren und lebensgefährlich verletzt worden. In einer traumatherapeutischen Sitzung zur Verarbeitung des Unfallgeschehens begegnete sie unvermittelt einem Gefühl von Fassungslosigkeit und Trauer über den Tod des Bruders. Dieser war im Alter von 4 ½ Jahren an einem Hirntumor verstorben, allerdings etwa ein halbes Jahr vor der Zeugung Frau Geigers. Unter Tränen blickte sie mich an: »Das ist nicht meine Trauer, das ist die Trauer meiner Mutter« In diesem Moment großer, miteinander geteilter Evidenz wurde uns bewusst, dass Frau Geiger nicht nur unter den Folgen der eigenen Traumatisierung litt, sondern auch die traumatische Trauer ihrer Mutter übernommen hatte (Drexler 2017).

Erst diese mit Frau Geiger geteilte Erkenntnis erhellte vieles, was ich bis dahin wohl gespürt, aber nicht erkannt hatte. Während ich selbst zu diesem Zeitpunkt noch eine unerkannte ererbte Wunde in mir trug, ermöglichte mir erst diese intensive Therapiesitzung, die transgenerationale Traumatisierung zu erkennen. Dass es bereits mit Frau Geiger gelang, einen therapeutischen Weg zu betreten, der zur Heilung ihrer ererbten Trauer führte, ermutigte mich und zeigte mir: Auch transgenerationale Traumatisierung kann mit Hilfe einer Traumatherapie geheilt werden.

Dass ererbte Wunden so klar mein Herzensthema sind, steht im Zusammenhang mit meinem Vater. Ich hatte, solange ich mich erinnern konnte, immer wieder quälende Albträume, in denen ich mich auf der Flucht befand, meist gemeinsam mit mir lieben Menschen. Wir wurden beschossen oder mit Pfeilen angegriffen, mal starben die geliebten Menschen, mal träumte ich auch, ich sei getroffen und müsse sterben. Ich wachte jeweils hoch alarmiert auf und brauchte Minuten, um aus den Traumbildern aufzutauchen und zu realisieren, dass ich mich in Köln in meinem Zuhause und in Sicherheit befand.
Diese Träume hatten nichts mit Tagesresten zu tun. Ich hatte weder einen Krimi gelesen noch angeschaut. So belastend diese fünf- bis zehnmal im Jahr auftauchenden Träume auch waren, musste ich mich doch mit ihnen abfinden. Ich verstand sie schlicht nicht und stand jahrzehntelang vor einem Rätsel. In den Selbsterfahrungen, die mit meinen psychotherapeutischen und Facharzt-Ausbildungen verbunden waren, konnten diese Albträume ebenfalls nicht eingeordnet werden. Erst nachdem ich durch die Arbeit mit Frau Geiger erkannt hatte, dass Traumainhalte der Vorfahren übertragen und zu eigenen inneren Bildern werden können, stellte ich einen Zusammenhang zwischen meinen Träumen und den Erlebnissen meines Vaters her.

Mein Vater wurde 1922 in Budapest als einziges Kind seiner katholischen Mutter und seines jüdischen Vaters geboren. Ungarn trat ab 1940 dem Dreimächtepakt bei, der ursprünglich zwischen dem Deutschen Reich (also Deutschland und Österreich), Italien und Japan geschlossen worden war. Ab 1941 beteiligte sich Ungarn am Zweiten Weltkrieg. Während unter dem ungarischen Reichsverweser Horthy ungarische Juden eine gewisse Sicherheit genossen und zumindest nicht deportiert wurden, änderte sich die Situation für die jüdische Bevölkerung dramatisch ab Mitte Oktober 1944. Am 15.10.1944 hatte Horthy gegenüber den alliierten Streitkräften die Kapitulation Ungarns erklärt, woraufhin er tags drauf im Unternehmen Panzerfaust von SS-Truppen gestürzt und gefangen genommen wurde. Die faschistische ungarische Pfeilkreuzlerpartei übernahm die Macht. Ab diesem Zeitpunkt wurde die Deportation ungarischer Juden vorangetrieben. Von den rund 825 000 Personen, die in Ungarn innerhalb der Grenzen von 1941 bis 1945 lebten und als Juden angesehen wurden, kamen im Holocaust etwa 565 000, also knapp 70 %, ums Leben.

Nach der Machtübernahme durch die Pfeilkreuzlerpartei konnte mein Vater durch die hervorragenden Kontakte seiner Eltern, die Sozialdemokraten waren, echte Papiere mit gefälschten Namen für sich und seinen besten Freund Iván besorgen, der Jude war. In den folgenden Wochen nahmen mein Vater und Iván zu sozialdemokratischen, kommunistischen sowie studentischen Untergrundgruppen Kontakt auf, versorgten an die 100 Menschen mit gefälschten Papieren und tauschten hierbei eingenommenes Geld gegen Waffen für den Widerstand ein. Iván und mein Vater konnten sich mithilfe ihrer hervorragenden Papiere frei in Budapest bewegen.

Ein unglücklicher Zufall führte dennoch am 7. Dezember 1944 zu ihrer Verhaftung. Bei einer Razzia, in die sie gerieten, nützten ihnen die Papiere nichts, denn einer der Kontrolleure kannte Iván persönlich. Aufgrund der Ähnlichkeit ihrer Papiere wurde auch mein Vater gefangen genommen. Drei Tage lang wurden die beiden Freunde verhört und gefoltert. Am 10. Dezember 1944 wurden sie zur Exekution vorgeführt. Nur einmal hat mein Vater mir von Emotionen überwältigt erzählt, dass er und Iván in den Wirren der Erschießung zufällig die Plätze getauscht hatten. Dieses Detail war für ihn besonders belastend. Der Schütze, der nun hinter ihm selbst stand, war offenbar ungeübt. Statt eines Genickschusses durchschoss er meinem Vater den Kieferknochen. Als mein Vater bewusstlos am Boden lag, bekam er noch einen Schuss in den Rücken, durch den die Lunge verletzt wurde. Als er aufwachte, lag Iván tot neben ihm. Er brauchte Minuten, um zu realisieren, dass sein Freund nie mehr aufwachen würde. Meinem Vater gelang es, sich zu einem Haus zu schleppen. Er wurde in ein Krankenhaus gebracht und dort versorgt. In Ungarn war das möglich, da ein Großteil der Bevölkerung nicht mit den Nationalsozialisten sympathisierte.

Meine Träume hatten das Erschießungstrauma meines Vaters fast eins zu eins abgebildet. Dennoch waren sie über Jahrzehnte nicht erkannt worden.

> Nur was wir kennen, können wir erkennen. Und nur was wir erkennen, können wir heilen.

Schon als Kind war ich von Pionieren der Medizin begeistert, die im Selbstversuch die Wirksamkeit dessen, was sie entdeckt oder entwickelt hatten, überprüften, wie Sir Humphry Davy (1778–1829), der die schmerzlindernde Wirkung von Lachgas entdeckte und im Selbstversuch überprüfte.

Mir bot sich nun ebenfalls die Gelegenheit, in einem Selbstversuch die von mir für Frau Geigers Problematik entwickelte Methode zu überprüfen. Ich erklärte einem erfahrenen und geschätzten Kollegen die Vorgehensweise und bat ihn, mit meinem verinnerlichten Vater eine traumatherapeutische Sitzung durchzuführen. Seit dieser Sitzung 2004 sind die oben beschriebenen Albträume nie mehr aufgetaucht.

Ererbte Wunden bewirken heutiges Leid. Sie können Symptome verursachen bis hin zum Vollbild einer Posttraumattischen Belastungsstörung. Wenn sie aber nicht erkannt werden, können sie nicht angemessen behandelt werden.

Wie können Wunden ererbt werden?

Ich spreche ganz bewusst von *er*erbten und nicht von *ver*erbten Wunden. Denn das Wort »vererben« verweist auf diejenigen, die etwas hinterlassen. »Ererben« hingegen rückt die Generationen ins Zentrum, die etwas übernehmen. Meist versuchen die Vorfahren alles, um ihre Nachfahren vor den erlittenen traumatischen Erlebnissen zu schützen. Ihnen liegt in der Regel nichts ferner, als etwas von ihren Wunden vererben zu wollen.

In manchen Familien wird über die Traumata der Elterngeneration gesprochen. Mein Vater beispielsweise hat mir erzählt, was er erlebt hat. Dennoch fehlen natürlich viele Details. Andere wachsen mit Tabus auf, mit Grenzen, die nicht überschritten werden dürfen. Dann wird beispielsweise bei einem bestimmten Thema der Fernsehsender gewechselt oder sogar der Fernseher ausgeschaltet. Vielleicht starrt auch die Mutter nur noch Löcher in die Luft, ist nicht mehr ansprechbar, dissoziiert also. Die Kinder füllen das Schweigen mit eigenen Fantasien und kommen damit den realen Traumata der Eltern oft verblüffend nahe.

Ererbte Wunden entwickeln sich über die Einfühlung des Kindes in seine Eltern. So entstehen beim Kind ähnliche innere Bilder wie beim traumatisierten Elternteil.

Wahrscheinlich spielen Spiegelneurone eine wesentliche Rolle dabei, uns in die emotionale Befindlichkeit unseres Gegenübers einfühlen zu können. Die Übermittlung von Emotionen erfolgt nicht nur über verbale Kommunikation, sondern ebenso über Körperhaltung, Gestik, Mimik, Blick, Stimme, gewährte oder versagte Berührungen. Ohne dass sich auf der Handlungsebene die Gewalt wiederholen würde, wird die affektive Seite des unverarbeiteten Traumas transportiert, so dass beim Kind verinnerlichte, traumatisierte elterliche Anteile entstehen. Die Haltung, die die Mutter/der Vater einnimmt, wird in Bruchteilen von Sekunden affektiv beim Kind abgespeichert (Brisch 2012). Diese unverarbeiteten Affekte beeinflussen unmittelbar das Denken und Handeln des Kindes bis ins spätere Erwachsenenalter.

Die Interaktion zwischen Eltern und ihren Kindern hinterlässt über epigenetische Mechanismen Spuren auf neurobiologischer Ebene bis hin zum Erbgut (Jawaid et al. 2020). Diese Veränderungen können sogar über mehrere Generationen weitergegeben werden (van Steenwyk et al. 2018). Für Nachfahren traumatisierter Menschen erhöht sich hierdurch das Risiko, infolge eines eigenen traumatischen Erlebnisses eine Traumafolgestörung zu entwickeln. Die Traumatisierung der Vorfahren führt zu einer erhöhten Vulnerabilität der Nachfolgegenerationen (Yehuda et al. 2002).

Wie lassen sich ererbte Wunden heilen?

Oftmals eröffnet die Diagnose einer ererbten Wunde erstmalig ein Verständnis für jahrelanges Leiden und stellt somit bereits einen wesentlichen therapeutischen Schritt dar. Als Traumatherapeutin habe ich mich 2003 gefragt, ob sich ererbte Traumata nicht auch unmittelbar mit Hilfe einer Traumatherapie verarbeiten lassen, indem der verinnerlichte traumatisierte Anteil eingeladen wird, für die Dauer einer traumatherapeutischen Sitzung die Hauptrolle zu übernehmen. Dieses Vorgehen hat sich in den vergangenen knapp zwei Jahrzehnten bewährt.

Ich selbst arbeite in der Regel mit EMDR (Shapiro 2013), der Methode, bei der die Verarbeitung der belastenden Ereignisse durch eine Rechts-links-Stimulation unterstützt wird. (Im Fallbeispiel erkläre ich die Methode ausführlicher.)

Fallbeispiel: Reden hilft

Die 68-jährige ledige und alleinlebende Waltraud Reese stellte sich Ende 2020 bei mir vor, nachdem sie mein zweites Buch gelesen und sich bzw. ihre Problematik darin wiedererkannt hatte. Ihr fiel es extrem schwer, Dinge auszusortieren und wegzuwerfen. Dies stellte insbesondere ein Problem dar, seitdem sie – neben ihrem eigenen Hausstand – noch die Nachlässe zweier Personen in ihrer Wohnung aufbewahrte.

In Konfliktsituation gelang es ihr nur selten, für sich einzutreten. »Ich finde oft die richtigen Worte nicht oder habe Angst, abgelehnt oder verletzt zu werden.« So ordnete sie sich meist unter, war dann aber doch gekränkt, dass ihre Bedürfnisse nicht gehört wurden. Ihre Familie stammte aus Ostpreußen, die Eltern kannten sich bereits aus der gemeinsamen Heimat. Dass der Großvater väterlicherseits als Sozialdemokrat zunächst inhaftiert und 1940 im KZ ermordet worden war, erfuhr sie erst als 16-Jährige. Was dies für den Vater bedeutet hatte, der 17 Jahre alt war, als die Nachricht vom Tod seines Vaters ihn erreichte, wurde in der Familie nie besprochen. Er hatte sich in seinem Leben darauf konzentriert, viel zu arbeiten und dadurch der Familie einen Neuanfang im Rheinland zu ermöglichen. Beide Eltern betonten aber, ihre eigentliche Heimat sei Ostpreußen.

Es erschien sowohl der Patientin als auch mir als naheliegend, einen Zusammenhang zwischen der Schwierigkeit, sich von Dingen zu lösen, und dem Heimatverlust beider Eltern herzustellen. Insbesondere die Mutter hatte zudem gegenüber Frau Reese den Anspruch vertreten, sie solle die Familiengeschichte bewahren und aufschreiben. Da die Mutter wenig liebevoll und oft strafend war, entschieden wir uns dagegen, die verinnerlichte Mutter zu bitten, die Hauptrolle einzunehmen. Mit Hilfe der (später ausführlicher vorgestellten) »Rückgabe-Übung« gelang es ihr, der Mutter das zurückzugeben, was zu ihr und nicht zu ihrer Tochter Waltraud gehörte.

Die Schwierigkeiten, für sich einzustehen und die richtigen Worte zu finden, ordnete Frau Reese ihrem Vater zu. Die Beziehung zu ihm war zwar auch nicht unbelastet, aber ausreichend gut gewesen. Daher konnten wir den verinnerlichten, traumatisierten Vater im therapeutischen Rollenspiel einladen, für die Dauer einer traumaaufarbeitenden Sitzung die Hauptrolle zu übernehmen, und mit ihm unmittelbar arbeiten. Frau Reese entschied sich für eine Imaginationsübung, um in ihrem Inneren den verinnerlichten Vater nach vorne treten zu lassen. Ich leitete sie an, sich die »innere Bühne« vorzustellen, und lud die Teile ein, die sonst die Hauptrollen innehatten, sich mehr in den Hintergrund zu begeben, von wo aus sie das Geschehen je nach Interesse verfolgen könnten. Gleichzeitig bat ich den verinnerlichten Vater, Herbert Reese, nach vorne zu treten und für die Dauer der Sitzung die Hauptrolle zu übernehmen.

Als dieser Wechsel vollzogen war, bat ich Herrn Reese, mit der vollen Aufmerksamkeit in den Raum zu kommen. Ich stellte mich ihm mit meinem Namen und als Therapeutin seiner Tochter Waltraud vor und erklärte ihm, seine Tochter und ich hätten den Eindruck gewonnen, es könnte hilfreich sein, wenn er die Gelegenheit bekäme, Belastendes aus seinem Leben aufzuarbeiten. Er fragte mich: »Ja, muss das denn alles hochgezerrt werden? Ich habe das alles weggesteckt.« Gleichzeitig wurden seine Augen feucht, er griff zu den bereitliegenden Taschentüchern. Offensichtlich war es wichtig, zunächst um das Einverständnis Herrn Reeses zur gemeinsamen traumatherapeutischen Arbeit zu werben. Ich erklärte ihm, wie viel Kraft es kostet, etwas dauerhaft wegzustecken, und dass die aufsteigenden Tränen ja auch zeigten, wie dicht unter der Oberfläche die belastenden Ereignisse steckten. Schließlich seufzte er: »Wenn das für die Waltraud wichtig ist, dann mache ich es.«

Da er noch keinerlei Informationen zu EMDR hatte, erklärte ich ihm das Vorgehen: »EMDR bedeutet übersetzt ›Desensibilisierung und Verarbeitung durch Augenbewegung‹. Während Sie sich innerlich mit einer belastenden Erinnerung verbinden, folgen Sie gleichzeitig mit Ihren Augen einem Licht auf dem Lichtbalken, den Sie hier sehen. So werden die Selbstheilungskräfte mobilisiert. Wahrscheinlich besteht ein Zusammenhang zu unseren Traumschlafphasen, in denen wir ebenfalls unsere Augen schnell hin und her bewegen.

Bis zu einer gewissen Tiefe werden seelische Wunden durch unsere Selbstheilungskräfte geheilt. Dafür sind unsere Träume sehr wichtig. Sie werden das vermutlich kennen, dass manchmal vieles schon nicht mehr so schlimm ist, wenn man eine Nacht drüber geschlafen hat. Wenn aber Ereignisse so tief verletzt haben, dass unsere Selbstheilungskräfte allein nicht mehr ausreichen, braucht die Seele eine Art ›Wundversorgung‹. Bei körperlichen Wunden ist es ja auch so, dass bis zu einer gewissen Tiefe alles gut verheilen kann, wenn auch vielleicht eine Narbe bleibt. Ist die Verletzung zu tief, muss die Wunde versorgt und vielleicht sogar genäht werden. Danach übernehmen dann die Selbstheilungskräfte das weitere Verheilen der Wunde. So kann man auch EMDR betrachten, als seelische Wundversorgung, die die Bedingungen herstellt, die nötig sind, damit die Selbstheilungskräfte wirken können.

Ich werde Sie gleich bitten, mir ein Stopp-Signal zu zeigen. Danach sammeln wir ein paar Aspekte zu dem Ereignis, das Sie heute bearbeiten möchten. Schließlich starten wir, indem Sie sich innerlich das Ereignis vergegenwärtigen und Sie mit Ihren Augen dem Licht folgen. Ich bitte Sie zu beobachten, was auftaucht. Alles, was auftaucht, ist richtig. Auch wenn mal nichts auftaucht, ist das richtig. Manchmal kommen Gedanken, manchmal Bilder, manchmal Gefühle oder Körperwahrnehmungen – was auch immer. Sie beobachten einfach ohne Wertung, was auftaucht. Ich werde immer mal innehalten, Sie bitten durchzuatmen, das, was aufgetaucht ist, auszublenden und mich kurz wissen zu lassen, was war Diese Phasen, in denen Sie Ihre Augen bewegen, nennen wir ›ein Set‹. So ein Set kann man als einen einzelnen Abschnitt der seelischen Wundversorgung verstehen, so wie einen einzelnen Stich einer Naht. Wir werden heute versuchen, die ganze Wunde mit Hilfe der einzelnen Sets, die jeweils so etwa eine halbe Minute dauern, zu versorgen. Ich bin dafür da, dass die Aufarbeitung gut läuft. Und darauf können Sie sich auch verlassen. Wir werden so lange dem folgen, was bei Ihnen auftaucht, bis sich das Belastende aufgelöst hat. Danach werde ich Sie jeweils bitten, noch mal vom Ausgangsereignis aus zu starten, bis nichts Belastendes mehr auftaucht und das Erlebnis vollständig aufgearbeitet worden ist.« Herr Reese nickte zustimmend, weitere Fragen hatte er nicht.

Ich stellte den Lichtbalken in einem für ihn passenden Abstand vor ihm auf, überprüfte die Geschwindigkeit des Lichts und ließ ihn die ihm angenehmste Lichtfarbe aussuchen. Dann vereinbarten wir ein Stopp-Signal. Er entschied sich dafür, gegebenenfalls die Hand zu heben, und machte dieses Handzeichen einmal zur Probe. Anschließend erzählte er: »Ich habe ja früh meinen Vater verloren. Als der weg war, musste ich alles machen, meine Mutter und meine kleine Schwester unterstützen. Schwierig war auch: Ich wollte unbedingt auf die Ingenieursschule, wofür ich aber ein Praktikum brauchte. Hierfür benötigte ich die Unterschrift meines Vaters, der aber bereits inhaftiert war, was niemand wissen sollte. Da ich nur die Unterschrift meiner Mutter hatte, wurde ich von allen infrage kommenden Praktikumsstellen zurückgewiesen. Schließlich bat ich einen Onkel, der ein Elektrogeschäft hatte, mir einen Praktikumsplatz zu geben. Danach konnte ich tatsächlich mein Studium beginnen.

Ich hatte aber immer ein schlechtes Gewissen, dass ich lügen musste, wenn mich jemand nach meinem Vater fragte. Niemand wusste, ob mein Vater wieder rauskommt. Er durfte auch nicht besucht werden. Schlimm war auch, dass keiner von den Menschen, denen er oft geholfen hatte, bereit war, sich für ihn einzusetzen. Andere kamen wieder frei, er nicht. Und schließlich bekamen wir die Information, dass er gestorben ist.« Hier stockte er, sah auf seine Hände, kämpfte mit den Tränen, schluckte schwer und fuhr schließlich fort: »Er war ein toller Vater, handwerklich sehr geschickt und zeigte mir auch die Dampfmaschine, die er betreut hat. Deswegen wollte ich ja auch immer Maschinenbauingenieur werden und selbst solche Maschinen bauen.«

Angesprochen darauf, was denn das Schlimmste für ihn gewesen sei, sagte er: »Dass ich nicht verhindern konnte, dass er abgeholt wurde, und dass er nicht zurückgekommen ist.« Als den am stärksten belastenden Moment beschrieb er den Schrei seiner Mutter angesichts der Nachricht vom Tod des Vaters. Seine negative Selbstaussage lautete: »Ich bin ohnmächtig«. Stattdessen wollte er gerne den positiven Satz »Ich bin handlungsfähig« erreichen. Die belastenden Gefühle waren: »Da ist vor allem Gefühllosigkeit, alles ist irgendwie eingefroren, dahinter sind Wut, Ungerechtigkeitsempfinden und Ohnmacht spürbar«, die Belastung lag bei 7 auf einer Skala von 0 (neutral) bis 10 (maximale Belastung). Im Körper nahm er Druck und eine Starre, als wäre er gelähmt, wahr.

Bereits im ersten Set setzte leichte Entspannung ein. In den folgenden drei Sets löste sich nach und nach die körperliche Starre auf. Er ging dem Bedürfnis nach, sich zu strecken, und äußerte: »Mein Rücken ist beweglicher.« Als ich ihn bat, zum Ausgangsereignis zu gehen und zu schauen, was nun auftauchte, kamen ihm die Tränen. Nach dem anschließenden Set äußerte er: »Ich schäme mich meiner Tränen. Ich muss doch stark sein als Mann.« Im Anschluss an die nächsten beiden Sets sagte er: »Ich habe mich in der Zeit (als einziger Mann in der Familie) stark gefühlt«, »So wie ich meine Herkunftsfamilie versorgt habe, habe ich später auch meine beiden Kinder versorgt.« Nach dem hierauf folgenden Set betonte er: »Durch das NS-Regime wurde mein Vater zum Verbrecher gemacht. Mir war später immer wichtig, dass meine Kinder nicht auffielen und so nicht in Gefahr kamen.« Es folgten zwei Sets, in denen nichts Neues auftauchte, so dass ich ihn erneut bat, vom Ausgangsereignis aus zu starten. Hierauf sagte er: »Ich bin so alleine. Im Grunde habe ich nicht nur meinen Vater verloren, auch meine Mutter ist mir keine Unterstützung«. Im anschließenden Set war für ihn deutlich geworden, dass er Verständnis und Öffentlichkeit brauche. Danach sagte er: »Deswegen waren auch die Heimattreffen so wichtig, die anderen kannten die Situation. Zumindest da war Platz, über manches zu reden.«

Als wir erneut zum Ausgangsereignis zurückgingen, wirkte er nachdenklich: »Ich hätte nicht gedacht, dass die Erinnerungen mich so geprägt haben. Jetzt habe ich aber das Gefühl, das war damals, heute ich es vorbei.« Die Belastung war auf null zurückgegangen. Sein positiver Satz hatte sich gewandelt zu: »Ich kann darüber reden, und es tut mir gut, darüber zu reden«, und fühlte sich für ihn völlig zutreffend an. Nach der Verankerung dieses schönen Satzes wandte er sich an seine Tochter Waltraud: »Es tut mir leid, dass ich nicht darüber reden konnte aus Angst vor der Traurigkeit.« Er ging dem in einem weiteren Set nach und schaute mich anschließend an: »Ich möchte meiner Tochter sagen, dass ich stolz auf sie bin.« Nach dem nächsten Set meinte er: »Jetzt ist alles ruhig und gut«: Auch im Körpertest bestätigte sich, dass das Trauma vollständig verarbeitet war. Ich bedankte mich bei Herrn Reese, der mir sagte: »Jetzt bin ich doch froh, dass ich mich drauf eingelassen habe.« Dann lud ich ihn zu einer Imaginations-Übung ein, in der ich ihn bat, wieder den üblichen Platz einzunehmen, so dass die Anteile, die sonst die Hauptrollen innehatten, diese auch wieder einnehmen konnten und sich die angestammte innere Ordnung wiederherstellte.

Als der Wechsel im Inneren vollzogen war, bat ich Waltraud Reese, mit der vollen Aufmerksamkeit in den Raum zurückzukehren. Sie saß zunächst einige Augenblicke still im Sessel, blickte mich dann an und lächelte: »Schön, wie sich mein Körper jetzt anfühlt. Da hat sich ganz viel Schwere aufgelöst. In einer lang zurückliegenden Therapie habe ich schon mal bezüglich der Frage, womit die Schwere zusammenhängt, die mich oft belastet, in einer Imaginationsübung meinen Vater gesehen. Zu dem Bild, das ich anschließend von ihm gemalt habe, hat die damalige Therapeutin gemeint, er sehe sehr traurig aus. Aber aufgelöst hat sich diese körperliche Schwere und teilweise auch Starre damals nicht.« Sie bewegte ihren Rücken mit kleinen Rotationen und strahlte: »Ich fühle mich so viel weicher und leichter.« Ich lud sie ein, sich für die emotionale Schwerstarbeit, die EMDR bedeutet, zu belohnen und sich selbst gegenüber in den nächsten Tagen besonders wohlwollend zu sein.
In der Sitzung danach erzählte sie: »Die Leichtigkeit hat sich fortgesetzt. Mein Rücken fühlt sich auch viel besser an.« Nach der EMDR-Sitzung hatte sie lange darüber nachgedacht, was sie sich zur Belohnung Gutes tun könne. Sie hatte nichts Überflüssiges kaufen wollen. Schließlich kam sie an einer Bäckerei vorbei. Da kam ihr spontan die Idee, sich ein Stück Buttercremetorte zu gönnen. Buttercremetorte habe ihr Vater immer besonders gemocht und sie esse sie ebenfalls gerne.
Seit der Sitzung mit ihrem verinnerlichten Vater gelingt es Frau Reese besser, sich von Dingen zu trennen, da »die Vergangenheit vergangen ist«. Sie kann mit mehr Klarheit für sich eintreten und findet auch leichter die passenden Worte. Dass sie häufig unter Rückenverspannungen gelitten hatte, die seither verschwunden sind, hatte sie mir zuvor nie erzählt. »Ich habe gedacht, damit muss ich halt leben, und dass Jammern nichts nützt. Aber jetzt weiß ich, dass es hilft zu reden.«

Was tun, wenn Kontraindikationen gegen eine traumatherapeutische Arbeit mit dem verinnerlichten traumatisierten Anteil bestehen?

Es kann gute Gründe geben, die gegen die unmittelbare traumatherapeutische Arbeit mit einem verinnerlichten Anteil sprechen. Diese Gründe können aufseiten der Patientin bzw. des Patienten wie auch der Therapeutin/des Therapeuten liegen.

Selbstverständlich ist nicht jede Therapeutin bzw. jeder Therapeut auch traumatherapeutisch ausgebildet. Die »Rückgabe-Übung« kann auch ohne traumatherapeutische Zusatzqualifikation eine gute Unterstützung für Patientinnen und Patienten darstellen, die unter einer ererbten Wunde leiden.

Die wesentlichste Kontraindikation für die Traumatherapie mit dem verinnerlichten Elternteil liegt allerdings aufseiten der Patientinnen und Patienten. Wir wollen keinesfalls einem Anteil die Hauptrolle geben, der verächtlich oder gar gewalttätig der Hauptpersönlichkeit gegenübersteht. Von einem solchen täterimitierenden Anteil ist nichts Gutes zu erwarten. Hier ein Beispiel:

In meinen Seminaren gehe ich während der Kleingruppenarbeit von Gruppe zu Gruppe, um die Teilnehmerinnen und Teilnehmer wo nötig zu unterstützen. Vor vielen Jahren kam ich zu einer Kleingruppe und nahm unmittelbar eine geradezu feindselige Stimmung wahr. Die verinnerlichte Mutter, die die Hauptrolle eingenommen hatte, ließ sich über ihre Tochter (meine Seminarteilnehmerin) aus, diese sei selbst schuld, dass man sie nicht lieben könne. In einem solchen Fall hilft nur, dem Anteil dafür zu danken, dass er sich so klar gezeigt hat, und ihn sofort und in aller Deutlichkeit wieder zu verabschieden. Auch Frau Reeses Mutter war ihr gegenüber so wenig liebevoll gewesen, dass sich verbot, die verinnerlichte Mutter die Hauptrolle übernehmen zu lassen. Meist ist meiner Erfahrung nach die kindliche Einfühlung in Eltern, die dieses Kind selbst traumatisieren, nicht so intensiv, dass sich eine ererbte Wunde und hierdurch eine Traumafolgestörung ausbildet. Dennoch kann es von großer Bedeutung sein, Ererbtes zurückzugeben.

Mit Hilfe der »Rückgabe-Übung« lässt sich Belastendes, das wir von den Eltern übernommen haben, zurückgeben. Als Vorbereitung kann es hilfreich sein, sich im Vorfeld genau zu überlegen, was an die wichtige Bezugsperson (meist Vater oder Mutter, manchmal aber auch Großmutter oder Großvater) zurückgegeben werden soll. Wenn stark verinnerlicht ist, die Last tragen zu müssen, um die Bezugsperson zu entlasten, kann es hilfreich sein, sich vorzustellen, dass diese jetzt über die Ressourcen verfügt, die nötig sind, um das »Paket« mit den Inhalten wieder zurücknehmen zu können. Insbesondere wenn eine innige Beziehung zu der Person besteht, von der die Wunden ererbt wurden, lohnt es sich, nicht nur über das nachzudenken, was zurückgegeben werden soll, sondern auch genau zu überlegen, was bewahrt werden soll, für welche Geschenke man dankbar ist. Das kann beispielsweise Freude an Literatur, Kunst, Musik, der Natur oder einer Sportart sein, womöglich auch körperliche Vorzüge oder Begabungen, vielleicht auch ein Wesenszug wie Durchhaltevermögen oder die Fähigkeit, auch in schwierigen Situationen Humor zu bewahren. In jedem Fall ist es hilfreich, sich ausreichend Zeit zu nehmen, genau zu überlegen, was man als zum eigenen Ich zugehörig empfindet und gerne behalten möchte und was zurückgegeben werden soll. Manche stellen sogar ein echtes Paket zusammen, in das Symbole für das belastende Übernommene kommen oder Zettel mit Stichwörtern wie beispielsweise »Überlebensschuldgefühle«, »Misstrauen anderen gegenüber« oder »Angst vor dem Leben«. Dieses reale Paket kann dann auch an einem passenden Ort den Elementen übergeben, beispielsweise vergraben, einem Fluss mitgegeben oder verbrannt werden. Ein Künstler, der mich aufsuchte, entschied sich, an den Ort in Polen, aus dem sein Großvater stammte, zu reisen und dort ein künstlerisch gestaltetes Paket, das die vom traumatisierten Großvater ererbten belastenden Themen symbolisierte, dem Feuer zu übergeben.

Die Rückgabe-Übung

Machen Sie es sich bitte so bequem wie möglich … Sie wissen, Sie müssen nicht ruhig sitzen, sondern können es sich immer wieder so bequem machen, wie es am angenehmsten für Sie ist … Wenn Sie mögen, schließen Sie Ihre Augen oder schauen Sie einfach unscharf durch alles hindurch. Ganz so, wie es für Sie angenehm ist … Dann lade ich Sie ein wahrzunehmen, dass Ihr Körper vom Sessel unterstützt wird und die Füße vom Boden getragen werden und dass Sie atmen, dass Bauchdecke und Brustkorb sich heben und senken beim Atmen … Und mit jedem Atemzug wird die äußere Realität ein bisschen unwichtiger, und Sie landen mehr und mehr … und noch mehr bei sich selbst …

Und dann lade ich Sie ein, alles, was Sie an Belastendem ererbt haben, was nicht zu Ihnen gehört, zusammenzupacken … in ein Paket zu schnüren … ganz so, wie es für Sie passt … Nehmen Sie sich Zeit …

Und wenn Sie spüren, jetzt ist alles beisammen und verpackt, dann nehmen Sie das Paket auf … vergegenwärtigen Sie sich nun Ihre wichtige Bezugsperson … Sprechen Sie sie so an, wie Sie ihn oder sie genannt haben … Und sagen Sie dann: »Ich gebe dir zurück, was dir gehört und dennoch lange Jahre bei mir war … Es ist deins, nicht meins … Du bist du und ich bin ich … Ich befreie mich nun von dem Belastenden, das zu dir und nicht zu mir gehört.« Lassen Sie die Gefühle zu, die in Ihnen auftauchen.

Diese Gefühle können ganz unterschiedlich sein. Manche erleben Liebe, andere Wut oder Trauer oder eine Mischung aus verschiedenen Gefühlen. Alles, was an Gefühlen auftauchen mag, ist richtig.
Vielleicht möchten Sie das Paket persönlich übergeben … Vielleicht wird es auch durch einen Boten oder wie durch einen Zauber zu Ihrer wichtigen Bezugsperson hingetragen … vielleicht wird es hingebeamt oder auch hingeschleudert … Wie auch immer, es landet bei dem Menschen, zu dem dieses Paket gehört.
Blenden Sie das Bild von Ihrer Bezugsperson wieder aus … Geben Sie sich etwas Zeit wahrzunehmen, wie es sich in Ihrem Körper anfühlt, befreit zu sein von diesem Gewicht, das Sie so lange beschwert hat … Vielleicht gibt es eine Stelle im Körper, die sich jetzt ganz besonders wohlig und leicht fühlt … Wenn Sie mögen, nehmen Sie Kontakt zu dieser Stelle im Körper auf. Vielleicht mögen Sie eine Hand an diese Stelle legen. Wann immer es Ihnen guttut, können Sie Ihre Hand an diese Stelle legen und Kontakt damit aufnehmen, wie wohlig und leicht sich diese Stelle nun anfühlt … Nehmen Sie sich ruhig noch einige Augenblicke Zeit, dem nachzuspüren …
Und dann bitte ich Sie, ganz in Ihrer Zeit mit der vollen Aufmerksamkeit in diesen Raum zurückzukehren (Drexler, 2020).

Wie können wir ererbte von eigenen Wunden unterscheiden?

Zur Unterscheidung zwischen eigenen und ererbten Wunden lohnt es sich, genau zu prüfen, ob hinter heute spürbaren Symptomen eigene Erfahrungen stecken oder die der Eltern oder Großeltern. Oft kommen Menschen zu mir, die unmittelbar unter den Einschränkungen ihrer traumatisierten Eltern gelitten haben, beispielsweise wenn diese nicht in der Lage waren, die Bedürfnisse ihrer Kinder ausreichend zu beantworten. Die Folge ist dann eine eigene Wunde. Die eigenen Verletzungen sollten immer vorrangig behandelt werden. Manchmal erweist es sich nach der Heilung der eigenen Wunde als nötig, auch noch eine ererbte Wunde aufzuarbeiten.

Die folgende Tabelle gibt einen Überblick zu wesentlichen Übereinstimmungen und Unterschieden zwischen eigenen und ererbten Wunden:

Tab. 1: Übereinstimmungen und Unterschiede zwischen eigenen und ererbten Wunden im Überblick (nach Drexler 2020)

	Eigene Wunden	Ererbte Wunden
Gemeinsamkeiten	▪ Akustische, visuelle, den Geruchssinn oder die Berührungswahrnehmung betreffende unwillkürlich einschießende traumatische Erinnerungseindrücke möglich ▪ Durch äußere Reize auslösbar (triggerbar) ▪ Albträume, Überwachheit, depressive Symptome möglich ▪ Negative Selbstüberzeugungen und Lebensgefühle möglich	
Unterschiede	▪ Eigene Erlebnisse passen zu den Symptomen ▪ Die emotionale Belastung wird (meist) als zur eigenen Person stimmig empfunden	▪ Erlebnisse der (Groß-)Eltern passen zu den Symptomen ▪ Die emotionale Belastung wird als fremd erlebt

Wird eine transgenerationale Traumatisierung – oft nach langen Irrwegen – diagnostiziert, ist ihre Behandlung oft unkompliziert, da wir es ja nicht mit einem insgesamt traumatisierten Menschen zu tun haben, sondern mit nur einem Anteil, der ein unverarbeitetes Trauma in sich trägt. Meiner Erfahrung nach ist in den meisten Fällen eine traumaufarbeitende Sitzung ausreichend, um die ererbte Wunde zu heilen.

Literatur

Brisch, K. H. (2012): Intergenerationale Bindungen, Trauma und Dissoziation: Ursachen, Therapie und Prävention. In: M. Huber & R. Plassmann (Hrsg.), *Transgenerationale Traumatisierung.* Paderborn: Junfermann, S. 99–126.

Drexler, K. (2017): *Ererbte Wunden heilen. Therapie der transgenerationalen Traumatisierung.* Stuttgart: Klett-Cotta.

Drexler, K. (2020): *Ererbte Wunden erkennen. Wie Traumata der Eltern und Großeltern unser Leben prägen.* Stuttgart: Klett-Cotta.

Jawaid, A. et al. (2020): Distinct microRNA signature in human serum and germline after childhood trauma. *MedRxiv;* DOI: 10.1101/2020.08.11.20168393.

Shapiro, F. (2013): *EMDR – Grundlagen und Praxis. Handbuch zur Behandlung traumatisierter Menschen.* Paderborn: Junfermann.

van Steenwyk, G., Roszkowski, M., Manuella, F., Franklin, T. B. & Mansuy, I. M. (2018): Transgenerational inheritance of behavioral and metabolic effects of paternal exposure to traumatic stress in early postnatal life: evidence in the 4th generation. *Environmental Epigenetics,* 4 (2), dvy023; https://doi.org/10.1093/eep/dvy023.

Yehuda, R., Halligan, S. L. & Bierer, L. M. (2002): Cortisol levels in adult offspring of Holocaust survivors: Relation to PTSD symptom severity in the parent and child. *Psychoneuroendocrinology,* 27, S. 171–180.

SABINE BODE

Deutsche Kriegsenkel durchbrechen die Mauer des Schweigens

Es ist mir eine große Ehre, dass ich hier als Außenseiterin zum Thema »Trauma und Bindung zwischen den Generationen« einen Beitrag leisten darf – als Journalistin im Kreis der Forscher und Therapeuten. Mein folgender Essay weicht von der üblichen Form der Beiträge in Tagungsbänden ab und enthält viel Autobiografisches.

Wenn ich heute über Kriegskinder und Kriegsenkel schreibe, wird das für viele sehr pauschal klingen. Wenn mein verstorbener Mann ein neues Kapitel von mir las,[1] hörte ich ihn manchmal stöhnen. Er war Psychotherapeut, und es dauerte etwas, bis er die Unterschiede zwischen meinem und seinem Beruf akzeptierte. Ich sagte zu ihm: »Du musst jeden einzelnen Menschen sehen, das Individuum, andernfalls kannst du nicht helfen. Für mich aber ist die Kriegskindheit ein kollektives Thema. Ich möchte aufklären, ich möchte einen Stein ins Rollen bringen.« Natürlich war mir klar: Das Leid des Krieges betrifft nicht alle die Menschen der Jahrgänge von 1930 bis 1945, sondern geschätzt nur ein Drittel der Generation. Zwei Drittel waren davon geprägt, ohne belastet zu sein. Aber darüber schrieb ich nicht, denn über Unproblematisches verfasst man keine Sachbücher. Also: Ich rede heute über die belasteten Kriegskinder und über die belasteten Kriegsenkel.

---

1 Vgl. die Bände: Sabine Bode, *Die vergessene Generation. Die Kriegskinder brechen ihr Schweigen*. Stuttgart: Klett-Cotta 2004, 39. Aufl. 2021; *Kriegsenkel. Die Erben der vergessenen Generation*. Stuttgart: Klett-Cotta 2009, 29. Aufl. 2021; *Nachkriegskinder. Die 1950er Jahrgänge und ihre Soldatenväter*. Stuttgart: Klett-Cotta 2011, 14. Aufl. 2022; *Kriegsspuren. Die deutsche Krankheit German Angst*. Stuttgart: Klett-Cotta 2016, 2. Aufl.

Nachkriegskinder

Ich selbst bin ein Nachkriegskind. Geboren wurde ich 1947, zwei Jahre nach Kriegsende. Das ist bedeutsam, weil in meiner Altersgruppe Kleinkinder eine Rarität waren. Schuld daran war vor allem eine Magen-Darm-Epidemie. Es fehlten die Medikamente. Wie viele Säuglinge starben, ist unbekannt; entsprechende Statistiken wurden damals nicht geführt. Dass ich mit eineinhalb Jahren überlebte, verdanke ich dem Glück, dass der Kinderarzt meinem Vater ein Medikament in die Hand drückte und sagte: »Probieren Sie es aus. Es kam eben erst mit der Post. Ich kenne es nicht. Es kommt aus Amerika.« – Dem Himmel und den Amerikanern gilt mein Dank. Es war Penicillin.

Wir wohnten auf dem Land. Autos gab es nicht. Als kleines Kind durfte ich herumlaufen, wo ich wollte, auch ohne Aufsicht. Während meine Brüder in der Schule waren, ging ich auf Entdeckungsreise. Alle Erwachsenen, die mir begegneten, blieben kurz stehen. Mein Auftauchen munterte sie sichtlich auf, denn sie sagten, wie schön es sei, mich zu sehen. Oft ging jemand in die Knie, sprach ein paar Sätze mit mir und steckte mir etwas Süßes zu. Mit einem solchen Willkommen waren meine drei Brüder, alle im Krieg geboren, nicht beschenkt worden. Als kleine Kinder hörten sie vor allem, dass sie störten.

Keine Frage, wir, die Überlebenden des Jahrgangs 1947, waren die kleinen Hoffnungsträger des zerstörten Deutschland, das Licht am Ende des Tunnels.

Bei meinen Eltern war von Zuneigung dieser Art wenig zu spüren. Wie alle Erwachsenen brauchten sie ihre ganze Kraft für den Überlebenskampf. Außerdem waren sie der Meinung, ein Kind zu verwöhnen sei ein kapitaler Erziehungsfehler, weshalb sie versuchten, ihre Kinderschar wie Äffchen zu dressieren.

So ganz hat das bei mir nicht geklappt, weil es eben draußen eine unbeaufsichtigte Kindheit gab und Begegnungen mit Erwachsenen, die sich unverhohlen freuten, wenn sie mich sahen. Aus beidem entwickelte sich, was ich später als Journalistin gut brauchen konnte: zum einen die Neugier, Unbekanntes zu erforschen, und zum anderen das Gefühl, in einer mir fremden Umgebung grundsätzlich willkommen zu sein.

Was auch zu meiner Herkunft gehört: Vater und Mutter waren beide Nazis und blieben es fast bis zu ihrem Tod. Als junge Menschen waren sie Kriegsgewinnler gewesen. Gute Karriereaussichten lockten sie in das überfallene Polen. Im Krieg hatten sie ihre beste Zeit und waren frustriert, als 1945 alles wieder verloren war.

Ich bin umgeben von Geheimnissen aufgewachsen. Das habe ich schon gespürt, als ich noch nicht zur Schule ging. In meinem Elternhaus war es so wie in den meisten deutschen Familien, einiges wurde erzählt von früher, das Wesentliche wurde verschwiegen, und es wurden Legenden gestrickt. Meine Eltern sahen sich als Opfer, weil sie vor der vorrückenden Sowjetarmee in ihre Heimat geflüchtet waren. Sie reihten sich dreist bei den 14 Millionen Heimatvertriebenen ein.

Deutsche Geschichte

Die Geschichtsforschung der BRD-Nachkriegszeit hatte als Schwerpunkt Flucht und Vertreibung. In der DDR waren diese Themen Tabu. In den 1970er Jahre kam es in Westdeutschland zu einem Paradigmenwechsel. Sich als Deutscher öffentlich als Opfer darzustellen, war kulturell nicht mehr erwünscht. An die Stelle der Forschung mit dem Schwerpunkt Vertreibung trat die Erforschung des Nationalsozialismus, des Vernichtungskrieges und des Massenmords an den europäischen Juden, eine Aufarbeitung, die sich ab den 1980er Jahren vehement fortsetzte. Eine jüngere Generation war angetreten, um Antworten auf die Frage zu finden: Wie konnte das geschehen?

Das Ergebnis war so, wie ich es mir in meiner Jugend nie hätte vorstellen können. Die Bundesrepublik Deutschland wurde wieder geachtet und in den Kreis der Nationen aufgenommen.

Die Aufarbeitung war vor allem das Werk von Historikern und Publizisten. Es geschah akademisch, nicht emotional, wie z. B. in Südafrika. In den allermeisten Familien dominierte weiterhin das Schweigen. Wenig wurde über das erlittene Leid gesprochen, und schon gar nicht über schuldhafte Verstrickungen in das NS-Regime. Die Nachgeborenen hörten kaum mehr als düstere Andeutungen – auch solche, die einen Nazi-Opa in einen Antinazi-Opa verwandelten.

Auf dem Gymnasium erfuhr ich in den 1960er Jahren von Auschwitz. Mit 14 Jahren las ich das *Tagebuch der Anne Frank.* Meine Mutter meinte, es sei alles erstunken und erlogen. Niemals könne eine Vierzehnjährige derart erwachsene Gedanken aufschreiben. Ich schwieg dazu. Anne hatte in ihrem Tagebuch wie eine gleichaltrige Freundin zu mir gesprochen. Unter der Hand wurde mir berichtet, meine Mutter hätte mehrfach auf Elternabenden die Lehrer als Kommunisten und Nestbeschmutzer beschimpft und beim letzten Elternabend das *Tagebuch der Anne Frank* als Schund bezeichnet. Das hatte tiefgreifende Folgen. Ich hörte auf, meine Mutter, eine überaus harte Frau, zu respektieren. Es war ein Prozess über Jahre, der allerdings nicht von einer Loyalitätsklemme begleitet war. Rückblickend erkläre ich es mir so: Vom Tag meiner Geburt an hatte meine Mutter mich vernachlässigt, weshalb meine Großmutter eine mütterliche Flüchtlingsfrau engagierte Sie trug stets das Häubchen einer Kinderschwester. Zwei Jahre lang lebten sie und ich in einem kleinen Mansardenzimmer zusammen.

Noch vor Ende meiner Schulzeit beschloss ich, Journalistin zu werden. Die Impulse der 1968er-Bewegung begleiteten meinen Berufsanfang. In meinen politischen Beiträgen ging es um die deutsche Schuld. Das deutsche Leid hatte ich nicht im Blick. Nie wäre ich auf die Idee gekommen, mich mit den Themen der Vertriebenen zu beschäftigen.

Was der Krieg in deutschen Familien angerichtet hat

Sehr viel später, Anfang der 90er Jahre, besuchte ich ein erhellendes Seminar. Es ging darum, aus Anlass der Wiedervereinigung die eigene Familiengeschichte vor dem Hintergrund der deutschen Geschichte genauer zu betrachten. Ich war nicht die Einzige, die befürchtete, die Nähe der eigenen Eltern und Großeltern zum Nationalsozialismus wäre größer gewesen, als sie stets behauptet hatten. Was sich dann auch im Laufe der viertägigen Veranstaltung bestätigte.

Die zweite Gemeinsamkeit der Seminarteilnehmer bestand darin, dass wir glaubten, über die Haltung unserer Eltern in der NS-Zeit recht gut Bescheid zu wissen. Aber was der Krieg in unseren Familien angerichtet hatte, konnten wir emotional kaum erfassen. Den meisten von uns, wie auch mir, mangelte es schlichtweg an Empathie.

Jede und jeder in unserer zwölfköpfigen Gruppe wusste von wenigstens einem Fall von Gewalterfahrung in der Familie. Die Stichworte hießen: ausgebombt, verschüttet, als Soldat gefallen, vermisst, Gefangenschaft, Flucht, Vertreibung, Vergewaltigung, Suizid. Die Zahl der Toten in der engeren Verwandtschaft, die auf das Konto Krieg gingen, war jedenfalls größer als die Zahl der Seminarteilnehmer. Am dritten Tag hatte sich die Veranstaltung zu einem Trauerseminar entwickelt. Es wurde ohne Pause geweint. Wie die meisten Teilnehmer empfand ich zum ersten Mal Mitgefühl für deutsche Opfer – meine Eltern ausgenommen.

Am Ende des vierten Tags, am Ende des Seminars, kurz vor Verlassen des Raums, schaute ich mit einem Freund lange auf die große, noch völlig neue Deutschland-Karte, zum ersten Mal mit den Bundesländern Ostdeutschlands. Ich erinnere mich noch, wie der Freund sagte:

»Alles, was hier in den letzten vier Tagen zur Sprache gekommen ist, gehört zu der verschwiegenen Erbschaft deutscher Familien. Darüber liegt nur eine dünne

Decke der Zivilisiertheit. Und unter dieser dünnen Decke rumoren Spannungen, Misstrauen und Geheimnisse, die Familien krank machen. Gnade uns Gott, wenn in diesem vereinten Deutschland etwas aus den Fugen gerät, auf das wir nicht vorbereitet sind. Dann haben wir so viele Neonazis im Land, wie wir sie nicht mehr zählen können.«

Daher war unsere Gruppe beim Abschied wie mit neuer Energie aufgeladen. Wir wollten überall davon erzählen! Alle Welt sollte es wissen! Was wir begriffen hatten: Wir müssen das Empfinden für deutsches Leid öffentlich machen, weil das flächendeckende Schweigen den Rechtsextremisten in die Hände arbeitete. Wir fanden nur taube Ohren.

Emotionale Aufarbeitung der deutschen Vergangenheit und Empathie

Dennoch: Dieses Seminar war meine Initiation. Ohne die Trauer, ohne das Weinen in Gemeinschaft, ohne die Erfahrung von Mitgefühl für die deutschen Opfer hätte ich nicht über die Nachwirkungen seelischer Kriegsverletzungen schreiben können. Daher habe ich – bei allem Gegenwind – nie mehr daran gezweifelt, dass ich mit meinen Büchern auf dem richtigen Weg war.

Worum es mir im Kern geht, ist das Thema »Empathie«. Sie war über lange Zeit gedämpft, auch dies eine Folge von NS-Zeit und Krieg. Weil das Leid, das Hitler-Deutschland durch Holocaust und Vernichtungskrieg über Europa gebracht hatte, in seinen Ausmaßen beispiellos, einfach unfassbar war, hatten sich viele Deutsche nicht berechtigt gesehen, ihr eigenes Leid wahrzunehmen und ihre Verluste zu betrauern. Einen Teil dieser Last gaben sie unbewusst an die Nachkommen weiter.

Als ich mit dem Schriftsteller Dieter Wellershoff über *German Angst* sprach, machte dieser deutlich, Zitat: »Es gab immer eine klare Gegenüberstellung vor allem bei den Deutschen selbst: Wir tragen die Schuld an diesem furchtbaren Krieg und den darin geschehenen Verbrechen. Wir können uns nicht gleichzeitig auch als Opfer sehen. Als Täter können wir auch nicht trauern. Das ist das psychologische Schema einer tiefen emotionalen Hemmung.« Zitat Ende .

Solange diese Hemmung bestand, solange Traumafolgen bei den Großeltern und Eltern nicht erkannt wurden, war das Empfinden von Empathie in Deutschland grundsätzlich gestört. Mitgefühl für andere setzt voraus, dass jemand auch für sich selbst Mitgefühl entwickeln konnte. Umgekehrt funktioniert es nicht.

Werfen wir einen Blick zurück in den Herbst 2015, als erstmals die Flüchtlinge zu Tausenden in München eintrafen. Die freiwilligen Helferscharen, Einzelpersonen aus der Mitte der Gesellschaft, waren schon vor Ort. Sie zeigten Empathie, unübersehbar, es war ihnen ein Herzensanliegen. Ganz anders als in den 1990er Jahren, als die Flüchtlinge in ähnlich großer Zahl aus dem Balkankrieg bei uns ankamen. Zwar war auch damals die Hilfsbereitschaft groß, doch sie wurde weitgehend durch Mitarbeiter und Ehrenamtliche von Institutionen, vor allem von den Kirchen getragen. Nicht die Empathie von Privatpersonen stand im Vordergrund, sondern wohl eher eine moralische Verpflichtung.

Als ab dem Herbst 2015 parallel zu der großartigen Welle der Hilfsbereitschaft in einer Gegenbewegung die Flüchtlinge massiv angefeindet wurden, war ich nicht überrascht. Als Menschen, die *keine* Nazis waren, einer rechtsextremen Partei enormen Zulauf verschafften, weil sie sich nur dort mit ihrer Angst vor Flüchtlingen bestätigt fühlten, besuchte ich entsprechende Familien und stellte jedes Mal fest: Hier hatte bei den Kriegskindern wie auch bei den Kriegsenkeln die emotionale Aufarbeitung der unheilvollen deutschen Vergangenheit nicht stattgefunden.

Den Anstoß zu meinen Besuchen bekam ich in zahlreichen E-Mails von Kriegsenkeln. Sie schilderten mir darin die Haltung ihrer Eltern, die Fluchtkinder gewesen waren. In den E-Mails stand inhaltlich immer das Gleiche: Mutter und Vater sehen nur das Leid ihrer eigenen Eltern. Doch sie haben sich nie mit ihrem eigenen Leid als Fluchtkinder auseinandergesetzt. Darum klingt es so herzlos, wenn sie sagen: »Wir haben früher auch alles verloren. Für unsereins war auch keine Hilfe da und wir haben es hingekriegt. – Die Flüchtlinge sollen sich nicht so anstellen.«

Die Kriegskinder

2004 erschien mein Buch *Die vergessene Generation Die Kriegskinder brechen ihr Schweigen*. Es hatte einen langen Vorlauf, weil sich dafür kein Verlag fand. Das Seminar hatte während des Beginns des Balkankrieges stattgefunden. Das Leid der bosnischen Kinder im Fernsehen brachte mich zu den Fragen: »Wie geht es eigentlich den *deutschen* Kriegskindern heute? In welchem Ausmaß blieb das spätere Leben vom Krieg geprägt?« Und so begann ich, mich mit den Jahrgängen der Kriegskinder zu beschäftigen, in etwa von 1930 bis 1945 geboren. Im großen Archiv des Westdeutschen Rundfunks gab es auf meine Frage keine Antworten. Also fragte ich die Menschen selbst und nutzte dazu jede Gelegenheit, auch lange

Bahnfahrten. Es kam zu vielen hundert Begegnungen. Das Fazit meiner Gespräche im ersten Jahr: An Kriegs*erinnerungen* war heranzukommen, aber die Frage nach den Kriegs*folgen* wurde so gut wie nie beantwortet. Sie nannten sich auch nicht Kriegskinder, sondern Nachkriegskinder.

Die meisten von ihnen waren noch berufstätig. Und ich dachte: Warten wir ab, wenn sie im Rentenalter sind. Dann rückt die Kindheit wieder näher. So geschah es dann auch.

Von Anfang an interessierten mich nicht nur die Kriegskinder-Jahrgänge, sondern zugleich die folgende Generation. Ich wusste von der amerikanischen Forschung über die Kinder von Holocaustüberlebenden. Ich stellte mir die Weitergabe von Traumata bei den Kindern der Kriegskinder als weniger gravierend vor, glaubte aber, ähnliche Muster vorzufinden. Ich wurde hellhörig, wenn mir damals 20- bis 35-Jährige von schlechten Beziehungen zu Mutter und Vater erzählten, oft mit dem Zusatz: »Meine Eltern wissen gar nicht, wer ich bin.«

Die meisten Klagen der erwachsenen Kinder bezogen sich auf unbegreifliches Verhalten, verbohrte Sichtweisen, auf ein extremes Sicherheitsbedürfnis und ein gänzliches Desinteresse an irgendeinem neuen Thema.

Fragte ich nach dem Hintergrund der Eltern, erfuhr ich zu 80 Prozent von erschütternden Kindheitsdramen: Da hatte ein Vater mit sieben Jahren die Zerstörung Kassels erlebt, eine Mutter war als Zwölfjährige mit ihrer Familie aus Ostpreußen geflohen. In den meisten Fällen wurde dies von deren Kindern nüchtern und knapp berichtet, der Fakt an sich, ohne Mitgefühl. Es deckte sich mit der Art und Weise, wie ich Kriegskinder über ihre frühen Schrecken hatte reden hören: unerschüttert, fast gefühlsfrei, jedenfalls in keiner Weise larmoyant. Dazu der Satz: »Das war für uns normal, so was hat man eben weggesteckt.« Oder: »Ach, das bisschen Krieg …«

Wenn ich damals einem Menschen, der sich heute womöglich »Kriegsenkel« nennt, zu bedenken gab: »Vielleicht sind Ihre Eltern deshalb so, wie sie sind, weil sie als Kinder Schreckliches erlebt haben«, herrschte eine Weile Schweigen. Dann kam jedes Mal der Satz: »Darüber habe ich noch nie in meinem Leben nachgedacht.« – Und dabei blieb es. Es wurde nicht weiter darüber nachgedacht. Das Nachdenken begann erst nach Erscheinen meines Buchs über die Kriegskinder 2004, das auch zwei Kapitel zu den Kindern der Kriegskinder enthielt.

Die Zeit war reif dafür. Viel Unterstützung kam, weil Verlage in rascher Folge weitere Bücher zum Thema veröffentlichten, die ersten Seminare angeboten wurden und die Kinder der Kriegskinder wussten, wie man sich bei heiklen Themen das Internet zu Nutze macht.

Ein öffentliches Interesse am Thema »deutsche Kriegskinder« hatte davor nicht existiert. Es gab also eine Zeit in Deutschland, als die Angehörigen der Kriegskinderjahrgänge keineswegs der Meinung waren, sie hätten als Generation ein bemerkenswertes gemeinsames Schicksal, und sie bekräftigten dies mit der Aussage: »Die Eltern, ja, die hatten Schreckliches hinter sich! Aber wir doch nicht. Wir waren Kinder. Das war für uns normal, das haben wir doch alle erlebt.«

Das wirklich Neue am Thema »Kriegskinder« sind nicht die Schrecken des Krieges. Es ist ja bekannt, dass Kinder, Alte und Kranke am stärksten unter kollektiver Gewalt leiden. Das Neue ist: Hier handelt es sich um eine große Gruppe von Menschen, die in der Kindheit verheerende Erfahrungen machten, aber über Jahrzehnte in der Mehrzahl eben nicht das Gefühl hatten, etwas besonders Schlimmes erlebt zu haben. Denn – es fehlte ihnen der emotionale Zugang zu diesen Erfahrungen und damit auch der Zugang zu ihren wichtigsten Prägungen. Wer dies nicht im Blick hat, versteht nicht den Kern des Schweigens der Kriegskinder: Viele von ihnen haben überlebt, indem sie sich in einer Art Betäubung versetzten, die bei den meisten von ihnen jahrzehntelang anhielt.

Die Kriegsenkel

Häufig drückten sich die Folgen in Schwarz-weiß-Denken aus oder aber in Vermeidungsstrategien, gespeist aus der Angst vor Veränderungen. Denn Veränderungen, vor allem aber neue Lebensumstände, setzen sie enorm unter Stress. Daraus ergibt sich u.a. ein schlechter Kontakt zu der Welt der Jüngeren. Fast alle *Kinder* der Kriegskinder, die in meinem Buch *Kriegsenkel* zu Wort kommen, berichten von einem Mangel an Wärme in ihren Herkunftsfamilien. Die Kriegsenkel berichteten mir in E-Mails von einem verunsicherten Lebensgefühl, das sich aus ihrer eigenen Biografie nicht erklären ließ, auch nicht die unauflösbaren Ängste und Blockaden. Manche hatten sich von den Schreckensgeschichten der Vertreibung geradezu überschüttet gefühlt, die meisten aber hatten nur dunkle Andeutungen gehört. Sie berichteten davon, wie stark Mutter und Vater – Angehörige der 1930er und 40er Jahrgänge – durch die Vertreibung aus der Heimat und durch den Neubeginn in einer größtenteils feindseligen Umgebung Zeit ihres Lebens belastet blieben. Ich erfuhr von einem extremen Misstrauen, und dass die ehemaligen Flüchtlingskinder nicht aufhörten, sich über die Zukunft existentielle Sorgen zu machen, auch dann, wenn sie ein gutes Auskommen hatten und gegen jedes Missgeschick versichert waren.

Die Kriegsenkel schilderten relativ normale Familienverhältnisse. Doch auffallend oft hörte ich sie über sich sagen, ihnen fehle der feste Boden unter den Füßen. Auch meldeten sich Menschen, denen es erst in der Mitte ihres Lebens gelungen ist, sich von ihren Eltern abzunabeln, und solche, die noch immer darum kämpfen, sich *nicht* von Mutter oder Vater steuern zu lassen. Lange Zeit konnte ich ihre Klagen nicht nachvollziehen, was erklärt, warum meinem Buch über die Kriegskinder erst fünf Jahre später ein Buch über die Kriegsenkel folgte.

Schließlich empfahl mir mein Lektor die Forschung von Karl Heinz Brisch über sichere und unsichere Bindungen der frühen Kindheit. Da machte es bei mir »klick«. An dieser Stelle möchte ich mich noch einmal ganz herzlich bei dem Pionier Brisch bedanken.

Die Schneiders: Eine »Burgfamilie«. Typisch – nicht nur für Deutschland

Ich glaube, es ist an der Zeit, in eine dieser Familie hineinzuschauen. Wenn ich früher an die Schneiders dachte, sah ich sie als eine der typischen Familien, wie nur Deutschland sie hervorbringen kann. Ein großer Irrtum. Ich wurde zu einer Tagung in Sarajevo eingeladen, wo ich ebenfalls die Schneiders vorstellte. Menschen aus zwölf Nationen haben ihre Geschichte gehört und sie verstanden. Hier ist sie.

Als ich im heißen Sommer 2003 an meinem Buch über die Kriegskinder arbeitete, fielen mir immer wieder die Schneiders[2] ein. In meiner früheren Nachbarschaft wohnten sie zwei Stockwerke unter mir, ältere Leute, die fast täglich von ihren Kindern besucht wurden. Diese waren zwischen dreißig und vierzig Jahre alt.

Vor allem die zwei ältesten Kinder schauten nicht mal eben vorbei, sondern tranken mit ihnen Kaffee und erzählten vom Tage. Sie taten es noch, während sie sich im Flur verabschiedeten. Was für ein ungewöhnlicher Zusammenhalt, dachte ich. Als ich einmal Frau Schneider darauf ansprach, sagte sie strahlend: »Gott sei Dank sind wir eine heile Familie!«

Sie war eine kleine, rundliche Frau mit grauen Löckchen und schnellen Bewegungen. Unsere kurzen Kontakte erwiesen sich in der Summe als ergiebig, so dass ich nach und nach mehr über die Schneider-Familie erfuhr. Deren Gespräche

2 Name geändert.

drehten sich in erster Linie darum, wie der Alltag zu regeln war. Hilfsbereitschaft stellte den größten gemeinsamen Wert dar. Niemand wurde im Stich gelassen, wenn sein Auto versagte, wenn er arbeitslos wurde oder der Ehepartner ihn verlassen hatte.

Der Vater war Verwaltungsbeamter im vorzeitigen Ruhestand, herzkrank, Infarktpatient. Schlechte Nachrichten, erfuhr ich, seien möglichst von ihm fernzuhalten. Auch Mutter Schneider, eine Hausfrau, war in den Augen ihrer Kinder wenig belastbar. Wann immer man in ihrer Gegenwart ein schwieriges Thema ansprach, schossen ihr die Tränen in die Augen. Ich habe es selbst gelegentlich erlebt, z. B. als ich ihr erzählte, dass der Blumenladen an der Ecke schließen würde.

Man durfte ihr offenbar nichts Negatives zumuten. Auch keine »Problemfilme« im Fernsehen. Am besten entspannte sie sich durch leichte Musik und Kreuzworträtsel. Sie war eine liebe, herzliche Person. Niemand wollte ihr wehtun. Also wurde geschwiegen.

Ich vermute, die Tragik der Schneiders war, dass die Mutter alle in Schach hielt. Sie war es, die bestimmte, welche Themen erlaubt waren und welche nicht. Ganz sicher war es nicht erlaubt, offen darüber zu sprechen – obwohl alle Kinder es wussten –, dass die Tochter nur deshalb ständig knapp bei Kasse war, weil sie einem Liebhaber immer wieder mit beachtlichen Summen unter die Arme griff. Für die Eltern war »ihre Doris« jemand, der nun mal nicht mit Geld umgehen konnte, weshalb bereitwillig ihr Bankkonto ausgeglichen wurde.

Außerdem riskierte niemand, laut zu sagen, was der Vater vielleicht ahnte und was die drei Geschwister definitiv wussten: dass der jüngste Sohn regelmäßig Drogen nahm. Einmal nachts, als ich ihn in der Eckkneipe traf, hatte mir Klaus auch die Begründung genannt: »Die Atmosphäre am Familientisch kann ich eigentlich nur breit ertragen.« Darum war er der Einzige, der sich den Ritualen gelegentlich entzog. Immer mit Ausreden, nicht durch Abgrenzung. Auf Drogensucht wäre man bei ihm nicht ohne weiteres gekommen. Ein unauffälliger, bieder gekleideter Mann von Mitte dreißig, Versicherungsvertreter, verheiratet, ohne Kinder.

Die anderen Geschwister waren ebenfalls kinderlos, allerdings schon wieder geschieden. Sie schienen grundsätzlich Pech zu haben in ihren Beziehungen. Die jeweiligen Ehepartner waren mit großer Herzlichkeit in die Familie aufgenommen worden. Zuwendung und Hilfsbereitschaft hatten sie auf geradezu überwältigende Weise erfahren. Aber als die Ehen in die Brüche gingen, wurden die Schwiegertochter und der Schwiegersohn regelrecht verstoßen. Sie allein waren schuld, dass die Beziehung nicht gehalten hatte. Auch fielen alle anderen Menschen in Ungnade, die in dieser Frage nicht hundertprozentig die Schneider-Linie vertraten.

Wie Klaus, der Jüngste, mir bei unseren Kneipengesprächen enthüllte, lag bei den Schneiders das Versagen stets außerhalb ihrer Familie. Immer waren sie die Opfer. Überall kamen sie zu kurz. Die Eltern sprachen immer häufiger wie Rechtsextreme. Klaus schwieg dazu. Mutter und Vater hatten als junge Menschen die DDR noch vor dem Mauerbau verlassen. Dort waren sie als Erben des antifaschistischen Widerstandes erzogen worden. Sie kannten als Deutsche keine Schuldgefühle.

Im Westen war es anders. Während die Kriegserwachsenen jede Schuld abwehrten, gaben sie unbewusst ihre Schuldgefühle an die eigenen Kinder weiter. Jeder, der im Westen zwischen 1940 und 1960 geboren wurde, machte seine Erfahrungen mit dem Phänomen der sogenannten »stellvertretenden Schuld«. Viele blieben jahrzehntelang davon belastet, was sie zu hellhörigen Demokraten machte und sie gegen braun eingefärbte Politik immunisierte. Mit solchen »Linken«, wie die Schneiders sie nannten, wollten sie nichts zu tun haben. Für sie ergab sich reichlich Gesprächsstoff beim Essen, wenn man sich gemeinsam darüber aufregte, wie unverschämt sich der oder die verhalten hätte, wie ungerecht der Chef des Sohnes sei, wie die Tochter von ihrer Abteilungsleiterin gedeckelt werde, wie überhaupt die Welt schlecht sei und warum eine rotgrüne Regierung Deutschland in die Katastrophe führe. Da entpuppten sich freundliche, rechtschaffene Menschen als feindselige, rachsüchtige Charaktere.

Einmal hatte ich dem ältesten Sohn geholfen, seinen Wagen zur Werkstatt zu bringen – ich hatte sein Auto mit meinem abgeschleppt. Man sagte uns dort, das Auto werde sofort repariert, wir könnten darauf warten. Peter machte auf mich einen schüchternen Eindruck. Als ich ihn nach seinem Beruf fragte, wich er aus und murmelte etwas von Import-Export. Von Klaus hatte ich erfahren, ihre Eltern hätten nie so recht verstanden, warum aus ihrer Kinderschar nicht wenigsten ein Akademiker hervorgegangen war. Immerhin besaßen Mutter und Vater Abitur, aber die drei Kinder schafften gerade mal die mittlere Reife.

»Mutter bekommt sofort feuchte Augen, wenn es um unsere Schulschwierigkeiten von früher geht«, hatte Klaus gesagt. Einmal erlebte er, dass seine Mutter von einem Bekannten gefragt wurde, ob sie eine Erklärung für das Schulversagen ihrer Kinder habe, und sie hatte geantwortet: »Sie waren wohl Spätzünder …« Gleich alle drei? Wie war das möglich?

Frau Schneider stammte aus dem Sudetenland. Als sie fünf Jahre alt war, wurde ihre Familie vertrieben. Ihr Mann, drei Jahre älter, ein schlesisches Flüchtlingskind, überlebte die Zerstörung Dresdens. Wie man sich leicht vorstellen kann, gehörte die Kriegskindheit der Eltern zu den Tabuthemen in der Familie. Die Söhne und die Tochter wären nie auf die Idee gekommen, dass sie durch die Vergangenheit ihrer Eltern belastet sein könnten. Als ich Klaus einmal einen kleinen Hinweis geben wollte, wechselte er sofort das Thema. Offenbar spielte jeder der Schneiders »Blindekuh« – mit schlimmen Folgen.

Keines der drei erwachsenen Kinder kam zu einem eigenen, selbständigen Leben. Der jüngste Sohn nahm Drogen, der Älteste verlor zweimal im Jahr seine Arbeitsstelle, die Tochter betrog ihre Eltern, die Mutter drohte ständig mit Tränen und der Vater würde bald sterben. Und alle hielten sich an der Devise fest: »Gott sei Dank sind wir eine heile Familie!«

Wir alle kennen Familien mit erwachsenen Kindern, denen der Start ins eigene Leben nicht gelingt. Man fragt sich, warum, denn die Eltern und Kinder machen von außen einen ausgesprochen netten Eindruck. Die Schneiders sind eine klassische »Burgfamilie«, ein Muster besonders häufig bei Vertriebenenhintergrund. Aber nicht nur dort. Die Schneiders, eine Familie unter Stress. Für die Nachkommen bedeutet es: Es ist schwer, sich von den Eltern abzunabeln. Man darf seinen eigenen Weg nicht gehen. Wer es dennoch versucht, leidet häufig unter kaum auflösbaren Schuldgefühlen.

»Hafenfamilien«

Im Gegensatz zum Bild der »Burgfamilie« habe ich mir das Bild der »Hafenfamilie« ausgedacht. Die Hafenfamilie sagt: »Der Hafen ist unser Schutz, aber er erlaubt auch, mit Fremden Kontakt zu haben. Wir brauchen diesen Austausch für unsere Entwicklung und für gute Geschäfte.« Ich habe immer wieder beobachtet, dass erwachsene Kinder, die in Hafenfamilien aufwuchsen, dann, wenn ein neuer großer Entwicklungsschritt oder Lebensabschnitt anstand, zurückkamen und eine »Hafenrunde« machten, wie ich das nenne. Da kommt dann ein Anruf bei den Eltern: Ich möchte gern etwas mit euch besprechen, ich möchte mir gern ein paar Tage Zeit dazu nehmen. Wann passt es euch?

Solche Eltern gehören bis in ihr hohes Alter zum Beraterkreis ihrer Kinder. Es hat sich bewährt, dass sie ihren Kindern den Segen gaben, als diese ihre eigenen Wege gingen. Das kann Familien über Generationen stärken.

Als das Buch *Kriegsenkel* 2009 erschien, war »Kriegsenkel« in den Medien noch ein unbekannter Begriff. Er stammt aus den Reihen der Kinder der Kriegskinder;

sie haben sich den Namen selbst gegeben. Dahinter stand der Wunsch, bislang unbeachteten Gemeinsamkeiten ihrer Generation eine Überschrift zu geben. Sich als Kriegsenkel zu definieren, sprach sich herum. Netzwerke entstanden und verbreiteten die Erkenntnis, dass sich die Spuren kollektiver Katastrophen und Scham nur gemeinschaftlich entdecken lassen. Also eine Graswurzelbewegung.

Das Schweigen in den Familien

Sollten Sie den Begriff »Kriegsenkel« googeln, werden Sie staunen, in welchem Ausmaß sich die Aktivitäten der Kriegsenkel dort niederschlagen. Sie zeugen von einer vitalen Bewegung, die seit Jahren ständig wächst. Dazu zählt auch der Kontakt mit ausländischen Kriegsenkeln.

Eine ständig wachsende Bewegung, gestärkt durch einen rasant gewachsenen Berg von Büchern. Viele können sich ihr verunsichertes Lebensgefühl aus ihrer eigenen Biografie heraus nicht erklären. Sie stellen ihren alten Eltern unbequeme Fragen, und wenn diese dazu schweigen – was ihr gutes Recht ist –, forschen sie in Archiven und in der Verwandtschaft. Sie tauschen sich in Selbsthilfegruppen und in Netzwerken aus. Sie tun es, weil sich herumspricht, wie befreiend es sein kann, wenn Familiengeheimnisse keine Verwirrung mehr stiften.

In Ostdeutschland ist dieser Prozess noch nicht angekommen. Doch unzählige Kriegsenkel in Westdeutschland haben in den vergangenen zehn Jahren die Erfahrung gemacht, dass es sich lohnt, sich mit dem Familienerbe auseinanderzusetzen. Als sie den Gespenstern der Vergangenheit endlich ins Gesicht blickten, hatten diese keine Macht mehr über sie.

Das gibt den Mut, über seinen eigenen Schatten zu springen. Das löst Blockaden auf. Das gibt Kraft, auch Kraft für politisches und gesellschaftliches Engagement, auch die für neue Wege in Krisen, vor allem in der fortschreitenden Klimakrise. Wer sein Verhältnis zu seiner Familienvergangenheit geklärt hat, kann die Gegenwart nüchterner einschätzen und mutiger in die Zukunft schauen. Vorbei die Erwartung, von dort könne ausschließlich Übles kommen und man könne ja doch nichts machen. So jemand macht sich Sorgen in diesen für die Demokratien der Welt bedrohlichen Zeiten. Doch wer seine Familienvergangenheit versteht, kennt keine Angst, die ihn lähmt oder ihn in die Arme von Rechtspopulisten treibt.

Das hartnäckige Schweigen in den Familien geschieht überall auf der Welt nach Zeiten des Krieges und/oder dem Terror einer Diktatur. Für Eltern ist es unerträglich, wenn sie Kinder nicht schützen können. Daher vermeiden sie den Blick zurück. Sie sagen ihren Kindern: »Sei froh, dass du lebst. Schau nach vorn.« Doch das Schweigen im Zusammenhang von Schuld und Scham kommt vermutlich mit einer Verzögerung. In Deutschland könnte es ein bis zwei Jahre gedauert haben, bis zutiefst zerstrittene Familien auf eine pragmatische Lösung zusteuerten. Sie hieß: In Zeiten des Elends muss die Familie zusammenhalten. Hören wir auf zu streiten. Lassen wir die Vergangenheit ruhen.

So begann das lange, lange Schweigen. Es hat noch heute Auswirkungen auf viele Nachkommen. Etwas irritiert sie. Sie sind schnell verunsichert und haben Probleme mit Vertrauen. Sie zweifeln häufig an ihrer eigenen Wahrnehmung, lassen sich manipulieren. Nun brauchen wir aber, um existentielle Entscheidungen zu treffen, nicht nur das Abwägen von Fakten, sondern genauso die Fähigkeit, dem ersten Eindruck zu vertrauen.

Schon kleine Kinder haben Antennen für Ungereimtheiten im Verhalten der Eltern und fragen arglos nach. Fühlt sich eine Mutter oder der Vater davon unangenehm berührt, neigen sie zu reflexhaften Ermahnungen: »Was du immer siehst … Sei nicht so neugierig. Das gehört sich nicht.« So ergeht es einem Kind, dem immer wieder die eigene Wahrnehmungsfähigkeit ausgeredet wurde. Es hört auf zu fragen. Später vergisst es, dass es je gefragt hat.

Der intuitive erste Eindruck sagt uns, ob etwas zu uns passt oder nicht. Das hilft bei der Partnersuche, bei der Wohnungssuche, bei der Suche nach einer neuen Arbeit. Wir alle kennen Menschen, die immer wieder an demselben Typ Partner scheitern, die zehnmal umziehen und nie in einer Wohnung glücklich werden, die stets in derselben Branche arbeiten, die dem eigenen Wesen überhaupt nicht entspricht.

Ich will das hier nicht fortsetzen sondern komme zum Schluss. Ein Ende mit einem Zitat. Er stammt von Cicero, ist 2000 Jahre alt und lautet so:

Nicht zu wissen, was vor der eigenen Geburt geschah, bedeutet, immer ein Kind zu bleiben.

JIAJIA WU UND ALEXANDER KORITTKO

Trauma-Narrative zwischen politischer Einflussnahme und transgenerativen Effekten

DDR/BRD-Vereinigung und Ein-Kind-Politik in China

Anhand von zwei Beispielen emotionaler sozio-politischer Traumata in Deutschland und China beschreiben wir in diesem Beitrag (1) die Geschichte traumatischen Leidens sowie (2) individuelle und systemische Prozesse einschließlich der Dynamik zwischen Propaganda und individuellen Reaktionen, (3) Einflüsse auf die Folgegeneration und (4) heilende Interaktionen. Anhand der Beispiele verdeutlichen wir, wie je nach Interpretation unterschiedliche Trauma-Narrative entstehen können, die sich auf die Folgegenerationen und die Interaktionen zwischen den Generationen auswirken.

Sozio-politische Traumata

Der Begriff *Psychotrauma* wird meist mit den Resultaten einer extremen *körperlichen* Bedrohung in Verbindung gebracht. Emotional traumatisierende Prozesse beinhalten *emotionale* Bedrohungen und psychischen Schmerz. Intensive Angst, Hilflosigkeit und Kontrollverlust sind ebenso die Folgen (Shapiro & Silk Forrest, 1997). Gottfried Fischer und Peter Riedesser sprechen bei emotionalen Bedrohungen von einer dauerhaften Erschütterung »des Selbst- und Weltverständnisses« und »des Vertrauens in die Verläßlichkeit der sozialen Welt« (Fischer & Riedesser 1999, S. 85). David Becker verwendet den Begriff *sozio-politisches Trauma*, wenn ein Trauma politisch und sozial bedingt ist (Becker 2006, S. 17). Dabei wird Politik nicht notwendigerweise als absichtlich gewalttätige Strategie verstanden. Vielmehr kann die Durchsetzung einer politischen Entscheidung dazu führen, dass viele Individuen mit potentiell traumatisierenden Situationen konfrontiert sind. Der Begriff *emotionales sozio-politisches Trauma* wird in diesem Artikel verwendet, um spezielle Dynamiken zu beschreiben, die entstehen können, wenn Menschen in einem sozialen oder politischen Kontext kumulativ mit extremem emotionalen Stress und psychischen Verletzungen umzugehen haben.[3] Traumatische Verletzung ist individuell, die Zuschreibung von Bedeutung geschieht nicht nur auf individueller, sondern vor allem auf der kollektiven Ebene: Wer ist verantwortlich? Sind die Traumatisierungen kollektiv identitätsstiftend? Wie tragen sie zu kollektiven Narrativen bei (Alexander 2012)?

In diesem Beitrag werden zwei Ereignisse beschrieben, die als emotionale soziopolitische Traumata gelten können: die Ein-Kind-Politik in China (1979–2015) und das Ende der DDR bzw. ihr Übergang in die BRD (seit 1990). Abgesehen von bedeutsamen kulturellen und politischen Unterschieden und dem Aspekt, dass in China eine Entscheidung der Regierung diktatorisch umgesetzt wurde, während der Veränderungsprozess in Deutschland als Ergebnis eines demokratischen Prozesses entstand, können auch Ähnlichkeiten formuliert werden:

- Beide Prozesse waren die Folge von politischen Entscheidungen mit positiver Intention.
- In beiden Ländern erlebten die Menschen emotionale oder physische Traumata, einige direkt und andere indirekt, niemand blieb unbeteiligt.
- Beide Prozesse hatten über einen langen Zeitraum (36 Jahre/31 Jahre) für viele Menschen persönliche Katastrophen zur Folge.
- In beiden Prozessen fanden Spaltungen statt (»richtig« und »falsch«, »gut« und »schlecht«).
- In beiden Ländern hatten diese Entwicklungen weitreichende Folgen.

Die beiden Vorgänge wurden deshalb ausgewählt, weil sie erst seit kurzem aus einer Trauma-Perspektive betrachtet werden (z. B. bei Milev 2020, *Das Treuhand-Trauma*, und bei Wang 2019, *Land der Einzelkinder*); dies macht es möglich, nicht nur historische Prozesse noch einmal anders und neu zu verstehen, sondern auch deren Auswirkungen in der Gegenwart in den Blick zu nehmen.

3 In der ICD 11 könnten Symptome mit folgenden Diagnosen in Verbindung gebracht werden: Posttraumatische Belastungsstörung, Anpassungsstörung, Traumatische Trauer, Posttraumatische Verbitterung oder Andere spezielle Probleme, die die Folge von schädlichen oder traumatischen Ereignissen sind.

Beispiel 1: Der Übergang in Ostdeutschland zur Bundesrepublik und die Zeit danach[4]

Geschichte

Im Zuge eines Demokratisierungsprozesses in Ost-Europa (Ende der 1980er Jahre) demonstrierten in der DDR Tausende für Menschenrechte: Reisefreiheit, Pressefreiheit, Rede- und Versammlungsfreiheit, demokratische Wahlen, zudem für den Zugang zu westlichen Konsumgütern. Die friedvolle Revolution der »Montagsdemonstrationen« war erfolgreich. Sie führte zu einer Entwicklung, in der die DDR zu einem Teil der Bundesrepublik Deutschland wurde. Dieser Vereinigungsprozess beinhaltete die Auflösung des Systems der DDR und die Überführung der volkseigenen Betriebe (VEB), der volkseigenen Güter (VEG) und landwirtschaftlichen Produktionsgenossenschaften (LPG) in Einzelunternehmen, GbR, GmbH, KG, AG oder Genossenschaften. Gebäude und Grundstücke, die 1945 enteignet worden waren, sollten ihren ursprünglichen Eigentümern zurückgegeben werden (Milev 2020, S. 136 ff). Zu Beginn der Wiedervereinigung verließen Tausende die DDR, um ihre Zukunft im Westen zu finden (1990–1997 ca. 1,3 Millionen, s. Kowalczuk 2019, S. 152).

Politische Einflussnahme

1989 wünschte sich die Mehrheit der Menschen in der DDR ein besseres, reformiertes sozialistisches Land, nur 5 % befürworteten eine rasche Vereinigung, 9 % hatten andere Vorstellungen (Dahn 2019, S. 26). In der DDR wurde über 50 Jahre offiziell die Überlegenheit des Sozialismus propagiert. Die neu gewählte politische Führung der DDR sah die Einigung nicht als aktuelles, dringliches Thema an, sondern als eines, das vielleicht zu Zeiten ihrer Kinder oder Enkel zur Klärung anstünde (Lothar de Maizière in Dahn 2019, S. 54).

Innerhalb eines Jahres veränderte sich diese Perspektive. Der damalige Bundeskanzler Helmut Kohl sprach in seinen Reden von »blühenden Landschaften«, die sich in Ostdeutschland entwickeln würden. Zur gleichen Zeit wurde in den Medien verbreitet, dass die DDR bald bankrott, die Umweltverschmutzung enorm sei und dass noch mehr Menschen das Land verlassen würden. »Angesichts eines

4 Aussagen über die Entwicklung der DDR nach 1989 stammen von ostdeutschen Autoren: Dahn (2019), Kowalczuk (2019), Milev (2020), Nichelmann (2019), Fouran & Hensel (2020), Dahn & Mausfeld (2020).

von den Medien für die DDR beschworenen politischen und wirtschaftlichen Abgrundes entwickelte sich eine Rette-sich-wer-kann-Stimmung« (Milev 2020, S. 89). Wie die Deutsche Bank später feststellte, waren die Bankrotterklärungen stark überzogen (Dahn 2019, S. 27). Trotz Warnungen vor einer schnellen Vereinigung war die Propaganda, also die durch Politik und Medien gesteuerte öffentliche Meinung, erfolgreich. Im August 1990 beschloss die Volkskammer der DDR den Beitritt zum Geltungsbereich des Grundgesetztes, Ende 1990 wurde die DDR (ca. 17 Millionen Einwohner) in die BRD (ca. 62 Millionen Einw.) eingegliedert. Doch die versprochene (und teilweise auch erhoffte) Rettung führte für viele zu einer sozialen Katastrophe. Im Folgenden wird beschrieben, wie eine gute Absicht auch zu problematischen Entwicklungen in den folgenden 30 Jahren führte.

Konsequenzen der politischen Entscheidung

Die friedliche Revolution fegte das Regime der DDR hinweg und erzwang den Fall der Mauer. Dieser politische Erfolg hatte befreiende *und* destabilisierende Wirkung. Niemand war auf die darauffolgenden dramatischen Veränderungen von der Plan- zur Marktwirtschaft vorbereitet. Die Treuhandanstalt, das »Symbol eines brutalen Kapitalismus«,[5] veränderte die gesamte Ex-DDR. Zwischen 1990 und 1994 wurden 12 000 VEB geschlossen oder veräußert (Fröhlich & Schönherr 2020). Die Industrie brach zusammen. Die Arbeitslosenquote stieg von null auf vier Millionen. 95 % der DDR-Betriebe wurden an Westdeutsche verkauft; innerhalb der nächsten 10 Jahre verdoppelte sich die Anzahl der westdeutschen Millionäre (Dahn 2019, S. 16). Mehr als zwei Millionen Anträge auf Rückgabe von Wohn- und Wochenendhäusern mussten bearbeitet werden, ungefähr die Hälfte der ostdeutschen Bevölkerung geriet in Unsicherheit über ihre Wohnsituation (ebd., S. 43).

Arbeit war der Kern der DDR-Gesellschaft: Man war Teil eines Arbeitskollektivs, man lebte in der Nähe des Arbeitsplatzes. Versorgungs-, Sozial- und Kultur-Strukturen waren rund um den Arbeitsplatz organisiert. 85 % aller Werktätigen und ihrer Familien profitierten davon. Wer quasi über Nacht seinen Arbeitsplatz verlor, verlor gleichzeitig sein Beziehungsnetz und seinen sozialen Zusammenhalt. 98 % der über 55-Jährigen hatten geringe Chancen auf einen neuen Arbeits-

5 Iris Gleicke, damalige Ostbeauftrage der Bundesregierung, *in Südthüringen.de*, 19. 02. 2015, sowie in einem dpa-Interview am Tag zuvor: https://www.bmwi.de/Redaktion/DE/Interviews/2015/20150218-gleicke-dpa-treuhand.html (Zugriff: 1. 4. 2022).

platz, 2010 waren 20 % aller Erwachsenen immer noch arbeitslos. 2019 lag das Durchschnittseinkommen in Ostdeutschland immer noch 17 % unter dem in Westdeutschland (Kowalczuk 2019, S. 141). Der »Aufbau Ost« wurde als Rückbau der DDR erlebt (Milev 2020).

Westdeutsche Fachkräfte übernahmen ab 1990 Führungsstellen in der Politik, in Universitäten, in den Medien und in der Administration. Noch 2016 wurden lediglich 1,7 % der leitenden Positionen von Ostdeutschen bekleidet (Bluhm & Jacobs 2016). Die friedliche Revolution des Ostens wurde zum Sieg des Westens. Innerhalb der nächsten 30 Jahre mussten die Ostdeutschen bezüglich ihrer Geschichte, ihrer Kultur, ihrer Arbeit, ihrer beruflichen Qualifikation, ihrer Lebenserfahrung und ihrer politischen Orientierung die Erfahrung machen, dass sie weniger galten. Ihr Land und die Grundlage ihrer kulturellen Identität verschwanden, vergleichbar einem »Migrationsprozess ohne Ortsveränderung«, wie der Magdeburger Psychoanalytiker Jörg Frommer bemerkt (Frommer bei de Weert 2019). Die Autorin und Journalistin Jana Hensel beschreibt die Situation, »nach 1989 nicht länger Teil einer Mehrheitsgesellschaft, also der DDR, zu sein, sondern [...] an die Peripherie geschoben zu werden« (Foroutan & Hensel 2020, S. 131).

Politische Transitionen werden als Situationen schwerer sozialer Krisen beschrieben, in denen der dominante gesellschaftliche Ordnungsdiskurs destabilisiert wird und neue soziale Ideale gefunden werden müssen, um die Gesellschaft neu zu ordnen und kollektives Handeln zu ermöglichen (Renner 2011). In der Ex-DDR erfolgte für viele ein Wechsel von Gefühlen der Überlegenheit gegenüber dem kapitalistischen Westen zu Gefühlen von Kontrollverlust und Machtlosigkeit. »Die DDR ist seit Ewigkeiten tot. Was dagegen weiterlebt und unter der Oberfläche brodelt und gärt, sind die Verwüstungen, Verluste und Kränkungen der Nachwendezeit – die prägende ostdeutsche Epoche. Die Nachwendezeit ist nicht vorbei, sondern immer noch Gegenwart« (Gutsch 2019).

Psychische Reaktionen

Die positive historische Einschätzung der Wende macht es schwer, auch traumatische Aspekte wahrzunehmen. Es ist jedoch zu vermuten, dass das oben Beschriebene von vielen als strukturelle Gewalt, als emotionales Entwertungstrauma und traumatischer Verlust erlebt wurde: plötzliche Arbeitslosigkeit und Verlust persönlicher Unterstützung, Verlust der gewohnten kollektiven Struktur, Verlust von Nachbarn und Freunden, plötzliche Abhängigkeit von sozialen Transferleistungen und Abstieg in die Armut, Dominanz von Westdeutschen. Menschen gerieten unvorbereitet in Angst und Hilflosigkeit. Sicher gab es auch Wende-Gewinner, doch viele erlebten überwiegend Verlust. Den Ostdeutschen wurden Gewissheiten, auf die sie ihr Leben aufgebaut hatten, genommen (Bender 1992, S. 116).

Solche traumatische Erlebnisse verändern die Kommunikation von Menschen. »Wenn alle bisherigen Lebensentwürfe, alle Regeln, die dem Handeln eines Menschen Sicherheit gaben, und alle Werte, nach denen dieser Mensch sein Leben ausrichtet, ihre Gültigkeit zu verloren haben scheinen, bildet sich ein traumadeterminiertes System, in dem die Wirklichkeit, die zukünftige Interaktion und Kommunikation strukturiert werden durch das Erleben des Traumas und die Geschichten, die über das Trauma kommuniziert werden« (Oestereich 2005, S. 50).

In den ersten Jahren nach der Vereinigung glaubten Menschen in Ostdeutschland an die »blühenden Landschaften«. Sie genossen neue Reisemöglichkeiten, den Zugang zu lang ersehnten Konsumgütern und die Entwicklung einer neuen Infrastruktur. Aber mit der Zeit erkannten viele, dass ihnen die individuums- und wettbewerbsorientierte westliche Gesellschaft fremd blieb. Innerhalb von zehn Jahren nach der Vereinigung wurden in Ostdeutschland 50 % weniger Kinder geboren als in den zehn Jahren davor, die Zahl der Eheschließungen ging zurück, die Todesfälle durch Suizid, Alkohol und Drogen waren 2019 bei ostdeutschen Männern fast doppelt so hoch wie bei Männern in Westdeutschland (Haan et al. 2019).

Trotz einer ökonomischen Annäherung zwischen West und Ost äußert eine Mehrheit das Gefühl, die abgehängten Verlierer der Geschichte zu sein. 2019, 30 Jahre nach der Wende, fühlten sich 57 % der erwachsenen Population in den neuen Bundesländern als Bürger zweiter Klasse (Greive & Hildebrand 2019). Gegenüber der Regierung, den Medien und den Wissenschaften entwickelte sich Misstrauen. Tomas Plänkers beschreibt Konsequenzen, die nach sozialen Katastrophen als Abwehrmechanismen gegen resultierende Ängste entwickelt werden: Regression, Misstrauen, verstärkte Orientierung an Recht und Ordnung, kollektive Projektionen auf Außenfeinde (Plänkers 2011).

In dem Buch *Die Gesellschaft der Anderen* verdeutlichen Naika Foroutan und Jana Hensel, dass die Entwicklung in Ostdeutschland durch Instrumente der Migrationsforschung verständlich wird. »Abstufungen im Bildungssystem, Nichtanerkennung von Schulabschlüssen oder Berufszertifikaten, Rückstufungen in Karriere-Prozessen, Verarmung, Isolation, Verunsicherung sind Prozesse, die in der Migrationsforschung stark erforscht sind. Und auch eben Fragen von Identitätsverlust und Identitätsneukonstruktionen, Hybridisierung, Assimilation, Widerstand, Radikalisierung« (ebd., S. 122).

In einer Umfrage, die am 2. Oktober 1989 in der *Zeit* erschien, fühlten sich 74 % der Befragten nicht wohler als zu DDR-Zeiten. »78 % der über Sechzigjährigen stimmten der Aussage zu, dass bei politischen Entscheidungen in Deutschland unzureichend auf die Meinung der Menschen in Ostdeutschland Rücksicht genommen wird« (Dahn & Mausfeld 2020, S. 99). Bei einer Umfrage des Meinungsforschungsinstituts Forsa im Juni 2021 sprachen sich 50 % der Ostdeutschen für ein engeres Verhältnis zu Russland aus. Es wird vermutet, dass sich die Nähe aus der Transformation nach 1989 ergibt, in der sich viele Ostdeutsche auf sich selbst zurückgeworfen fühlen und in der Folge auf Vergangenes zurückgreifen (RND 2021).

Von 464 großen Unternehmen in Deutschland haben nur 36 ihren Sitz im Osten. Von 17 Millionen Menschen verließen seit 1998 5,2 Millionen Ostdeutschland, vor allem junge Menschen, Frauen und Akademiker. Die AfD hatte ihre größten Wahlerfolge in Ostdeutschland (Mit offenen Karten, 2021).

Beispiel 2: Ein-Kind-Politik in China

Geschichte

Der politische Führer und Nachfolger Mao Zedongs, Deng Xiaoping (1904–1997), sah Geburtenkontrolle als staatliche Aufgabe an, um die sozialen, ökonomischen und Umwelt-Probleme, die durch das enorme Bevölkerungswachstum entstehen können, zu lösen und langfristig den Lebensstandard Chinas zu erhöhen (Greenhalgh 2003). Ab 1979 wurde die Umsetzung der Ein-Kind-Politik in den Städten und auf dem Land konsequent verfolgt. Doch bei der Landbevölkerung stieß sie auf erheblichen Widerstand, denn sie wurde als Verstoß gegen die traditionelle konfuzianische Ideologie aufgefasst. Eine Familie mit Söhnen und vielen Kindern verhieß auf dem Lande Wohlstand und Glück. Die Regierung musste die seit 2000 Jahren tief in die Kultur eingebetteten Werte berücksichtigen und erlaubte auf dem Lande zwei Kinder pro Familie. 2015 wurde die Ein-Kind-Politik aus Sorge um negative soziale und ökonomische Folgen durch die Zwei-Kind-Politik ersetzt. Da sich die Reproduktionsrate nicht wesentlich veränderte, wurde ab 2021 die Drei-Kind-Politik beschlossen.

Politische Einflussnahme

Durch Nachrichten und andere Medien wurden Vorteile der Geburtenregelung und Nachteile des ungeregelten Bevölkerungswachstums propagiert. Familienplanungsbüros, Komitees der Partei, die Jugendorganisation, die Frauenvereinigung und andere Organisationen unterstützten die Regierungspolitik (Ching 1982).

Ab 1971 gab es Ansätze, das Bevölkerungswachstum zu regulieren. »Ein Kind ist zu wenig, zwei sind gut und drei sind zu viele« und »Später, länger, weniger« (späte Eheschließung, mehr als drei Jahre Abstand zwischen den Geburten, nicht mehr als zwei Kinder) waren die ersten Slogans (Zhang 2017), 1979 wurde »Eins ist am besten, höchstens zwei und nie ein drittes« als strikte Regel eingeführt. Zwischen 1980 und 1983 wurde aus der besten Wahl die einzig mögliche Option: »Eins ist das beste, zwei sind nicht erlaubt«. In ländlichen Bereichen führte der traditionelle Wunsch nach männlichen Nachkommen zu Protesten gegen das Verbot, nach einem Mädchen noch ein zweites Kind zu gebären. In der Folge kam es zu einer großen Anzahl von illegalen Geburten, Abtreibungen weiblicher Föten, Aussetzungen und Todesfällen von Mädchen. Die Regel wurde in ländlichen Bereichen verändert, zwei Kinder waren erlaubt, wenn das erste ein Mädchen war, begleitet von dem Slogan: »Es gibt keinen Unterschied zwischen Mädchen und Jungen, auch Mädchen können die Familien-Linie fortsetzen«.

Ab 1990 ergänzte die Propaganda: »Weniger Geburten und bessere Bildung«. Eine große Anzahl von Verfechtern dieser Politik, besonders diejenigen, die in der Nationalen Familien-Planungskommission tätig waren, setzte grausame Maßnahmen als gerechtfertigt und politisch korrekt durch, wie z. B. massenweise Zwangssterilisationen und Zwangsabtreibungen (Wang 2019).

Konsequenzen der politischen Entscheidung

Parallel zur Propaganda führte die Regierung Maßnahmen durch, mit denen Paare, die die Ein-Kind Regel befolgten, belohnt und die, die die Regel missachteten, bestraft wurden. Die Ein-Kind-Politik wurde in den Städten anders durchgesetzt als auf dem Lande. In den Städten wurde einheitlich gehandelt. Auf dem Lande wurde die Politik, je mehr Widerstand gezeigt wurde, umso individueller und grausamer durchgesetzt, z. B. durch soziale Ausgrenzung (Kontaktverbot), Abdecken der Häuser (Entfernung der Dächer), Verweigerung von medizinischer Behandlung und Operationen. Weil man sich gut kannte, wussten die Behörden, was wen am schmerzhaftesten treffen würde.

In der Stadt erhielten Eltern, die zu einem Einzelkind entschlossen hatten, erhebliche finanzielle Vorteile. Auf dem Lande erhielt die Familie zusätzlich mehr Ackerland. Illegale Schwangerschaften wurden unterschiedlich bestraft, je nachdem, wie die lokalen Behörden entschieden. Die Strafen reichten vom Verlust der Vorzüge für das erste Kind über Geldstrafen bis zu Zwangsabtreibungen (Scharping 2019). Auf dem Lande, wo ein zweites Kind nur erlaubt war, um nach einer erstgeborenen Tochter noch einen Sohn bekommen zu können, geschah es häufig, dass ein zweites weibliches illegales Kind verschwand. Es »starb«, wurde ausgesetzt, in einen »schwarzen« Haushalt – d. h. einem kinderlosen Paar oder einer Familie mit einem Kind – gegeben oder ins Ausland verkauft. Auch zweite Söhne galten als illegal, wenn das erste Kind ein Sohn war.

Arme Familien auf dem Lande konnten die verhängten Geldstrafen oft nicht zahlen. Die illegalen Kinder wurden ihnen entzogen und in Waisenhäusern untergebracht. Die Waisenhäuser gaben diese Kinder international zur Adoption frei und kassierten hohe Vermittlungsgebühren von den ausländischen Adoptiveltern, die tatsächlich glaubten, ein Waisenkind aufgenommen zu haben (Pang 2014).

Verheirate Frauen mussten sich monatlich einer gynäkologischen Untersuchung unterziehen. Für Schwangere war eine Geburtserlaubnis obligatorisch. Bei illegalen Schwangerschaften wurden die Frauen gezwungen, den Fötus abzutreiben. Auf dem Land wurden häufiger nach einem zweiten oder dritten Kind Sterilisationen durchgeführt.

Während die Durchsetzung dieser Politik das Bevölkerungswachstum zum einen einschränkte, führte sie andererseits auch zu enormen Problemen (Fong 2016); die Folgen waren:

- eine rapide Veränderung der Bevölkerungspyramide (mehr Alte als Junge),
- Probleme bei der Versorgung alter Menschen,
- zu wenig Menschen im arbeitsfähigen Alter,
- ein Ungleichgewicht in der Geschlechterverteilung,
- bei ca. 30 Millionen Männern keine Chance auf eine Partnerschaft innerhalb Chinas,
- eine hohe Rate an verschwundenen weiblichen Kindern,
- eine große Anzahl geschlechtsbezogener Abtreibungen und
- ein geringeres Ansehen Chinas im Hinblick auf Wahrung der Menschenrechte.

Weitere Konsequenzen betreffen die Familienstruktur. Genau wie in anderen Ländern, in denen die Geburtenrate gesunken ist, dominiert nun die 1 : 2 : 4 Struktur. Die Erwartungen von *vier* Großeltern und *zwei* Eltern betreffen *ein* Kind und können einen »kleinen Prinzen« hervorbringen, wenn es ein Junge ist: verwöhnt und egoistisch.

Für Mütter und Mädchen sind aber auch Vorteile entstanden. Mütter sind von der Last und den Risiken häufiger Schwangerschaften und Geburten befreit. Sie bekommen die Möglichkeit, zum Erwerbseinkommen beizutragen und einen Beruf zu erlernen (Zhou 2019). Untersuchungen zeigen, dass weibliche Einzelkinder in den Städten besondere Vorteile genießen: Sie erhalten die ungeteilte elterliche Unterstützung, haben größere Bildungsmöglichkeiten und größere Chancen, einen Partner zu finden sowie Wohlstand in der Ehe zu erreichen. Auch sie erleben einen hohen Erwartungsdruck seitens der Familie (Fong 2002).

Psychische Reaktionen

Derzeit gibt es kaum Untersuchungen über die Ein-Kind-Politik aus einer psycho-traumatologischen Perspektive. In der US-amerikanischen Dokumentation *Land der Einzelkinder* (Orig. *One Child Nation,* 2019) von Nanfu Wang werden traumatische Erlebnisse lediglich indirekt thematisiert. »Indirekt« meint, dass die traumatischen Aspekte nicht explizit ausgesprochen wurden. »An einem Punkt wurde es [gemeint sind die Ein-Kind-Politik und die staatlichen Sanktionen, J.W. & A.K.] ein normaler Teil des Lebens, genau wie die Luft, das Wasser, der Baum«, so Wang, »und man achtete nicht darauf, man stellte es nicht in Frage, weil es immer schon da war.«

Trotzdem besteht kein Zweifel, dass die zwangsweise Einführung der Ein-Kind-Politik für viele Familien traumatisch war – speziell für die Frauen, die extreme Verluste (durch erzwungene Abtreibungen bzw. den Tod von Neugeborenen), enorme Angst (vor illegalen Schwangerschaften, Verstecken und Weggeben von Neugeborenen) und eine Zwangssterilisation erleiden mussten. In einer umfangreichen Studie gaben 80 % der chinesischen Frauen an, dass sie keine Wahl gehabt und die von der Regierung verordneten Richtlinien zur Familienplanung akzeptiert hätten (Hesketh et al. 2005). Hilflosigkeit, Ohnmacht und Angst zeigten sich als die vorherrschenden Gefühle der Betroffenen. Obschon es keine empirischen Daten dazu gibt, wird in persönlichen Berichten über illegale Mädchen deutlich, dass Mütter und Töchter unter einer komplexen Mischung aus Gefühlen von Sehnsucht, Geheimhaltungszwang und Schmerz litten (Johnson 2016).

Die Mutter eines zweitgeborenen Mädchens erinnert sich an ihre Erlebnisse während der Schwangerschaft mit diesem illegalen Kind: »Um vor einem möglichen Zugriff der Beamten der Familienplanung zu fliehen und einer Zwangsabtreibung zu entgehen, musste ich mich an einem Ort verstecken, wo mich niemand kannte. Während der gesamten neunmonatigen Schwangerschaft verließ ich niemals diesen einen Raum meines Verstecks. Täglich zählte ich die Tage und hoffte, dass mich die Nachbarn nicht verrieten. Jede Nacht, wenn ich laute Geräusche hörte, schlug mein Herz bis zum Hals und ich hatte Angst, dass die Beamten der Familienplanung kommen würden. Mit all diesen Ängsten und Sorgen erlebte ich eine schlaflose Nacht nach der anderen. Glücklicherweise brachte ich ein gesundes Kind zur Welt. Der Hebamme gegenüber log ich und nannte einen ausgedachten Familiennamen. Einen Monat nach der Geburt des Mädchens entschieden wir, es einem kinderlosen Paar zu geben, das in einem entfernten Dorf lebte, weil es dort sicherer war als bei uns zu Hause. Wenn die Beamten der Familienplanung ein zweites Mädchen bei uns entdeckt hätten, wäre es noch schlimmer gewesen. Natürlich war ich als Mutter sehr traurig und ich fühlte mich schuldig, mein Kind fortgegeben zu haben, aber es gab keine andere Möglichkeit« (persönliche Mitteilung).

Die Mehrheit der ersten Generation von Frauen und Männern, welche die chinesische Ein-Kind-Politik erlebten, meint immer noch, dass sie notwendig war. Diese positive Meinung steht den erlittenen Traumatisierungen, die abgespalten werden mussten, um psychisch zu überleben, gegenüber. Ein kultur-spezifisches Trauma-Modell (Maercker & Augsburger 2019) könnte den hier deutlich werdenden Widerspruch zwischen den individuell positiven Überzeugungen trotz traumatisierender Erlebnisse erklären. In der trauma-assoziierten Situation werden die kognitiven Bewertungen innerhalb einer kulturellen Ideologie gebildet. In der kollektiven Kultur Chinas wird Lebensqualität dadurch definiert, dass die Familie oder Gruppe in Harmonie lebt und diese aufrechterhält. Da die Unterordnung des Individuums unter die Bedürfnisse der Gesellschaft als bedeutsamer angesehen wird als in der westlichen Kultur, ist es möglich, dass persönliches Leid weniger mit psychischem Stress in Verbindung steht (Cheng et al. 2013). Im Fall der Ein-Kind-Politik identifizierte sich die Mehrheit der Bevölkerung mit der nationalen Ideologie und trug ihren Teil zur Ökonomie des Landes bei, was die individuellen Opfer als sinnvoll erschienen ließ.

Ein-Kind-Politik in China und der Vereinigungsprozess in Ost-Deutschland. Drei vergleichende Hypothesen

1. Ob ein emotionales sozio-politisches Trauma in ein Überlebens-Narrativ oder ein Opfer-Narrativ mündet, hängt weniger von der Art der Implementierung der Maßnahme ab, sondern eher von der sie begleitenden Propaganda und den parallel dazu wahrgenommenen Affekten.

Propaganda wird als Steuerung der öffentlichen Meinung verstanden (Bernays 2017, S. 19), um bei Individuen, Gruppen oder ganzen Gesellschaften Ideen oder Meinungen so zu modifizieren, dass veränderte Haltungen und Aktionen folgen (Ellul 1973, S. 25). Auf der sozialen und nationalen Ebene spielt die Propaganda in beiden Beispielen eine Rolle.

Luc Ciompi stellt fest, dass im sozialen Geschehen kollektive Gefühle individuelle Denk- und Verhaltensmuster formen und umgekehrt (Ciompi & Endert 2011). Nach Ciompi ist es weniger bedeutsam, welche Fakten Teil eines Prozesses sind, sondern welche Gefühle die Menschen dabei empfinden.

In *China* ist die Ein-Kind-Politik als diktatorische Maßnahme durchgesetzt worden. Aus westlicher Sicht könnte vermutet werden, dass damit negative Affekte verbunden waren. Doch die Propaganda bot eine von vielen Menschen akzeptierte Möglichkeit an, diesen Verzicht zu rationalisieren. Gleichzeitig wurde die Einhaltung der Regeln vielfach belohnt. So wurde Verzicht von der Bevölkerung als Voraussetzung für eine bessere Zukunft empfunden. Eine individuelle Traumatisierung wird bei Müttern erfolgt sein, die die Macht der örtlichen Autoritäten zu spüren bekamen, sowie bei Menschen, die den Verlust von weiblichen Säuglingen erlebt oder davon erfahren haben. Es ist gut möglich, dass über die Jahre komplexe Muster aus Angst, Trauer und Scham bei den Betroffenen als Traumafolgen entstanden sind.

In der Tradition des Buddhismus, Taoismus und Konfuzianismus spielt es eine zentrale Rolle, Leid zu ertragen (Plänkers 2010; Haag 2011). Begünstigt u. a. durch eine jahrtausendealte patriarchal geprägte Kultur erinnert die Art, wie Bürgerinnen und Bürger von der Regierung abhängig sind und an sie glauben, an das Verhalten von Kindern gegenüber ihren Eltern. Weite Teile der Bevölkerung sehen Volk und Regierung als Mitglieder einer »großen Familie China« (Baron & Yin-Baron 2018). So war es für die staatlichen Stellen leicht, ein kollektives Verständnis zu verankern: Die Regierung kämpft Hand in Hand mit der Bevölkerung gegen »die Feinde da draußen« wie z. B. Armut oder eine Bevölkerungsexplosion. Bis zu einem gewissen Grad bot die Propaganda einen Stabilitäts-Anker für die Bevölkerung, ungeachtet der oftmals leidvollen persönlichen Auswirkungen und Konsequenzen. Die erzählten Lebensgeschichten, die das familiäre Selbstverständnis zum Ausdruck bringen und den Geschehnissen eine Bedeutung zuschreiben (Narrative), entwickelten sich hier eher überlebens- als opferorientiert und stellen insofern eine soziale Ressource dar.

Anders in *Ostdeutschland*. Ein demokratisch herbeigeführter Veränderungsprozess führte nach anfänglicher Euphorie zu Enttäuschung. Die Vorbereitung auf ein Ende von Verzicht dominierte 1990 politische Debatten. Die Freude über das Ende der DDR-Diktatur mit politischer Verfolgung und allgegenwärtiger Kontrolle durch das Spitzelsystem der Staatssicherheit überwog. Doch keiner war auf marktwirtschaftlich-kapitalistisches Denken und den Zerfall der sozialen Netzwerke vorbereitet. »Der Wegfall der – auch Halt gebenden – DDR-Strukturen«, so formulieren es Drees, Bahrke und Plänkers, »führte häufig zu psychischen Dekompensationen« (Drees et al. 2005, S. 14). Zusätzlich wurden die Übernahme durch den Westen und die anhaltende Dominanz der als übermächtig erfahrenen alten Bundesländer gegenüber den neuen Bundesländern als Demütigung und Entwertung erlebt, was zu einem anwachsenden Gefühl von Ausgrenzung führte.

Ein Teil der Ostdeutschen identifizierte sich nach der Wende mit der deutschen Einheit und empfand sich sogleich als Bundesbürger (nach Milev 2020 ca. 25 % der Erwerbsbevölkerung der DDR). Viele dieser Menschen konnten die politischen und ökonomischen Veränderungen für sich nutzen und gerieten nicht in eine existenzielle Notlage. Andere entwickelten das Gefühl, ausgebeutet und abgehängt zu werden, was möglicherweise in eine stabilisierende Großgruppenidentität mündete, in welcher typischerweise kommuniziert wird, »was uns andere angetan haben« (Volkan 2001, S. 83).

In den Narrativen verfestigte sich eine Opfermentalität (Kowalczuk 2019, S. 246), die Treuhandanstalt und die Westdeutschen wurden als Verantwortliche identifiziert. Es ist denkbar, dass dieser Spaltungsprozess – hier die »Opfer«, da die »Bösen« – Scham, Verbitterung und Enttäuschung über geringe eigene Selbstwirksamkeit im Transformationsprozess bzw. das Gefühl, diese Entwicklung selbst gewählt zu haben, verdeckt. Es könnte sich auch um einen Versuch handeln, angesichts vielfacher vergangener und gegenwärtiger Entwertungen eine Form von Würde zu bewahren.

2. Ein transgenerationeller Umgang mit familiären Narrativen wie auch eine neuronal früh gebahnte Stress-Sensibilität bestimmen in der nächsten Generation, welche Weltsicht nach emotionalen sozio-politischen Traumata identitätsbildend ist.

Franz Ruppert stellt fest, dass Probleme innerhalb einer Familie oft auf unverarbeitete Traumata zurückgehen und dass ein Gesundungsprozess mindestens zwei Generationen umfassen sollte (Ruppert 2005). Die Vergangenheit der Familie ist für die individuelle Identität bedeutungsvoll (McGoldrick 2003). In vielen Familien besteht bezüglich traumatischer Erfahrungen eine Konspiration des Schweigens. Andererseits gibt es Eltern, die ihre Traumata in katastrophierender Kommunikation vermitteln (Bachem et al. 2020). Eine transgenerationale Übertragung von Furcht kann durch beide Kommunikationsstile entstehen, zusammen mit der unbewussten Botschaft, alle Kraft darauf zu verwenden, nicht noch einmal hilfloses Opfer einer emotionalen Bedrohung zu werden.

In *Ostdeutschland* wurde in einigen Familien über das Leben in der DDR und den Vereinigungsprozess gesprochen, in anderen nicht. Scham, Schuld oder die Angst, moralisch verurteilt zu werden, könnte zu einer »Schweigespirale« geführt haben (Nichelmann 2019, S. 179 f). Ohne die Ursache zu kennen, wurden einem Teil der zweiten Generation pessimistische Grundannahmen über das Leben vermittelt: Die Welt ist ein unfreundlicher Ort, es geschehen ungerechte Ereignisse und man hat keinen Einfluss. Solche Weltsichten werden häufig in traumadeterminierten Systemen von einer Generation zu nächsten vermittelt (Bachem et al. 2020). In einer Untersuchung der Otto-Brenner-Stiftung gab es 2019 bei der Nachwendegeneration in Ostdeutschland weniger optimistische Einschätzungen des Arbeitsmarktes und häufiger das Gefühl, es gehe in Deutschland nicht gerecht zu. Negative Transformationserfahrungen der Eltern führten zu negativen Einstellungen. Die jungen Menschen in Ost und West sahen in der Mehrheit die Vereinigung jedoch als gelungen an und würden sie nicht rückgängig machen wollen (Faus & Storks 2019).

C. Seidler und M. Froese (Seidler & Froese 2009) beschreiben nach Traumatisierungen besonders engen Bindungen zwischen den Generationen. Können sich die Kinder mit der Bedürftigkeit der Eltern identifizieren, entwickeln sich parentifizierende Beziehungen: Die Kinder erfüllen die emotionalen Bedürfnisse der Eltern (Erdheim 2006). Johannes Nichelmann vermutet, dass angesichts des massiven Umbruchs der Wende ein Generationenkonflikt in Ostdeutschland zugunsten familiärer Binnensolidaritäten ausgeblieben sei (Nichelmann 2019).

Erleben die Kinder überforderte Eltern, mit deren Bedürftigkeit sie keine Empathie entwickeln, »kommt es zu einem *Sich-Abwenden*, einer forcierten Verselbstständigung«. Sowohl eine enge Bindung als auch eine übereilte Trennung »behindern adoleszente Ablösung und Identitätsbildung in oft erheblichem Ausmaß« (Seidler & Froese 2009, S. 21) und führen zu emotionaler Obdachlosigkeit.

Untersuchungen in *China* haben gezeigt, dass sich die Einzelkinder extrem für das Wohl ihrer Eltern verantwortlich fühlen (Deutsch 2006). Die illegalen Kinder, besonders die, die fortgegeben wurden, leiden an einer Identitätsunsicherheit und dem Gefühl, abgelehnt zu werden; zudem schämen sie sich, nicht legal zu sein. Die Überlebenden der Ein-Kind-Politik tragen bewusst oder unbewusst die Bürde, die Bedürfnisse ihrer Eltern zu erfüllen, sich als wertvoll zu erweisen, dass sie auf die Welt kommen durften und geliebt werden dürfen (Fong 2016). Sie sind Teil einer Generation, die äußerst betriebsam am chinesischen Wirtschaftswunder beteiligt ist und unbewusst alles tut, um »das transgenerationell vermittelte Trauma abzuwehren« (Plänkers 2011, S. 490).

Im chinesischen Beispiel kann zusätzlich von biologischen Transformationsprozessen ausgegangen werden. Bei von traumatischer Angst begleiteten Schwangerschaften geschieht eine biologische Übertragung von Stress durch die hormonell stressgeladene intrauterine Umgebung (Yehuda & Lehrner 2018; Buss 2020). Zusätzlich kann nach der Geburt für das Kind Stress entstehen, wenn die Bezugspersonen nur ungenügend als sichere Basis für die Bindungsbedürfnisse des Kindes zu Verfügung stehen. Familiäre psychosoziale Geborgenheit kann sich ebenso wenig ausbilden wie der Glaube an die eigene Fähigkeit, Bedrohungen abzuwenden. Eine auf diese Weise neuronal gebahnte Stress-Sensibilität hat Einfluss auf eine skeptische Weltsicht (Hüther 2003).

Andererseits ist aus der Resilienzforschung bekannt, dass Menschen trotz Risikofaktoren die Fähigkeit entwickeln können, mit Krisen umzugehen, fortwährende Belastungen durchzustehen und zukünftige Herausforderungen zu meistern (Werner & Smith 2001; Pielmaier & Maercker 2011). Menschen in beiden Ländern konnten erfahren, dass in jeder Krise auch eine neue Chance steckt. Bestenfalls hat die Folgegeneration durch Erzählungen über Bewältigungsoptionen eine Veränderungskompetenz entwickelt, die eine optimistische Sicht auf die Zukunft ermöglicht.

3. *Prozesse der Genesung von emotionalen sozio-politischen Traumata müssen familiäre und gesellschaftliche Interaktionen umfassen und stabilisierende Narrative auf unterschiedlichen Ebenen ermöglichen.*

Nach einer traumatischen Erfahrung berichten viele Menschen von intensiveren Beziehungen zu anderen Menschen, von der Entdeckung eigener Kräfte und davon, dass der Genuss von alltäglichen Dingen neu erlebt werde. Diese Anzeichen von positiven Entwicklungen werden unter der Bezeichnung »posttraumatisches Wachstum« erforscht und können zu einer Genesung von Trauma-Symptomen beitragen (Tedeschi & Calhoun 1995). Während immer noch unklar ist, warum einige eine größere Widerstandskraft besitzen als andere, gibt die Forschung Hinweise darauf, dass starke emotionale Beziehungen, familiäre Bindungen und die gesellschaftliche Anerkennung von erfahrenem Leid für eine Genesung von Bedeutung sind (Hepp 2008). Aus klinischen Beispielen ist bekannt, dass Dialoge zwischen den Generationen Schmerz lindern können (Minuchin 1974; Lee 2019). Helm Stierlin schreibt zum gleichen Thema: »Ich glaube, Dialoge zwischen Generationen sind erforderlich […] solche Dialoge eröffnen Kindern die optimale Chance, sich von ihren Eltern im Geiste einer Versöhnung abzugrenzen« (Stierlin 1981, S. 383).

In Dialogen können das Unbeschreibliche und das Unaussprechliche Teile eines familiären Narrativs werden. Dabei sollte auf eine Balance zwischen dem Recht auf Information aufseiten der jüngeren Generation und dem Recht zu schweigen aufseiten der älteren Generation geachtet werden, um alle vor grausamen Details zu schützen. Hauptaspekt ist es, über Verantwortung, Schuldgefühle, Scham und Trauer zu sprechen, über gute sowie schlechte persönliche Anteile bei sich selbst und bei anderen, über die Beendigung von Spaltungsprozessen, über Grundüberzeugungen und über Versöhnung (Plänkers 2011).

Eine andere Möglichkeit der Versöhnung mit der Vergangenheit sind Gedenkstätten. Hier könnten das individuelle und das kollektive Leiden Anerkennung erfahren. Auf diese Weise würden auch die Folgen einer politischen Entwicklung nicht entpolitisiert. Stephan Feuchtwang hat in seinem Buch *After the event* die Folgen von drei Ereignisse, die mit massiven Verlusten verbunden waren, verglichen. Er schreibt: »Angemessene Erinnerung ist eine Leistung menschlicher Kognition und Gefühle. Sie ist individuell. Aber es ist auch möglich, individuelle menschliche Erinnerungen in sozialen Begriffen zu verstehen, als Verbindung zwischen übernommenen Bedeutungen, erzählten Geschichten, episodischer Erinnerung und öffentlichen Narrativen« (Feuchtwang 2011, S. 13).

Um von einem Trauma zu genesen, sind Sicherheit, Empathie und Anerkennung des Leidens erforderlich, für das Individuum wie auch in sozialen Beziehungen (Ciompi & Endert 2011). Andererseits sind Trauerprozesse notwendig. David Becker bemerkt in diesem Zusammenhang, das Trauma sei ein Erlebnis mit dem Gefühl extremer Machtlosigkeit. Sich vom Trauma zu befreien hieße nicht, allmächtig zu werden, sondern die eigene Ohnmacht betrauern zu können. »[…] Trauerprozesse haben etwas damit zu tun, […] die eigene Ohnmacht zu integrieren« (Becker in Kühner 2003, S. 135). Durch öffentliche Diskurse über die facettenreichen affektiven Bewertungen der historisch erfolgten Verletzungen kann sowohl individuell als auch sozio-politisch eine Nachdenklichkeit über das Geschehene entstehen und eine damit verbundene Verarbeitung begonnen werden, ohne nach Schuldigen, Sündenböcken, zu suchen.

Ausblick

In beiden Ländern, in Deutschland und in China, scheint es noch ein langer Weg zu sein, zu verstehen, zu akzeptieren und zu verarbeiten, was in den letzten Jahrzehnten passiert ist. In *Deutschland* gibt es 30 Jahre nach der Vereinigung kaum Anerkennung positiver Aspekte der DDR, doch eine beginnende Diskussion darüber, wie die Übernahme von Ostdeutschland und die 30 Jahren danach weniger verletzend hätten gestaltet werden können. Bundespräsident Steinmeier bemerkte in seiner Rede zum 30. Jahrestag der Vereinigung: »Die Geschichte von Teilung und Einheit […] tatsächlich miteinander zu teilen, diese Aufgabe bleibt bestehen, auch dreißig Jahre nach der Wiedervereinigung! Dazu gehört auch, dass wir offen über Fehler und Ungerechtigkeiten sprechen, auch falschen Mythen entgegenwirken, egal auf welcher Seite sie bestehen. […] Nicht streiten müssen wir über die Frage, welche traumatischen Folgen die Abwicklung ganzer Betriebe hatte. Was die Auflösung der an diesen Betrieben hängenden sozialen und kulturellen Strukturen für die Ostdeutschen bedeutete« (Steinmeier 2020, Potsdam, 3. Oktober).

In *China* entsteht ein anfängliches Bewusstsein darüber, welches vielfache Unglück die Ein-Kind-Politik mit sich brachte. Viele fortgegebene Kinder suchen jetzt als Erwachsene ihre leiblichen Eltern und sprechen über ihre Geschichte. In Fernsehsendungen werden sie bei ihrer Suche öffentlich unterstützt. Auch der Dokumentarfilm *Land der Einzelkinder* von Nanfu Wang (2019) hat dazu beigetragen, dass über die traumatischen Auswirkungen dieser politischen Entscheidung gesprochen wird. Dieser Film ist bisher nicht in China gezeigt worden, er hat jedoch weltweit bei Chinesen Aufmerksamkeit erregt.

Wir sind uns dessen bewusst, dass die zukünftige empirische Forschung evaluieren muss, inwieweit die von uns vorgetragenen Hypothesen verifiziert werden können, welche Faktoren dazu beitragen, dass emotionale sozio-politische Traumata auch zu post-traumatischem Wachstum beitragen, und welche Modelle eine individuelle, familiäre und soziale Genesung ermöglichen. Wir hoffen, mit diesem Beitrag eine multi-professionelle Diskussion in Deutschland und China anzuregen. Jorge Agustín Nicolás Ruiz de Santayana y Borrás schreibt: Wer die Vergangenheit nicht kennt, ist dazu verurteilt, sie zu wiederholen.

Literatur

Alexander, J. C. (2012): *Trauma: A social theory*. Cambridge, Boston: Polity.

Bachem, R., Scherf, J., Levin, Y. & Solomon, Z. (2020): Intergenerationale Weitergabe von Kriegstrauma: Die Rolle negativer Weltannahmen der Eltern. Präsentation, Forschungssymposium bei der 22. DeGPT-Tagung, 15. 2., Berlin.

Baron, S. & Yin-Baron, G. (2018): *Die Chinesen. Psychogramm einer Weltmacht*. Berlin: Econ.

Becker, D. (2006): *Die Erfindung des Traumas – verflochtene Geschichten*. Freiburg: Edition Freitag.

Bender, P. (1992): *Unsere Erbschaft. Was war die DDR, was bleibt von ihr?* Hamburg: Luchterhand.

Bernays, E. (2017): *Propaganda. Die Kunst der Public Relations*. Berlin: Orange Press

Bluhm, M. & Jacobs, O. (2016): *Wer beherrscht den Osten*? Ostdeutsche Eliten ein Vierteljahrhundert nach der Wiedervereinigung. Universität Leipzig, Institut für Kommunikations- und Medienwissenschaft. Herunterzuladen unter https://www.mdr.de/heute-im-osten/wer-beherrscht-den-osten-studie-100.html (Zugriff: 1. 4. 2022).

Buss, C. (2020): Intrauterine Mechanismen der intergenerationalen Transmission mütterlichen Kindheitstraumas. Keynote bei der 22. DeGPT-Tagung, 14. 2., Berlin.

Cheng, C., Cheung, S. F., Chio, J. H. & Chan, M. S. (2013): Cultural meaning of perceived control: A meta-analysis of locus of control and psychological symptoms across 18 cultural regions. *Psychological Bulletin*, 139 (1), S. 152–188.

Ching, C. C. (1982): China and the one-child family. The one-child family in China: The need for psychosocial research. *Studies in Family Planning*, 13 (6–7), S. 208–212.

Ciompi, L. & Endert, E. (2011): *Gefühle machen Geschichte*. Göttingen: Vandenhoeck & Ruprecht.

Dahn, D. (2019): *Der Schnee von gestern ist die Sintflut von heute*. Hamburg: Rowohlt.

Dahn, D. & Mausfeld, R. (2020): *Tamtam und Tabu. Die Einheit: Drei Jahrzehnte ohne Bewährung*. Frankfurt a. M.: Westend Verlag.

Deutsch, F. (2006): Filial piety, patrilineality, and China's one-child-policy. *Journal of Family Issues*, 27 (3), S. 366–389.

Drees, L., Bahrke, U. & Plänkers, T. (2005): Einleitung. In: T. Plänkers, U. Bahrke, M. Baltzer, L. Drees, G. Hiebsch, M. Schmidt & D. Tautz, *Seele und totalitärer Staat: Zur psychischen Erbschaft der DDR*. Gießen: Psychosozial Verlag, S. 13–26.

Ellul, J. (1973): *Propaganda. The formation of men's attitudes*. New York: Vintage.

Erdheim, M. (2006): Parentifizierung und Trauma. *Psychosozial*, 29 (103), S. 21–26.

Faus, R. & Storks, S. (2019): *Im vereinten Deutschland geboren – in den Einstellungen gespalten?* OBS-Studie zur ersten Nachwendegeneration. Ein Projekt der Otto Brenner Stiftung, Frankfurt am Main.

Feuchtwang, S. (2011): *After the event. The transition of grieving loss in Germany, Taiwan and China*. New York, Oxford: Berghahn Books.

Fischer, G. & Riedesser, P. (1999): *Lehrbuch der Psychotraumatologie*. München, Basel: Ernst Reinhardt.

Fong, M. (2016): *One child: The story of China's most radical experiment*. Boston: Houghton Mifflin Harcourt.

Fong, V. L. (2002): China's one-child policy and the empowerment of urban daughters. *American Anthropologist*, 104 (4), S. 1098–1109.

Foroutan, N. & Hensel, J. (2020): *Die Gesellschaft der Anderen*. Berlin: Aufbau Verlag.

Fröhlich, T. & Schönherr, M. (2020): *Treuhand – ein deutsches Drama*. Filmdokumentation. Internet Archive HTML5 Uploader 1.6.4 unter archive.org.

Greenhalgh, S. (2003): Science, modernity, and the making of China's one-child policy. *Population and Development Review,* 29 (2), S. 163–196.

Greive, M. & Hildebrand, J. (2019): Ostdeutsche fühlen sich wie ›Bürger zweiter Klasse‹. *Handelsblatt,* 19.9.

Gutsch, J. M. (2019): Nachwendejahre. *Spiegel,* 25.9.2019, S. 43.

Haag, A. (2011): *Versuch über die moderne Seele Chinas.* Gießen: Psychosozial Verlag.

Haan, P., Hammerschmid, A., Lindner, R. & Schmieder, J. (2019): Todesfälle durch Suizid, Alkohol und Drogen. Deutsches *Institut für Wirtschaftsforschung, Wochenbericht 7+8*, Berlin.

Hepp, U. (2008): Trauma und Resilienz. Nicht jedes Trauma traumatisiert. In: R. Welter-Enderlin & B. Hildenbrand (Hrsg.), *Resilienz – Gedeihen trotz widriger Umstände.* Heidelberg: Carl Auer, S. 139–157.

Hesketh, T., Lu, L. & Xing, Z. W. (2005): The effect of China's one-child family policy after 25 years. *New England Journal of Medicine,* 353 (11), S. 1171–1176.

Hüther, G. (2003): Die Auswirkungen traumatischer Erfahrungen im Kindesalter auf die Hirnentwicklung. In: K. H. Brisch & T. Hellbrügge (Hrsg.), *Bindung und Trauma.* Stuttgart: Klett Cotta, S. 94–104.

Johnson, K. A. (2016): *China's hidden children. Abandonment, adoption and the human cost of the one-child-policy.* Chicago: University of Chicago Press.

Kowalczuk, I.-S. (2019): *Die Übernahme. Wie Ostdeutschland Teil der Bundesrepublik wurde.* München: C. H. Beck.

Kühner, A. (2003): *Kollektive Traumata – Annahmen, Argumente, Konzepte. Eine Bestandsaufnahme nach dem 11. September.* Berghof Report 9. Berlin: Berghof Forschungszentrum für konstruktive Konfliktbearbeitung. Im Internet unter https://d-nb.info/1077105673/34 (Zugriff: 1.4.2022).

Lee, W.-Y. (2019): Working transgenerationally: A clinical discussion on family dynamics and treatment. *Journal of Family Therapy* 0: 1–19.

Maercker, A. & Augsburger, M. (2019): Developments in psychotraumatology: A conceptual, biological, and cultural update. *Clinical Psychology in Europe,* 1 (1), S. 1–18.

McGoldrick, M. (2003): *Wieder heimkommen. Auf Spurensuche in Familiengeschichten.* Heidelberg: Carl Auer.

Milev, Y. (2020): *Das Treuhand-Trauma. Die Spätfolgen der Übernahme.* Berlin: Eulenspiegel Verlagsgruppe.

Minuchin, S. (1974): *Family and family therapy.* Cambridge: Havard University Press.

Mit offenen Karten. Deutschland: Endstation Merkel?, Arte, Fernsehsendung vom 27. Februar 2021 (https://www.arte.tv/de/videos/098814-006-A/mit-offenen-karten/, verfügbar bis 26.12.2027).

Nichelmann, J. (2019): *Nachwendekinder. Die DDR, unsere Eltern und das große Schweigen.* Berlin: Ullstein.

Oestereich, C. (2005): Nach dem Trauma: Nichts ist mehr wie zuvor. *Systeme,* 19 (1), S. 46–71.

Pang, J. (2014): *The orphans of Shao. The true account of blood and tears of the one-child-policy in China.* 2. Aufl. New York: Women's Rights in China.

Pielmaier, L. & Maercker, A. (2011): Risikofaktoren, Resilienz und posttraumatische Reifung. In: G. Seidler, H. Freyberger & A. Maercker (Hrsg.), *Handbuch der Psychotraumatologie.* Stuttgart: Klett Cotta, S. 73–82.

Plänkers, T. (2010): Das psychische Trauma im Spannungsfeld zwischen Individuum und Gesellschaft in China. In: T. Plänkers (Hrsg.), *Chinesische Seelenlandschaften.* Göttingen: Vandenhoeck & Ruprecht, S. 162–183.
Plänkers, T. (2011): China: ein traumatisiertes Land? *Psyche,* 65 (6), S. 481–507.
RND (Redaktionsnetzwerk Deutschland) (2021): Ostdeutsche fühlen sich Russland besonders nahe. *Hannoversche Allgemeine Zeitung* v. 16.7.
Renner, J. (2011): »Versöhnung« als leerer Signifikant im Kontext politischer Transitionen. *Die Friedens-Warte,* 86 (1/2), S. 245–270.
Ruppert, F. (2005): *Trauma, Bindung und Familienstellen.* Stuttgart: Klett Cotta.
Scharping, T. (2019): Abolishing the one-child policy: Stages, Issues and the political process. *Journal of Contemporary China,* 28 (117), S. 327–347.
Shapiro, F. & Silk Forrest, M. (1997): *EMDR – the breakthrough therapy.* New York: Basic Books.
Seidler, C. & Froese, M. J. (Hrsg.) (2009): *Traumatisierungen in (Ost-) Deutschland.* Gießen: Psychosozial Verlag.
Steinmeier, F.-W. (2020): Festakt zum Tag der Deutschen Einheit. Rede am 3.10.2020 in Potsdam. https://www.bundespraesident.de/SharedDocs/Reden/DE/Frank-Walter-Steinmeier/Reden/2020/10/201003-TdDE-Potsdam.html (Zugriff: 4.4.2022).
Stierlin, H. (1981): The parent's Nazi past and the dialogue between the generations. *Family Process,* 20, S. 379–390.
Tedeschi, R. & Calhoun, L. (1995): *Trauma and transformation: Growing in the aftermath of suffering.* Newbury Park: Sage.
Volkan, V. (2001): Transgenerational transmissions and chosen trauma: An aspect of large group identity. *Group Analysis,* (34) 1, S. 79–97.
Wang, N. (2019): *Land der Einzelkinder.* Dokumentarfilm Frankreich/USA, Next Generation Production.
Weert, O. de (2019): *D-Mark, Einheit, Vaterland.* Geschichtsdokumentation, Arte, 23.7.2019.
Werner, E. & Smith, R. (Hrsg.) (2001): *Journey from childhood to midlife. Risk, resilinence and recovery.* New York: Cornell University Press.
Yehuda, R. & Lehrner, A. (2018): Intergenerational transmission of trauma effects: Putative role of epigenetic mechanisms. *World Psychiatry,* 17 (3), S. 243–257.
Zhang, J. S. (2017): The evolution of China's one-child policy and its effects on family outcomes. *Journal of Economic Perspectives,* 31 (1), S. 141–160.
Zhou, Y. (2019): The dual demands: Gender equity and fertility intentions after the one-child policy. *Journal of Contemporary China,* 28 (117), S. 367–384.

Dieser Beitrag ist eine überarbeitete und erweiterte Fassung des Artikels »DDR/BRD-Vereinigung und Ein-Kind-Politik in China«, der im Januar 2021 in Heft 1 (46. Jg.) der Zeitschrift Familiendynamik. Systemische Praxis und Forschung *erschienen ist (S. 28–37, DOI 10.21706/fd-46-1-28).*

SUCHITHRA VARADARAJAN, ANJA M. GUMPP UND IRIS-TATJANA KOLASSA

Biomolekulare Spuren von traumatischem Stress

Eine intergenerationale Perspektive und innovative therapeutische Ansätze

Die Weitergabe bleibender nicht-genomischer biologischer Veränderungen im Zusammenhang mit der Trauma-Exposition der Eltern wird als *biologische intergenerationale Transmission* bezeichnet (Bowers & Yehuda 2015). Belastende Erfahrungen, die eine Mutter in ihrem Leben gemacht hat (z. B. Misshandlung im Kindesalter, aversive Erfahrungen in Kindheit und Adoleszenz), scheinen generationsübergreifende Auswirkungen zu haben. Die Schwangerschaft, insbesondere die Zeit des intrauterinen Lebens, stellt ein sensibles Zeitfenster dar: In der fetoplazentaren Einheit sind die biologischen Systeme des Kindes und die der Mutter miteinander verbunden, und dieser Zusammenhang könnte Prozesse der sogenannten *fetalen Programmierung* beeinflussen (Entringer et al. 2015; Wadhwa 2005). Dementsprechend hat die Tier- und Humanforschung begonnen, die molekularen Mechanismen zu untersuchen, mittels derer negative Kindheitserfahrungen die Physiologie des Körpers beeinflussen und damit »biologisch eingebettet« werden (Berens et al. 2017).

Der vorliegende Beitrag beleuchtet die Rolle von Veränderungen in der Funktionsweise der Hypothalamus-Hypophysen-Nebennierenrinden-Achse (HPA-Achse) und des Oxytocinsystems, von epigenetischen Veränderungen, der mitochondrialen Bioenergetik, oxidativen Stress/DNA-Schäden, der Telomerlänge und des Darmmikrobioms im Rahmen von chronischem und traumatischem Stress, zusammen mit seinen generationsübergreifenden Transmissionseffekten. Darüber hinaus bieten wir einen Überblick über innovative Add-on-Therapieansätze zur Verbesserung der Stressresilienz.

Eine höhere Traumalast (oder Misshandlungslast) führt zu einem erhöhten Risiko für physische und psychische Erkrankungen

Die Exposition im Hinblick auf eine größere Anzahl unterschiedlicher traumatischer Ereignistypen über die Lebensspanne wird allgemein als *Traumalast* (engl: »traumatic load«) bezeichnet (Kolassa et al. 2010c; Schneider et al. 2020). Eine höhere Traumalast kann zu einer höheren Lebenszeitprävalenz psychischer Erkrankungen (z. B. posttraumatische Belastungsstörungen [PTBS], Depressionen, Angststörungen) führen, wobei ein Dosis-Wirkungs-Verhältnis besteht (Chapman et al. 2004; Kolassa et al. 2010a). Ein kumulatives Maß von Misshandlungserfahrungen wird als *Misshandlungslast* (engl: »maltreatment load«; Schury & Kolassa 2012) bezeichnet.

In der psychologischen Forschung bezieht sich *traumatischer Stress* auf schwerwiegende Erfahrungen, die extreme biologische Stressreaktionen auslösen und mit einem Gefühl der Bedrohung des Lebens bzw. der körperlichen Unversehrtheit, mit Hilflosigkeit, Angst und Entsetzen einhergehen (Kolassa et al. 2010b). Traumatischer Stress im Kindesalter kann bei den Betroffenen schon frühzeitig zu biologischen Veränderungen führen (biologische Einbettung), er kann die Reifung und Responsivität allostatischer Systeme wie des Immun-, des Nerven- oder des Stress-Systems beeinflussen, unter Umständen die Zusammensetzung der Darmflora verändern und damit die Gesundheit langfristig schädigen (Danese & McEwen 2012). Daher hat das Erleben von Missbrauch, Misshandlung und Vernachlässigung im Kindes- und Jugendalter (MMV) als häufig chronischer, sich wiederholender Stressor auch langfristige Folgen für die Gesundheit von Erwachsenen. Dies spiegelt sich auch in der erhöhten Prävalenz psychischer Störungen (z. B. Depression, PTBS) bei von Missbrauch, Misshandlung und Vernachlässigung betroffenen Personen und in einer beeinträchtigten Resilienz gegenüber Trauma-Expositionen im weiteren Verlauf des Lebens wider (Behnke et al. 2020; Leeb et al. 2011). Aversive Kindheitserfahrungen wirken sich insofern auch negativ auf die körperliche Gesundheit aus, da sie im Zusammenhang mit einem häufigeren Vorkommen chronischer und altersassoziierter somatischer Erkrankungen (etwa Herz-Kreislauf-Erkrankungen, Stoffwechselerkrankungen, Autoimmunerkrankungen oder Krebs) stehen (Felitti et al. 1998; Nemeroff 2016). Eine Längsschnittstudie identifizierte die Exposition gegenüber Missbrauch, Misshandlung und Vernachlässigung in der Kindheit als Risikofaktor für vorzeitige Mortalität (Chen et al. 2016). Die aktuelle Forschung gewinnt Erkenntnisse darüber, wie sich

Kindesmisshandlung sowie chronischer und traumatischer Stress biologisch auf die physische und psychische Gesundheit auswirken (sowohl auf der individuellen Ebene als auch generationsübergreifend).

Missbrauchserfahrungen in der Kindheit sowie traumatische Stresserfahrungen der Mutter und epigenetische Veränderungen in Genen der HPA-Achse und des Oxytocin-Systems des Kindes

Die aktuelle Forschung befasst sich mit den Auswirkungen von Kindesmisshandlung auf das menschliche Stress-System; insbesondere thematisiert sie eine Fehlregulation der HPA-Achse, der Hauptstressachse des menschlichen Körpers (für einen Überblick siehe Guilliams & Edwards 2010; Tarullo & Gunnar 2006). Bislang wurden verschiedene Rahmenkonzepte zur Klärung der Frage entwickelt, wie die Funktion der HPA-Achse infolge von Kindesmisshandlung verändert sein könnte (für einen Überblick siehe Strüber et al. 2014).

In Bezug auf MMV-assoziierte *generationsübergreifende* Veränderungen in der *Funktion der HPA-Achse* könnte das endokrine System des Fetus vom endokrinen System der Mutter beeinflusst werden (Kapoor et al. 2006; Wadhwa 2005). So zeigte sich eine potentielle generationsübergreifende Transmission von trauma-assoziierten Veränderungen in niedrigeren Cortisolspiegeln von Kindern, deren Eltern eine PTBS-Diagnose aufwiesen (Yehuda et al. 2007). Eine weitere Studie wies einen Zusammenhang zwischen Missbrauchs- und Misshandlungserfahrungen von Müttern mit einer erhöhten plazentaren Produktion des Corticotropin-Releasing Hormon (CRH) als Teil der HPA-Achse nach und zeigte damit Auswirkungen früher MMV-Erfahrungen auf die Stressphysiologie der fetoplazentaren Einheit (Moog et al. 2016).

Die Studie »Meine Kindheit – deine Kindheit«, in der Haarproben von Müttern und ihren neugeborenen Kindern untersucht wurden, stellte im Zusammenhang mit frühen Missbrauchs- und Misshandlungserfahrungen der Mütter FKBP5 (rs1360780)-genotypabhängige Veränderungen in den Haarsteroid-Spiegeln der jeweiligen Mutter-Kind-Dyade fest (Koenig et al. 2018c): Je größer die Misshandlungslast, desto höher auch die Cortisol- und Cortisonspiegel in T-Allel-Trägern von FKBP5 rs1360780. Haarcortisol- und DHEA-Spiegel von Neugeborenen mit dem T-Allel waren mit zunehmender mütterlicher Misshandlungslast reduziert, während bei Neugeborenen, die homozygot für das C-Allel waren, eine Zunahme der Haarcortisolspiegel und DHEA-Spiegel beobachtet wurde.

Epigenetische Modifikationen von Genen, die für die Stressreaktion von zentraler Bedeutung sind, wie NR3C1, CRHR1 oder FKBP5, könnten ein weiterer Mechanismus sein, der Kindesmisshandlung mit Veränderungen in der Funktionsweise der HPA-Achse in Verbindung bringt (Argentieri et al. 2017; Tyrka et al. 2016b). *Epigenetische Modifikationen* sind reversible chemische Veränderungen der DNA oder der die DNA aufwickelnden Histone (z. B. durch Methylierungen) mit Wirkung auf den Phänotyp *ohne Änderung* der DNA-Sequenz. Sie beeinflussen, wie Gene abgelesen werden, ob sie aktiviert oder ausgeschaltet werden. Kindesmisshandlung war mit einer höheren Methylierung bei NR3C1 sowie geringerer Methylierung bei FKBP5 und CRHR1 assoziiert (Perroud et al. 2011; Ramo-Fernández et al. 2019; Tyrka et al. 2015). Eine potentielle *generationsübergreifende Transmission epigenetischer Veränderungen* im Zusammenhang mit Traumata zeigte sich bei Nachkommen von Holocaust-Überlebenden in einer höheren NR3C1-Methylierung sowie einer geringeren FKBP5-Methylierung (Yehuda et al. 2014, 2016). Allerdings waren die in diesen Studien erfassten Nachkommen bereits erwachsen und somit im Laufe ihres Lebens eigenen Erfahrungen und psychosozialen Faktoren (wie z. B. Erziehungsverhalten, Lebensstilfaktoren wie Ernährung, psychosozialer Stress) ausgesetzt.

Bei der Untersuchung von Immunzellen im Nabelschnurblut von Neugeborenen im Rahmen unserer Studie »Meine Kindheit – deine Kindheit« wurden für die an der Stressreaktion beteiligten Gene NR3C1, FKBP5 und CRHR1 keine Hinweise auf eine generationsübergreifende Transmission misshandlungsbedingter Methylierungsprofile gefunden (Ramo-Fernández et al. 2019). In der gleichen Studie wurden darüber hinaus die generationsübergreifenden Auswirkungen von Kindesmisshandlung auf die Methylierung der Gene des Neuropeptids Oxytocin (OXT) und seines Rezeptors (OXTR) untersucht; Oxytocin wird mit der Regulierung zwischenmenschlicher Beziehungen einschließlich der Mutter-Kind-Interaktionen in Verbindung gebracht. Wir fanden Gen-Umwelt-Interaktionen im Zusammenhang mit der epigenetischen Regulation der oxytocinergen Signalgebung bei den Müttern und stellten fest, dass die generationsübergreifende Vergleichbarkeit der OXTR-DNA-Methylierung bei Säuglingen von Müttern mit Missbrauchserfahrung verändert sein könnte (Ramo-Fernández et al. 2021).

Chronische niederschwellige Entzündung im Zusammenhang mit Kindesmisshandlung oder traumatischem Stress

Neben den oben berichteten Veränderungen in der Funktionsweise der HPA-Achse wurde eine Traumatisierung in der Kindheit auch mit chronischer niederschwelliger Entzündung (engl. »low grade inflammation« oder »silent inflammation«) in Verbindung gebracht. Mehrere Studien fanden einen Zusammenhang zwischen Kindesmisshandlung und erhöhten Entzündungsmarkern – einschließlich erhöhtem Interleukin (IL)-6, Tumornekrosefaktor-α (TNF-α) und C-reaktivem Protein (CRP) (Coelho et al. 2014; Danese et al. 2007). Es gibt ferner konsistente Belege für erhöhte Spiegel von IL-1β, IL-6, TNF-α und CRP im Blut von PTBS-Patienten, verglichen mit gesunden Kontrollpersonen (Passos et al. 2015; Speer et al. 2018). Posttraumatische Belastungsstörungen und frühe Misshandlungserfahrungen wurden außerdem mit einer erhöhten spontanen Freisetzung proinflammatorischer Zytokine (IL-1β, IL-6, TNF-α) durch periphere mononukleäre Blutzellen in Verbindung gebracht (Boeck et al. 2016; Gola et al. 2013). Ferner zeigten sich infolge von traumatischem Stress Veränderungen in der Zusammensetzung der peripheren T-Zellsubpopulationen (reduzierte prozentuale Anteile naiver T-Zellen und regulatorischer T-Zellen, Sommershof et al. 2009). Bezüglich weiterer peripherer Blutimmunzellsubtypen (z. B. Monozyten, B-Zellen oder natürliche Killerzellen) ergaben sich zwischen Frauen mit frühen Misshandlungserfahrungen und Kontrollprobandinnen, denen derartige Erfahrungen erspart geblieben waren, sowie zwischen PTBS-Patienten und gesunden Kontrollen keine signifikanten Unterschiede (Boeck et al. 2018b; Sommershof et al. 2009).

Überdies besitzt das Endocannabinoid(EC)-System entzündungshemmende Eigenschaften und wirkt immun-modulatorisch (Hillard et al. 2012). Tatsächlich fanden sich im Kontext posttraumatischer Belastungsstörungen und früher Misshandlungserfahrungen veränderte Endocannabinoid-Spiegel: Eine aktuelle PTBS-Diagnose ging mit höheren EC-Spiegeln im Blutplasma (Hauer et al. 2013), aber mit geringeren EC-Spiegeln in Haarproben einher (Wilker et al. 2016). Auch die Haarproben von Frauen mit frühen Misshandlungserfahrungen wiesen veränderte EC-Werte auf (Koenig et al. 2018a).

Veränderungen in der mitochondrialen Bioenergetik aufgrund von Kindesmisshandlung oder traumatischem Stress und deren generationsübergreifende Folgen

Erhöhte Spiegel proinflammatorischer Zytokine, verursacht durch chronische Entzündungsaktivität, könnten Veränderungen im Zellstoffwechsel bewirken, das oxidative Gleichgewicht der Zellen stören und die zelluläre Energieproduktion durch Mitochondrien beeinträchtigen. Diese Veränderungen werden als der zentrale Mechanismus diskutiert, der an der Entstehung einer Vielzahl chronischer physischer und psychischer Erkrankungen (z. B. PTBS, Depression) beteiligt sein könnte (Hitzler et al. 2019; Karabatsiakis & Schönfeldt-Lecuona 2020). Mitochondrien (bekannt als »Kraftwerke unserer Zellen«) haben ihre eigene mitochondriale DNA (mtDNA) und sind beim Menschen die Hauptproduzenten biochemischer Energie in Form von Adenosintriphosphat (ATP).

Bei Frauen, die in ihrer Kindheit misshandelt/missbraucht oder vernachlässigt wurden, war die mit der Traumalast positiv assoziierte Steigerung der mitochondrialen Aktivität zudem positiv mit der Freisetzung proinflammatorischer Zytokine durch periphere Immunzellen verbunden (Boeck et al. 2016). Chronischer und traumatischer Stress sowie frühe Misshandlungserfahrungen sind zudem nicht nur wichtige Risikofaktoren für eine PTBS und damit zusammenhängende psychische Probleme, sondern wurden auch mit einer veränderten mitochondrialen Bioenergetik in Verbindung gebracht (Boeck et al. 2016; Boeck et al. 2018a, 2018c; Gumpp et al. 2020). Studien zur direkten mitochondrialen Funktion bei Menschen mit PTBS wurden bisher noch nicht durchgeführt. Es gibt aber erste Hinweise darauf, dass mitochondriale Veränderungen zur PTBS-Symptomatik beitragen und die Anfälligkeit für diese Erkrankung erhöhen können (Preston et al. 2018). In metabolomischen Studien identifizierte Metabolite, die an Signalwegen der mitochondrialen Aktivität, der Glykolyse und der Fettsäureaufnahme beteiligt sind, ermöglichten es, zwischen Individuen mit PTBS und gesunden Kontrollpersonen zu unterscheiden (Karabatsiakis et al. 2015; Mellon et al. 2019).

Bei der Frage nach der zellulären *mitochondrialen Dichte* im Kontext von Missbrauch und Misshandlung in der Kindheit oder chronischem und traumatischem Stress ergaben sich dagegen gemischte Resultate. Bei Personen mit frühen Misshandlungserfahrungen wurden höhere mtDNA-Kopienzahlen als Marker für die zelluläre mitochondriale Dichte in Leukozyten gefunden (Tyrka et al. 2016a), während sich bei männlichen Kriegsveteranen mit PTBS niedrigere mtDNA-Kopienzahlen fanden (Bersani et al. 2016). Eine andere Studie berichtete nur bei erwachsenen Frauen mit sexuellem Missbrauch in der Kindheit und der Diagnose einer Depression von einer signifikant höheren mtDNA-Kopienzahl im Speichel, jedoch nicht bei gesunden Kontrollpersonen mit einer Vorgeschichte von sexuellem Missbrauch (Cai et al. 2015). Die Aktivität des mitochondrialen Enzyms Citratsynthase, eines weiteren Markers für intrazelluläre mitochondriale Dichte, war bei Frauen, die frühe Missbrauchs- und Misshandlungserfahrungen erlitten hatten, in der frühen Postpartum-Periode erhöht (Gumpp et al. 2020), unterschied sich aber drei Monate nach der Entbindung nicht mehr von der entsprechenden Aktivität bei Frauen, die keine derartigen Erfahrungen gemacht hatten (Boeck et al. 2016). Stressassoziierte Veränderungen in der mitochondrialen Funktion könnten also ein Bindeglied zwischen früher Misshandlung und dem erhöhten Risiko für die Entwicklung psychischer oder physischer Erkrankungen darstellen.

Es gibt bereits Anhaltspunkte für eine generationsübergreifende Transmission *mitochondrialer Veränderungen*. Bei Müttern, die über mehr traumatische Erlebnisse (z. B. größerer Lebensstress, PTBS, depressive Symptomatik) im Laufe ihres Lebens berichteten, fanden sich eine geringere plazentare mtDNA-Kopienzahl und zugleich mehr plazentare mtDNA-Mutationen (Brunst et al. 2017, 2021). Da die Plazenta während der gesamten Schwangerschaft ein wichtiger Regulator der Kommunikation zwischen Mutter und Fetus ist (Nugent & Bale 2015), könnten die traumabedingten Veränderungen in der mitochondrialen Biogenese der Plazenta indirekt die fetale Physiologie beeinflussen.

Anhand von Nabelschnurblut, das physiologisch und genetisch Teil des Fetus ist, gingen wir in der Studie »Meine Kindheit – deine Kindheit« unlängst der Frage einer direkten Weitergabe missbrauchsassoziierter mitochondrialer Veränderungen von der Mutter auf das Kind nach. Die Ergebnisse zeigten jedoch keine Hinweise auf eine solche generationsübergreifende Weitergabe, also keinen Zusammenhang zwischen der Misshandlungslast der Mütter und der Funktion und Dichte der Mitochondrien der Neugeborenen (Gumpp et al. 2020).

Erhöhter oxidativer Stress in Verbindung mit traumatischem Stress

Die Immunzellen setzen verschiedene Moleküle frei, um Entzündungsreaktionen zu regulieren und Krankheitserreger zu bekämpfen, darunter reaktive Sauerstoff-/Stickstoffspezies (ROS/RNS), also hochreaktive Sauerstoff- und Stickstoffmoleküle (Lugrin et al. 2014). Physiologisch werden ROS in mehreren subzellulären Strukturen (vor allem innerhalb der Mitochondrien) gebildet und erfüllen wichtige Signalfunktionen, die für die Koordination metabolischer, entzündlicher und mit der Stressreaktion assoziierter Prozesse unerlässlich sind (Valko et al. 2007). Wenn jedoch die Menge an produzierten ROS das physiologische Niveau übersteigt und nicht durch die antioxidativen Verteidigungssysteme des Körpers ausgeglichen werden kann – ein Zustand, der als *oxidativer Stress* bezeichnet wird –, greifen ROS leicht zelluläre Makromoleküle an, einschließlich Lipide, Proteine, DNA und RNA (Turrens 2003). Diese ROS-induzierten Modifikationen werden in der biomedizinischen Forschung häufig als stabile Biomarker eingesetzt, um Zustände von oxidativem Stress zu beurteilen.

Es gibt Hinweise auf erhöhten oxidativen Stress und damit verbundene Modifikationen wie etwa nukleäre DNA-Schäden, Proteincarbonylierung oder Lipidperoxidation bei Erwachsenen, die als Kinder misshandelt und vernachlässigt wurden (Boeck et al. 2016, 2019; do Prado et al. 2016), bei PTBS-Patienten (Morath et al. 2014) und bei komplex traumatisierten Patienten (Bergholz et al. 2017).

Telomerverkürzung nach Kindesmisshandlung oder traumatischem Stress

Die Telomere, nicht-kodierende DNA-Protein-Komplexe an den Enden der Chromosomen, erhalten die chromosomale Stabilität, verhindern den Verlust kodierender Segmente während der DNA-Replikation und schützen so die zelluläre Integrität (Chan & Blackburn 2004). Fällt die *Telomerlänge* unter eine kritische Grenze, können die Telomere ihre Schutzfunktion nicht länger aufrechterhalten und lösen so den Zelltod aus (Calado & Young 2009). Basierend darauf, dass sich die Telomere mit jeder Zellteilung verkürzen, und angesichts der Beobachtung, dass sich die Telomerlänge mit zunehmendem Alter fortschreitend verkürzt (Iwama et al. 1998), wird diese als Marker für das biologische Alter eines Menschen herangezogen (Harley et al. 1990). Neben einer Reihe von endogenen Faktoren (z. B. Entzündung, oxidativer Stress, DNA-Schädigung) sind Verhaltensaspekte (z. B. Rauchen, physische Aktivität, Schlafmuster, Meditation) und psychosoziale Faktoren (z. B. chronischer und akuter Stress, Emotionsregulationsprozesse, soziale Beziehungen) beschrieben worden, die zur Verkürzung der Telomere beitragen oder vor einer solchen schützen (Jacobs et al. 2011; Puterman & Epel 2012).

Meta-Analysen zeigen einen negativen Zusammenhang zwischen Telomerlänge und frühen negativen Kindheitserfahrungen wie Missbrauch, Misshandlung und Vernachlässigung (Z. Li et al. 2017; Ridout et al. 2018b) und PTBS (X. Li et al. 2017) oder Depression (Ridout et al. 2016). Vor einiger Zeit berichteten wir (Boeck et al. 2018b), dass vor allem T-Gedächtniszellen in Abhängigkeit von der Höhe der Misshandlungslast eine signifikant verringerte Telomerlänge zeigen, was darauf hindeuten könnte, dass Zellen, die am längsten im Körper zirkulieren, am stärksten betroffen sind. Es gibt Hinweise auf einen negativen Zusammenhang zwischen aversiven Kindheitserfahrungen der Mutter und der Telomerlänge im Nabelschnurblut männlicher Neugeborener (Bosquet Enlow et al. 2018) und Säuglinge (Esteves et al. 2020) – d.h. je stärker die aversiven Kindheitserfahrungen, desto kürzer die Telomere –, was darauf hindeutet, dass negative Kindheitserfahrungen der Mutter möglicherweise sogar auf die Nachkommen übertragen werden können. Überdies war der psychosoziale Stress schwangerer Frauen in Form belastender Lebensereignisse mit einer signifikant geringeren Telomerlänge bei ihren Neugeborenen (Marchetto et al. 2016) und auch bei jungen erwachsenen Nachkommen assoziiert (Entringer et al. 2011). Der psychische Stress, den die werdenden Mütter wahrnahmen, korrelierte außerdem dosisabhängig mit der fetalen Telomerlänge (Salihu et al. 2016).

Das Wissen über die biologischen Mechanismen als Folge von chronischem, psychosozialem und traumatischem Stress auf der individuellen Ebene wie auch in Bezug auf die generationsübergreifende Transmission befindet sich in ständiger Entwicklung, wobei das Forschungsinteresse gegenwärtig vor allem dem Thema des Transfers von der Mutter zum Fötus gilt. Die dazu vorhandene Evidenz und Konzeptualisierungen deuten auf eine Beteiligung der oben diskutierten Mechanismen hin; darüber hinaus sind Katecholamine, Tryptophan/Serotonin und das maternale Mikrobiom an diesem Prozess beteiligt (eine Übersicht findet sich bei Rakers et al. 2020). Zur Erweiterung unserer bisherigen Kenntnisse und Vorstellungen sollten zukünftige Studien auch dem paternalen Effekt bei der generationsübergreifenden Transmission von traumatischen Erlebnissen nachgehen.

Stressbedingte Veränderungen der Darmflora und ihre Implikationen für die generationsübergreifende Transmission mütterlicher Traumafolgen

Ansammlungen von Mikroorganismen – wie Viren, Pilze, Archaeen, Protozoen, Bakterien – finden sich an verschiedenen Stellen des Körpers, so auf der Haut, im Mund, an den Genitalien und im Magen-Darm- bzw. Gastrointestinaltrakt (GIT)

(Jordán et al. 2015; L. Liu et al. 2012). Diese Mikroorganismen, ihre Gene und Metaboliten werden zusammenfassend als das menschliche Mikrobiom bezeichnet. Mikrobielle Gemeinschaften, die den Magen-Darm-Trakt bevölkern, werden als Darmflora bezeichnet, und der GIT selbst enthält ungefähr 100 Billionen verschiedene Mikrobiota mit prädominanter Präsenz von Bakterien (Rinninella et al. 2019).

Die Mikrobiom-Darm-Hirn-Achse (MDH-Achse) wird als bidirektionales Netzwerk angesehen, über das die Darmflora und das Gehirn kommunizieren (Cryan et al. 2019). Immer mehr Belege sprechen dafür, dass die Mikrobiom-Darm-Hirn-Achse an der Modulation der Stressreaktion über die Lebensspanne hinweg beteiligt ist. Darüber wurden Störungen der MDH-Achse mit einer Vielzahl physischer und psychischer Krankheiten in Verbindung gebracht, die ihrerseits mit Stress zusammenhängen, etwa mit dem Reizdarmsyndrom, mit PTBS, mit Depression und mit Angststörungen (Cowan 2019).

Die Diversität bezüglich der Zusammensetzung der Darmflora ist essentiell für die Modulation des Immunsystems und des Stoffwechsels; jedoch kann eine Veränderung in der Zusammensetzung der Darmflora, eine sogenannte Dysbiose, zu einer Störung der MDH-Achse führen (Wiley et al. 2017; Zeng et al. 2017). Ferner kann ein »leaky gut« (dt. durchlässiger Darm), d. h. eine schwere Dysfunktion der Darmschleimhautbarriere, die mit Veränderungen der Darmpermeabilität einhergeht, pathogenen Bakterien und bakteriellen Toxinen den Eintritt in den großen Blutkreislauf gestatten und damit einen Entzündungsprozess auslösen (Hollander & Kaunitz 2020).

Negative Kindheitserfahrungen werdender Mütter können im Verlauf der Schwangerschaft zu Veränderungen in der Zusammensetzung des Mikrobioms beitragen und in der Folge dieses Geschehens zu einer veränderten inflammatorischen und Glucocorticoid-Reaktion der schwangeren Frauen auf Stress führen (Hantsoo et al. 2020). Jüngere Erkenntnisse zur mikrobiellen Transmission der Mutter auf ihr Kind unterscheiden zwischen der Exposition *in utero*, der Exposition während der Entbindung und der Exposition über den Fütterungsvorgang (Cresci & Bawden 2016; Funkhouser & Bordenstein 2013). Für Säuglinge, die ja mit einem unreifen Immunsystem geboren werden, ist eine ausgewogene mikrobielle Darmbesiedlung notwendig, um eine optimale Entwicklung und Funktion ihres Immunsystems zu ermöglichen (Moore & Townsend 2019). Gleichzeitig beeinflussen zahlreiche Faktoren die Entwicklung der Zusammensetzung ihres Darm-Mikrobioms: die Stressbelastung der Mutter, die perinatale Medikation, das stationäre Umfeld, die Art der Entbindung (vaginal oder durch Kaiserschnitt), die Art der Fütterung (Muttermilch oder Anfangsnahrung), die Umgebung, das Geschlecht, die Wirtsgenetik (Cong et al. 2016; Moore & Townsend 2019).

Pränataler Stress geht mit Veränderungen in der Zusammensetzung des Mikrobioms in Darm und Vagina der Mutter einher (im Verlauf der Entbindung werden vaginale Mikroorganismen vom Darm des Kindes aufgenommen). So zeigte beispielsweise eine Studie mit Mäusen, dass eine Dysbiose der vaginalen Mikroorganismen die Entwicklung einer optimalen mikrobiellen Zusammensetzung des Darms ihres Nachwuchses stören kann, und das wiederum kann sich schädlich auf den Stoffwechsel, die Immunfunktion und die Entwicklung des Nervensystems auswirken (Jašarevič et al. 2015). Im Übrigen deuten vorläufige Erkenntnisse darauf hin, dass auch pränataler Stress bei der Veränderung des Darmmikrobioms von Säuglingen eine Rolle spielt (Brennan et al. 2019): In einer Studie wurde bei Säuglingen, deren Mütter während der Schwangerschaft einem großen Maß an kumulativem Stress ausgesetzt waren, eine Zusammensetzung des Darmmikrobioms beobachtet, die gewöhnlich mit stärkerer Entzündung assoziiert ist (d. h. einem erhöhtem Vorhandensein von potentiell pathogenen proteobakteriellen Gruppen wie Escherichia, Serratia, Enterobacter sowie einer geringeren Präsenz von Milchsäure- und Bifidobakterien; Zijlmans et al. 2015).

Ein Effekt der maternalen Stresserfahrung bis ins Erwachsenenalter fand sich bei ausgewachsenen männlichen Nachkommen von Mäusen, die pränatalem Stress ausgesetzt waren – im Vergleich zu nicht gestressten Kontrollen zeigte sich eine erhebliche Reduzierung der kommensalen Darmbakterien. Pränataler Stress trug dieser Studie zufolge auch zu Neuroinflammation, zu einer verminderten Oxytocinrezeptoranzahl sowie einem verringerten Serotonin-Stoffwechsel im Cortex dieser männlichen Nachkommen bei, was wiederum mit einem reduzierten Sozialverhalten verbunden war (Gur et al. 2019).

In zukünftigen Studien sollte der Rolle stressvermittelter Veränderungen in der Zusammensetzung des Darmmikrobioms und der daraus resultierenden Störung der MDH-Achse einschließlich der generationsübergreifenden Wirkungen dieser Veränderungen mit Längsschnittdesigns nachgegangen werden. Die Bemühungen um ein solches vertieftes Wissen könnten ganz erheblich zur Entwicklung von innovativen, auf dem Wissen über das Darmmikrobiom basierenden und weiteren ergänzenden therapeutischen Ansätzen beitragen.

Innovative therapeutische Ansätze zur Verbesserung der Stress-Resilienz

Die Nahrungsaufnahme von Eltern und ihres Nachwuchses während sensibler Perioden (wie vor der Empfängnis, in der Schwangerschaft, in der perinatalen und der frühen postnatalen Phase) könnte über die gesamte Lebensspanne hinweg von Einfluss sein, da die Ernährung der wichtigste Faktor ist, der den Stoffwechsel, die Entwicklung des Nervensystems, die Zusammensetzung des Mikrobioms und das Priming des Immunsystems beeinflusst (ein Überblick findet sich bei Ratsika et al. 2021). Diese offensichtliche Bedeutung der Ernährung für Gesundheit und Krankheit unterstreicht auch ihren hohen Stellenwert für die mentale Gesundheit. Wir verstehen zunehmend, mittels welcher Mechanismen das Ernährungsmuster die mentale Gesundheit moduliert, wobei die bisher vorhandenen Erkenntnisse auf die Rolle von Ernährungsmustern bei der Modulation von Entzündungen, oxidativem Stress, der MDH-Achse, der Neurogenese sowie der Modulation epigenetischer Veränderungen verweisen (Hullar & Fu 2014; Marx et al. 2017). Zudem werden ungesunde Ernährungsmuster mit einer Darmdysbiose assoziiert, da sie die vielfältige Zusammensetzung nützlicher Darmbakterien beeinträchtigen könnten. Neueste Daten liefern belastbare Belege für einen Zusammenhang zwischen einem geringeren Entzündungsniveau und einer gesunden Ernährungsweise wie etwa der »Mittelmeerdiät« oder einer antiinflammatorischen Diät (die in der Regel Obst, Gemüse, Fisch und Vollkornprodukte etc. umfasst) (Hart et al. 2021; Jacka et al. 2017).

Mikronährstoffe, also Mineralstoffe und Vitamine wie Zink, Eisen, Magnesium, Selen, B-Vitamine, Vitamin K etc., könnten für die Darmbakterien von Vorteil sein (Beane et al. 2021). Zum Beispiel ließ sich das potentiell pathogene Mikrobiom von Kleinstkindern, die an Eisenmangel litten, mit einer Eisensupplementierung modulieren (Yang et al. 2020). Darüber hinaus steht die Einnahme bestimmter Nährstoffe – wie mehrfach ungesättigte Omega-3-Fettsäuren, Eicosapentaensäure, Docosahexaensäure, Alpha-Tocopherol, Magnesium, Folsäure – in Zusammenhang mit der Herabregulation von Entzündungen und oxidativem Stress sowie von Stress, Ängsten und Depression (Muscaritoli 2021). Außerdem wird berichtet, dass Darmbakterien an der Produktion von Vitaminen, wie Vitamin K und der B-Vitamine, beteiligt sind; ein Mangel an beiden wird mit einer Depression in Verbindung gebracht (Rowland et al. 2018; Young et al. 2019).

Beschwerden im Zusammenhang mit einer Dysfunktion der Darmbarriere (d. h. »leaky gut«) sind auch mit Veränderungen in der Zusammensetzung des

Darmmikrobioms (d.h. Darmdysbiose) assoziiert, und demzufolge ist es wahrscheinlich, dass probiotische Bakterien die Zusammensetzung des Mikrobioms verändern könnten, was wiederum die Funktion der Darmbarriere verbessern und folglich Entzündungsreaktionen reduzieren würde (Anderson 2019). *Probiotika* sind »lebende Mikroorganismen, die, wenn sie in adäquaten Mengen verabreicht werden, dem Wirt einen gesundheitlichen Nutzen bieten« (z.B. Lactobacillus, Bifidobacterium) (Hill et al. 2014, S. 506). So ergab beispielsweise eine Studie mit gestressten Probanden, dass die Verabreichung des probiotischen Lactobacillus plantarum DR7, verglichen mit einer Placebogabe, zu einer Verringerung der Plasma-Cortisol-Spiegel führte, die Plasmaspiegel pro-inflammatorischer Zytokine (IFN-γ, TNF-α) reduzierte und die Plasmaspiegel von IL-10 erhöhte, gleichzeitig kam es zu einer Linderung von Stress- und Angstsymptomen (G. Liu et al 2020). Überdies wird der Verabreichung von Probiotika an die Mutter ein gesundheitlicher Nutzen für Mutter *und* Kind zugeschrieben (Sanz 2011).

Zusammengenommen unterstreichen diese Erkenntnisse die Notwendigkeit, bei der Planung psychotherapeutischer Maßnahmen für Menschen, die chronischem/traumatischem Stress ausgesetzt waren, auch die Darmgesundheit, die Einhaltung einer gesunden, nährstoffreichen Diät sowie die Einnahme erforderlicher Nahrungsergänzungsmittel in die Überlegungen miteinzubeziehen. Ein derartiger ganzheitlicher Ansatz kann sich als für die psychische Gesundheit stressbeladener Personen förderlich erweisen, und das wiederum könnte auch dem Wohlergehen der Kinder dieser Personen zugutekommen.

Ein Lebensstil mit Entspannung und körperlicher Aktivität hat sich ebenfalls als für die Stressbewältigung vorteilhaft erwiesen. Körperliche Aktivitäten mit geringer Intensität (z.B. Gehen) reduzieren die Entzündungswerte bei schwangeren Frauen (Tinius et al. 2017). Achtsamkeitsbasierte Interventionen (z.B. Meditation) tragen nachweislich dazu bei, die Stresswahrnehmung schwangerer Frauen, ihre Ängste und depressive Symptome zu reduzieren – was auf ihre potentielle Wirkung bei der Regulierung mütterlicher psychischer Belastungen während der Schwangerschaft hindeutet, eine Wirkung, die auch der Gesundheit des Kindes zugutekommen könnte (Isgut et al. 2017; Traylor et al. 2020; Vieten & Astin 2008). Yoga-Übungen während der perinatalen Phase reduzieren nachweislich Ängste und depressive Zustände. Yoga wirkt überdies positiv auf verschiedenste Aspekte, wie das Gestationsalter, das Geburtsgewicht des Kindes, die Mutter-Kind-Bindung, die Empfindung von Stress, Ärger und Schmerz, und trägt so zum allgemeinen Wohlbefinden bei (ein systematischer Überblick findet sich bei Sheffield & Woods-Giscombé 2016).

Schlussbemerkung und Ausblick

Stressbedingte biologische Veränderungen bilden möglicherweise ein Bindeglied zwischen der frühen Trauma-Exposition der Eltern wie Missbrauch, Misshandlung und Vernachlässigung und negativen Erfahrungen in Kindheit und Jugend auf der einen Seite und dem erhöhten Risiko der nächsten Generation, psychische und physische Störungen zu entwickeln, auf der anderen Seite. Zukünftige Längsschnittuntersuchungen sollten daher die langfristigen Folgen der beobachteten biologischen Befunde für die Verhaltens-, Temperament- und immunologische Entwicklung der betroffenen Kinder untersuchen, aber auch die Reversibilität und/oder Verschlechterung dieser Befunde infolge diverser Verhaltensweisen (z. B. Rauchen, körperliche Aktivität, Ernährung) und psychosozialer Faktoren (z. B. chronischer und traumatischer Stress im späteren Leben, soziale Unterstützung).

Ein umfassendes Verständnis des Prinzips der stressbedingten biologischen Einbettung in unterschiedlichen Entwicklungsstadien kann zu neuen therapeutischen Interventionen befähigen und damit einen Beitrag zur Prävention pathologischer Entwicklungen bei Kindern traumatisierter Eltern leisten. Darüber hinaus deuten vorliegende Erkenntnisse aus der biomolekularen Stressforschung darauf hin, dass unterstützende Maßnahmen, die auf Verbesserungen des Lebensstils und der Ernährungsweise abzielen, die Wirksamkeit von Psychotherapien erhöhen könnten. Um ein nachhaltiges Behandlungsergebnis zu gewährleisten, sollte die klinische Praxis ernsthaft in Erwägung ziehen, aus der Psychobiologie abgeleitete Add-on-Therapieansätze einzubeziehen.

Literatur

Anderson, R. C. (2019): Are postbiotics the long sought-after solution for a leaky gut? *The Journal of Nutrition*, 149 (11), S. 1873–1874; https://doi.org/10.1093/jn/nxz171.

Argentieri, M. A., Nagarajan, S., Seddighzadeh, B., Baccarelli, A. A. & Shields, A. E. (2017): Epigenetic pathways in human disease: The impact of DNA methylation on stress-related pathogenesis and current challenges in biomarker development. *EBioMedicine*, 18, S. 327–350; https://doi.org/10.1016/j.ebiom.2017.03.044.

Beane, K. E., Redding, M. C., Wang, X., Pan, J. H., Le, B., Cicalo, C., Jeon, S., Kim, Y. J., Lee, J. H., Shin, E.-C., Li, Y., Zhao, J. & Kim, J. K. (2021): Effects of dietary fibers, micronutrients, and phytonutrients on gut microbiome: A review. *Applied Biological Chemistry*, 64 (1), 36; https://doi.org/10.1186/s13765-021-00605-6.

Behnke, A., Rojas, R., Karabatsiakis, A. & Kolassa, I.-T. (2020): Childhood maltreatment compromises resilience against occupational trauma exposure: A retrospective study among emergency medical service personnel. *Child Abuse & Neglect*, 99, 104248; https://doi.org/10.1016/j.chiabu.2019.104248.

Berens, A. E., Jensen, S. K. G. & Nelson, C. A. (2017): Biological embedding of childhood adversity: From physiological mechanisms to clinical implications. *BMC Medicine*, 15 (1), 135; https://doi.org/10.1186/s12916-017-0895-4.

Bergholz, L. M., Subic-Wrana, C., Heylmann, D., Beutel, M. E., Wiltink, J. & Kaina, B. (2017): DNA damage in lymphocytes of patients suffering from complex traumatization. *DNA Repair*, 52, S. 103–109; https://doi.org/10.1016/j.dnarep.2017.02.006.

Bersani, F. S., Morley, C., Lindqvist, D., Epel, E. S., Picard, M., Yehuda, R., Flory, J., Bierer, L. M., Makotkine, I., Abu-Amara, D., Coy, M., Reus, V. I., Lin, J., Blackburn, E. H., Marmar, C., Wolkowitz, O. M. & Mellon, S. H. (2016): Mitochondrial DNA copy number is reduced in male combat veterans with PTSD. *Progress in Neuro-Psychopharmacology and Biological Psychiatry*, 64, S. 10–17; https://doi.org/10.1016/j.pnpbp.2015.06.012.

Boeck, C., Koenig, A. M., Schury, K., Geiger, M. L., Karabatsiakis, A., Wilker, S., Waller, C., Gündel, H., Fegert, J. M., Calzia, E. & Kolassa, I.-T. (2016): Inflammation in adult women with a history of child maltreatment: The involvement of mitochondrial alterations and oxidative stress. *Mitochondrion*, 30, S. 197–207; https://doi.org/10.1016/j.mito.2016.08.006.

Boeck, C., Gumpp, A. M., Calzia, E., Radermacher, P., Waller, C., Karabatsiakis, A. & Kolassa, I.-T. (2018a): The association between cortisol, oxytocin, and immune cell mitochondrial oxygen consumption in postpartum women with childhood maltreatment. *Psychoneuroendocrinology*, 96, S. 69–77; https://doi.org/10.1016/j.psyneuen.2018.05.040.

Boeck, C., Krause, S., Karabatsiakis, A., Schury, K., Gündel, H., Waller, C. & Kolassa, I.-T. (2018b): History of child maltreatment and telomere length in immune cell subsets: Associations with stress- and attachment-related hormones. *Development and Psychopathology*, 30 (2), S. 539–551; https://doi.org/10.1017/S0954579417001055.

Boeck, C., Salinas-Manrique, J., Calzia, E., Radermacher, P., von Arnim, C. A. F., Dietrich, D. E., Kolassa, I.-T. & Karabatsiakis, A. (2018c): Targeting the association between telomere length and immuno-cellular bioenergetics in female patients with Major Depressive Disorder. *Scientific Reports*, 8 (1), 9419; https://doi.org/10.1038/s41598-018-26867-7.

Boeck, C., Gumpp, A. M., Koenig, A. M., Radermacher, P., Karabatsiakis, A. & Kolassa, I.-T. (2019): The association of childhood maltreatment with lipid peroxidation and DNA damage in postpartum women. *Frontiers in Psychiatry*, 10, 23; https://doi.org/10.3389/fpsyt.2019.00023.

Bosquet Enlow, M., Bollati, V., Sideridis, G., Flom, J. D., Hoxha, M., Hacker, M. R. & Wright, R. J. (2018): Sex differences in effects of maternal risk and protective factors in childhood and pregnancy on newborn telomere length. *Psychoneuroendocrinology*, 95, S. 74–85; https://doi.org/10.1016/j.psyneuen.2018.05.025.

Bowers, M. E. & Yehuda, R. (2015): Intergenerational transmission of stress in humans. *Neuropsychopharmacology*, 41, S. 232–244.

Brennan, P. A., Dunlop, A. L., Smith, A. K., Kramer, M., Mulle, J. & Corwin, E. J. (2019): Protocol for the Emory University African American maternal stress and infant gut microbiome cohort study. *BMC Pediatrics*, 19 (1), 246; https://doi.org/10.1186/s12887-019-1630-4.

Brunst, K. J., Sanchez Guerra, M., Gennings, C., Hacker, M., Jara, C., Bosquet Enlow, M., Wright, R. O., Baccarelli, A. & Wright, R. J. (2017): Maternal lifetime stress and prenatal psychological functioning and decreased placental mitochondrial DNA copy number in the PRISM Study. *American Journal of Epidemiology*, 186 (11), S. 1227–1236; https://doi.org/10.1093/aje/kwx183.

Brunst, K. J., Sanchez-Guerra, M., Chiu, Y.-H. M., Wilson, A., Coull, B. A., Kloog, I., Schwartz, J., Brennan, K. J., Bosquet Enlow, M., Wright, R. O., Baccarelli, A. A. & Wright, R. J. (2018): Prenatal particulate matter exposure and mitochondrial dysfunction at the maternal-fetal interface: Effect modification by maternal lifetime trauma and child sex. *Environment International*, 112, S. 49–58; https://doi.org/10.1016/j.envint.2017.12.020.

Brunst, K. J., Zhang, L., Zhang, X., Baccarelli, A. A., Bloomquist, T. & Wright, R. J. (2021): Associations between maternal lifetime stress and placental mitochondrial DNA mutations in an urban multiethnic cohort. *Biological Psychiatry*, 89 (6), S. 570–578. https://doi.org/10.1016/j.biopsych.2020.09.013.

Cai, N., Chang, S., Li, Y., Li, Q., Hu, J., Liang, J., Song, L., Kretzschmar, W. et al. (2015): Molecular signatures of major depression. *Current Biology*, 25 (9), S. 1146–1156; https://doi.org/10.1016/j.cub.2015.03.008.

Calado, R. T. & Young, N. S. (2009): Telomere diseases. *New England Journal of Medicine*, 361 (24), S. 2353–2365; https://doi.org/10.1056/NEJMra0903373.

Chan, S. R. W. L. & Blackburn, E. H. (2004): Telomeres and telomerase. *Philosophical Transactions of the Royal Society of London. Series B: Biological Sciences*, 359 (1441), S. 109–122; https://doi.org/10.1098/rstb.2003.1370.

Chapman, D. P., Whitfield, C. L., Felitti, V. J., Dube, S. R., Edwards, V. J. & Anda, R. F. (2004): Adverse childhood experiences and the risk of depressive disorders in adulthood. *Journal of Affective Disorders*, 82 (2), S. 217–225; https://doi.org/10.1016/j.jad.2003.12.013.

Chen, E., Turiano, N. A., Mroczek, D. K. & Miller, G. E. (2016): Association of reports of childhood abuse and all-cause mortality rates in women. *JAMA Psychiatry*, 73 (9), S. 920–927; https://doi.org/10.1001/jamapsychiatry.2016.1786.

Coelho, R., Viola, T. W., Walss-Bass, C., Brietzke, E. & Grassi-Oliveira, R. (2014): Childhood maltreatment and inflammatory markers: A systematic review. *Acta Psychiatrica Scandinavica*, 129 (3), S. 180–192; https://doi.org/10.1111/acps.12217.

Cong, X., Xu, W., Romisher, R., Poveda, S., Forte, S., Starkweather, A. & Henderson, W. A. (2016): Gut microbiome and infant health: Brain-gut-microbiota axis and host genetic factors. *Yale Journal of Biology and Medicine*, 89 (3), S. 299–308.

Cowan, C. S. M. (2019): Early-life stress, microbiota, and brain development: Probiotics reverse the effects of maternal separation on neural circuits underpinning fear expression and extinction in infant rats. *Developmental Cognitive Neuroscience*, 37, 100627.

Cresci, G. A. & Bawden, E. (2016): The gut microbiome: What we do and don't know. *Nutrition in Clinical Practice*, 30 (6), S. 734–46.

Cryan, J. F., O'Riordan, K. J., Cowan, C. S. M., Sandhu, K. V., Bastiaanssen, T. F. S., Boehme, M. u. a. (2019): The Microbiota-Gut-Brain Axis. *Physiological Reviews*, 99 (4), S. 1877–2013; https://doi.org/10.1152/physrev.00018.2018.

Danese, A. & McEwen, B. S. (2012): Adverse childhood experiences, allostasis, allostatic load, and age-related disease. *Physiology & Behavior*, 106 (1), S. 29–39; https://doi.org/10.1016/j.physbeh.2011.08.019.

Danese, A., Pariante, C. M., Caspi, A., Taylor, A. & Poulton, R. (2007): Childhood maltreatment predicts adult inflammation in a life-course study. *Proceedings of the National Academy of Sciences*, 104 (4), S. 1319–1324; https://doi.org/10.1073/pnas.0610362104.
Deighton, S., Neville, A., Pusch, D. & Dobson, K. (2018): Biomarkers of adverse childhood experiences: A scoping review. *Psychiatry Research*, 269, S. 719–732; https://doi.org/10.1016/j.psychres.2018.08.097.
Do Prado, C. H., Grassi-Oliveira, R., Wieck, A., Zaparte, A., Filho, L. D., da Silva Morrone, M., Moreira, J. C. & Bauer, M. E. (2016): The impact of childhood maltreatment on redox state: Relationship with oxidative damage and antioxidant defenses in adolescents with no psychiatric disorder. *Neuroscience Letters*, 617, S. 173–177; https://doi.org/10.1016/j.neulet.2016.01.062.
Entringer, S., Epel, E. S., Kumsta, R., Lin, J., Hellhammer, D. H., Blackburn, E. H., Wüst, S. & Wadhwa, P. D. (2011): Stress exposure in intrauterine life is associated with shorter telomere length in young adulthood. *Proceedings of the National Academy of Sciences*, 108 (33), E513–E518.
Entringer, S., Buss, C. & Wadhwa, P. D. (2015): Prenatal stress, development, health and disease risk: A psychobiological perspective – 2015 Curt Richter Award Paper. *Psychoneuroendocrinology*, 62, S. 366–375; https://doi.org/10.1016/j.psyneuen.2015.08.019.
Esteves, K. C., Jones, C. W., Wade, M., Callerame, K., Smith, A. K., Theall, K. P. & Drury, S. S. (2020): Adverse childhood experiences: Implications for offspring telomere length and psychopathology. *American Journal of Psychiatry*, 177 (1), S. 47–57; https://doi.org/10.1176/appi.ajp.2019.18030335.
Felitti, V. J., Anda, R. F., Nordenberg, D., Williamson, D. F., Spitz, A. M., Edwards, V. & Marks, J. S. (1998): Relationship of childhood abuse and household dysfunction to many of the leading causes of death in adults: The Adverse Childhood Experiences (ACE) Study. *American Journal of Preventive Medicine*, 14 (4), S. 245–258.
Funkhouser, L. J. & Bordenstein, S. R. (2013): Mom knows best: The universality of maternal microbial transmission. *PLOS Biology*, 11 (8), 9.
Geiger, M. L., Boeck, C., Koenig, A. M., Schury, K., Waller, C., Kolassa, S., Karabatsiakis, A. & Kolassa, I.-T. (2019): Investigating the effects of childhood maltreatment on pro-inflammatory signaling: The influence of cortisol and DHEA on cytokine secretion ex vivo. *Mental Health & Prevention*, 13, S. 176–186; https://doi.org/10.1016/j.mhp.2018.04.002.
Gola, H., Engler, H., Sommershof, A., Adenauer, H., Kolassa, S., Schedlowski, M., Groettrup, M., Elbert, T. & Kolassa, I.-T. (2013): Posttraumatic stress disorder is associated with an enhanced spontaneous production of pro-inflammatory cytokines by peripheral blood mononuclear cells. *BMC Psychiatry*, 13 (1), 40; https://doi.org/10.1186/1471-244X-13-40.
Guilliams, T. G. & Edwards, L. (2010): Chronic stress and the HPA axis: Clinical assessment and therapeutic considerations. *The Standard*, 9 (2), S. 1–12.
Gumpp, A. M., Boeck, C., Behnke, A., Bach, A. M., Ramo-Fernández, L., Welz, T., Gündel, H., Kolassa, I.-T. & Karabatsiakis, A. (2020): Childhood maltreatment is associated with changes in mitochondrial bioenergetics in maternal, but not in neonatal immune cells. *Proceedings of the National Academy of Sciences*, 117 (40), S. 24778–24784; https://doi.org/10.1073/pnas.2005885117.
Gur, T. L., Palkar, A. V., Rajasekera, T., Allen, J., Niraula, A., Godbout, J. & Bailey, M. T. (2019): Prenatal stress disrupts social behavior, cortical neurobiology and commensal

microbes in adult male offspring. *Behavioural Brain Research,* 359, S. 886–894; doi: 10.1016/j.bbr.2018.06.025.

Hantsoo, L., Jašarević, E., Criniti, S., McGeehan, B., Tanes, C., Sammel, M. D., Elovitz, M. A., Compher, C., Wu, G. & Epperson, C. N. (2020): Childhood adversity impact on gut microbiota and inflammatory response to stress during pregnancy. *Brain, Behavior and Immunity,* 75, S. 240–250; doi: 10.1016/j.bbi.2018.11.005.

Harley, C. B., Futcher, A. B. & Greider, C. W. (1990): Telomeres shorten during ageing of human fibroblasts. *Nature*, 345 (6274), S. 458–460; https://doi.org/10.1038/345458a0.

Hart, M. J., Torres, S. J., McNaughton, S. A. & Milte, C. M. (2021): Dietary patterns and associations with biomarkers of inflammation in adults: A systematic review of observational studies. *Nutrition Journal*, 20 (1), 24; https://doi.org/10.1186/s12937-021-00674-9.

Hauer, D., Schelling, G., Gola, H., Campolongo, P., Morath, J., Roozendaal, B., Hamuni, G., Karabatsiakis, A., Atsak, P., Vogeser, M. & Kolassa, I.-T. (2013): Plasma concentrations of endocannabinoids and related primary fatty acid amides in patients with post-traumatic stress disorder. *PLoS ONE*, 8 (5), e62741; https://doi.org/10.1371/journal.pone.0062741.

Hill, C., Guarner, F., Reid, G., Gibson, G. R., Merenstein, D. J., Pot, B., Morelli, L., Canani, R. B., Flint, H. J., Salminen, S., Calder, P. C. & Sanders, M. E. (2014): The International Scientific Association for Probiotics and Prebiotics consensus statement on the scope and appropriate use of the term probiotic. *Nature Reviews Gastroenterology & Hepatology*, 11 (8), S. 506–514; https://doi.org/10.1038/nrgastro.2014.66 (https://www.nature.com/articles/nrgastro.2014.66.pdf; Zugriff: 11.4.2022).

Hillard, C. J., Weinlander, K. M. & Stuhr, K. L. (2012): Contributions of endocannabinoid signaling to psychiatric disorders in humans: Genetic and biochemical evidence. *Neuroscience*, 204, S. 207–229; https://doi.org/10.1016/j.neuroscience.2011.11.020.

Hitzler, M., Karabatsiakis, A. & Kolassa, I.-T. (2019): Biomolekulare Vulnerabilitätsfaktoren psychischer Erkrankungen: Einfluss von chronischem und traumatischem Stress auf Immunsystem, freie Radikale und Mitochondrien. *Psychotherapeut*, 64 (4), S. 329–348; https://doi.org/10.1007/s00278-019-0366-9.

Hollander, D. & Kaunitz, J. D. (2020): The »leaky gut«: Tight junctions but loose associations? *Digestive Diseases and Sciences*, 65 (5), S. 1277–1287; https://doi.org/10.1007/s10620-019-05777-2.

Hori, H. & Kim, Y. (2019): Inflammation and post-traumatic stress disorder. *Psychiatry and Clinical Neurosciences*, 73 (4), S. 143–153; https://doi.org/10.1111/pcn.12820.

Hullar, M. A. J. & Fu, B. C. (2014): Diet, the gut microbiome, and epigenetics. *The Cancer Journal*, 20 (3), S. 170–175; https://doi.org/10.1097/PPO.0000000000000053.

Isgut, M., Smith, A. K., Reimann, E. S., Kucuk, O. & Ryan, J. (2017): The impact of psychological distress during pregnancy on the developing fetus: Biological mechanisms and the potential benefits of mindfulness interventions. *Journal of Perinatal Medicine*, 45 (9), S. 999–1011; https://doi.org/10.1515/jpm-2016-0189.

Iwama, H., Ohyashiki, K., Ohyashiki, J. H., Hayashi, S., Yahata, N., Ando, K., Toyama, K., Hoshika, A., Takasaki, M., Mori, M. & Shay, J. W. (1998): Telomeric length and telomerase activity vary with age in peripheral blood cells obtained from normal individuals. *Human Genetics*, 102 (4), S. 397–402; https://doi.org/10.1007/s004390050711.

Jacka, F. N., O'Neil, A., Opie, R., Itsiopoulos, C., Cotton, S., Mohebbi, M., Castle, D., Dash, S., Mihalopoulos, C., Chatterton, M. L., Brazionis, L., Dean, O. M., Hodge, A. M. & Berk, M. (2017): A randomised controlled trial of dietary improvement for adults with major depression (the ›SMILES‹ trial). *BMC Medicine*, 15(1), 23; https://doi.org/10.1186/s12916-017-0791-y.

Jacobs, T. L., Epel, E. S., Lin, J., Blackburn, E. H., Wolkowitz, O. M., Bridwell, D. A., Zanesco, A. P., Aichele, S. R., Sahdra, B. K., MacLean, K. A., King, B. G., Shaver, P. R., Rosenberg, E. L., Ferrer, E., Wallace, B. A. & Saron, C. D. (2011): Intensive meditation training, immune cell telomerase activity, and psychological mediators. *Psychoneuroendocrinology*, 36 (5), S. 664–681; https://doi.org/10.1016/j.psyneuen.2010.09.010.

Jašarević, E., Rodgers, A. B. & Bale, T. L. (2015): A novel role for maternal stress and microbial transmission in early life programming and neurodevelopment. *Neurobiology of Stress*, 1, S. 81–88; https://doi.org/10.1016/j.ynstr.2014.10.005.

Jordán, F., Lauria, M., Scotti, M., Nguyen, T.-P., Praveen, P., Morine, M. & Priami, C. (2015): Diversity of key players in the microbial ecosystems of the human body. *Scientific Reports*, 5 (1), 15920; https://doi.org/10.1038/srep15920.

Kapoor, A., Dunn, E., Kostaki, A., Andrews, M. H. & Matthews, S. G. (2006): Fetal programming of hypothalamo-pituitary-adrenal function: Prenatal stress and glucocorticoids: Fetal programming of HPA function. *The Journal of Physiology*, 572 (1), S. 31–44; https://doi.org/10.1113/jphysiol.2006.105254.

Karabatsiakis, A. & Schönfeldt-Lecuona, C. (2020): Depression, mitochondrial bioenergetics, and electroconvulsive therapy: A new approach towards personalized medicine in psychiatric treatment – a short review and current perspective. *Translational Psychiatry*, 10 (1), 226; https://doi.org/10.1038/s41398-020-00901-7.

Karabatsiakis, A., Hamuni, G., Wilker, S., Kolassa, S., Renu, D., Kadereit, S., Schauer, M., Hennessy, T. & Kolassa, I.-T. (2015): Metabolite profiling in posttraumatic stress disorder. *Journal of Molecular Psychiatry*, 3 (1), 2; https://doi.org/10.1186/s40303-015-0007-3.

Koenig, A. M., Gao, W., Umlauft, M., Schury, K., Reister, F., Kirschbaum, C., Karabatsiakis, A. & Kolassa, I.-T. (2018a): Altered hair endocannabinoid levels in mothers with childhood maltreatment and their newborns. *Biological Psychology*, 135, S. 93–101; https://doi.org/10.1016/j.biopsycho.2018.03.006.

Koenig, A. M., Karabatsiakis, A., Stoll, T., Wilker, S., Hennessy, T., Hill, M. M. & Kolassa, I.-T. (2018b): Serum profile changes in postpartum women with a history of childhood maltreatment: A combined metabolite and lipid fingerprinting study. *Scientific Reports*, 8 (1), 3468; https://doi.org/10.1038/s41598-018-21763-6.

Koenig, A. M., Ramo-Fernández, L., Boeck, C., Umlauft, M., Pauly, M., Binder, E. B., Kirschbaum, C., Gündel, H., Karabatsiakis, A. & Kolassa, I.-T. (2018c): Intergenerational gene × environment interaction of FKBP5 and childhood maltreatment on hair steroids. *Psychoneuroendocrinology*, 92, S. 103–112; https://doi.org/10.1016/j.psyneuen.2018.04.002.

Kolassa, I.-T., Ertl, V., Eckart, C., Glöckner, F., Kolassa, S., Papassotiropoulos, A., de Quervain, D. J.-F. & Elbert, T. (2010a): Association study of trauma load and *SLC6A4* promoter polymorphism in posttraumatic stress disorder: Evidence from survivors of the Rwandan genocide. *The Journal of Clinical Psychiatry*, 71 (05), S. 543–547; https://doi.org/10.4088/JCP.08m04787blu.

Kolassa, I.-T., Ertl, V., Eckart, C., Kolassa, S., Onyut, L. P. & Elbert, T. (2010b): Spontaneous remission from PTSD depends on the number of traumatic event types experienced. *Psychological Trauma: Theory, Research, Practice, and Policy*, 2 (3), S. 169–174; https://doi.org/10.1037/a0019362.

Kolassa, I.-T., Kolassa, S., Ertl, V., Papassotiropoulos, A. & De Quervain, D. J.-F. (2010c): The risk of posttraumatic stress disorder after trauma depends on traumatic load and the

Catechol-O-Methyltransferase Val158Met polymorphism. *Biological Psychiatry*, 67 (4), S. 304–308; https://doi.org/10.1016/j.biopsych.2009.10.009.
Leeb, R. T., Lewis, T. & Zolotor, A. J. (2011): A review of physical and mental health consequences of child abuse and neglect and implications for practice. *American Journal of Lifestyle Medicine*, 5 (5), S. 454–468; https://doi.org/10.1177/1559827611410266.
Li, X., Wang, J., Zhou, J., Huang, P. & Li, J. (2017): The association between post-traumatic stress disorder and shorter telomere length: A systematic review and meta-analysis. *Journal of Affective Disorders*, 218, S. 322–326.
Li, Z., He, Y., Wang, D., Tang, J. & Chen, X. (2017): Association between childhood trauma and accelerated telomere erosion in adulthood: A meta-analytic study. *Journal of Psychiatric Research*, 93, S. 64–71; https://doi.org/10.1016/j.jpsychires.2017.06.002.
Liu, G., Chong, H.-X., Chung, F. Y.-L., Li, Y. & Liong, M.-T. (2020): Lactobacillus plantarum DR7 modulated bowel movement and gut microbiota associated with dopamine and serotonin pathways in stressed adults. *International Journal of Molecular Sciences*, 21 (13), 4608; https://doi.org/10.3390/ijms21134608.
Liu, L., Chen, X., Skogerbø, G., Zhang, P., Chen, R., He, S. & Huang, D.-W. (2012): The human microbiome: A hot spot of microbial horizontal gene transfer. *Genomics*, 100 (5), S. 265–270; https://doi.org/10.1016/j.ygeno.2012.07.012.
Lugrin, J., Rosenblatt-Velin, N., Parapanov, R. & Liaudet, L. (2014): The role of oxidative stress during inflammatory processes. *Biological Chemistry*, 395 (2), S. 203–230; https://doi.org/10.1515/hsz-2013-0241.
Marchetto, N. M., Glynn, R. A., Ferry, M. L., Ostojic, M., Wolff, S. M., Yao, R. & Haussmann, M. F. (2016): Prenatal stress and newborn telomere length. *American Journal of Obstetrics and Gynecology*, 215 (1), 94.e 1–8; https://doi.org/10.1016/j.ajog.2016.01.177.
Marx, W., Moseley, G., Berk, M. & Jacka, F. (2017): Nutritional psychiatry: The present state of the evidence. *Proceedings of the Nutrition Society*, 76 (4), S. 427–436; https://doi.org/10.1017/S0029665117002026.
Mellon, S. H., Bersani, F. S., Lindqvist, D., Hammamieh, R., Donohue, D., Dean, K., Jett, M., Yehuda, R., Flory, J., Reus, V. I., Bierer, L. M., Makotkine, I., Amara, D. A., Haase, C. H., Coy, M., Iii, F. J. D., Marmar, C. & Wolkowitz, O. M. (2019): Metabolomic analysis of male combat veterans with post traumatic stress disorder. *PLOS ONE*, 14 (3), e0213839; https://doi.org/10.1371/journal.pone.0213839.
Miller, G. E., Chen, E. & Parker, K. J. (2011): Psychological stress in childhood and susceptibility to the chronic diseases of aging: Moving toward a model of behavioral and biological mechanisms. *Psychological Bulletin*, 137 (6), S. 959–997; https://doi.org/10.1037/a0024768.
Moog, N. K., Buss, C., Entringer, S., Shahbaba, B., Gillen, D. L., Hobel, C. J. & Wadhwa, P. D. (2016): Maternal exposure to childhood trauma is associated during pregnancy with placental-fetal stress physiology. *Biological Psychiatry*, 79 (10), S. 831–839; https://doi.org/10.1016/j.biopsych.2015.08.032.
Moore, R. E. & Townsend, S. D. (2019): Temporal development of the infant gut microbiome. *Open Biology*, 9 (9), 190128; https://doi.org/10.1098/rsob.190128.
Morath, J., Moreno-Villanueva, M., Hamuni, G., Kolassa, S., Ruf-Leuschner, M., Schauer, M., Elbert, T., Bürkle, A. & Kolassa, I.-T. (2014): Effects of psychotherapy on DNA strand break accumulation originating from traumatic stress. *Psychotherapy and Psychosomatics*, 83 (5), S. 289–297; https://doi.org/10.1159/000362739.

Muscaritoli, M. (2021): The impact of nutrients on mental health and well-being: Insights from the literature. *Frontiers in Nutrition*, 8, 656290; https://doi.org/10.3389/fnut.2021.656290.

Nemeroff, C. B. (2016): Paradise lost: The neurobiological and clinical consequences of child abuse and neglect. *Neuron*, 89 (5), S. 892–909; https://doi.org/10.1016/j.neuron.2016.01.019.

Nugent, B. M. & Bale, T. L. (2015): The omniscient placenta: Metabolic and epigenetic regulation of fetal programming. *Frontiers in Neuroendocrinology*, 39, S. 28–37; https://doi.org/10.1016/j.yfrne.2015.09.001.

Passos, I. C., Vasconcelos-Moreno, M. P., Costa, L. G., Kunz, M., Brietzke, E., Quevedo, J., Salum, G., Magalhães, P. V., Kapczinski, F. & Kauer-Sant'Anna, M. (2015): Inflammatory markers in post-traumatic stress disorder: A systematic review, meta-analysis, and meta-regression. *The Lancet Psychiatry*, 2 (11), S. 1002–1012; https://doi.org/10.1016/S2215-0366(15)00309-0.

Perroud, N., Paoloni-Giacobino, A., Prada, P., Olié, E., Salzmann, A., Nicastro, R., Guillaume, S., Mouthon, D., Stouder, C., Dieben, K., Huguelet, P., Courtet, P. & Malafosse, A. (2011): Increased methylation of glucocorticoid receptor gene (NR3C1) in adults with a history of childhood maltreatment: A link with the severity and type of trauma. *Translational Psychiatry*, 1 (12), e59; https://doi.org/10.1038/tp.2011.60.

Picard, M., Prather, A. A., Puterman, E., Cuillerier, A., Coccia, M., Aschbacher, K., Burelle, Y. & Epel, E. S. (2018): A Mitochondrial Health Index Sensitive to mood and caregiving stress. *Biological Psychiatry*, 84 (1), S. 9–17; https://doi.org/10.1016/j.biopsych.2018.01.012.

Preston, G., Kirdar, F. & Kozicz, T. (2018): The role of suboptimal mitochondrial function in vulnerability to post-traumatic stress disorder. *Journal of Inherited Metabolic Disease*, 41 (4), S. 585–596; https://doi.org/10.1007/s10545-018-0168-1.

Puterman, E. & Epel, E. (2012): An intricate dance: Life experience, multisystem resiliency, and rate of telomere decline throughout the lifespan: Life stress, multisystem resiliency, and telomeres. *Social and Personality Psychology Compass*, 6 (11), S. 807–825; https://doi.org/10.1111/j.1751-9004.2012.00465.x.

Rakers, F., Rupprecht, S., Dreiling, M., Bergmeier, C., Witte, O. W. & Schwab, M. (2020): Transfer of maternal psychosocial stress to the fetus. *Neuroscience & Biobehavioral Reviews*, 117, S. 185–197; https://doi.org/10.1016/j.neubiorev.2017.02.019.

Ramo-Fernández, L., Boeck, C., Koenig, A. M., Schury, K., Binder, E. B., Gündel, H., Fegert, J. M., Karabatsiakis, A. & Kolassa, I.-T. (2019): The effects of childhood maltreatment on epigenetic regulation of stress-response associated genes: An intergenerational approach. *Scientific Reports*, 9 (1), 983; https://doi.org/10.1038/s41598-018-36689-2.

Ramo-Fernández, L., Gumpp, A. M., Boeck, C., Krause, S., Bach, A. M., Waller, C., Kolassa, I.-T. & Karabatsiakis, A. (2021): Associations between childhood maltreatment and DNA methylation of the oxytocin receptor gene in immune cells of mother–newborn dyads. *Translational Psychiatry*, 11 (1), 449; https://doi.org/10.1038/s41398-021-01546-w.

Ratsika, A., Codagnone, M. C., O'Mahony, S., Stanton, C. & Cryan, J. F. (2021): Priming for life: Early life nutrition and the microbiota-gut-brain axis. *Nutrients*, 13 (2), 423; https://doi.org/10.3390/nu13020423.

Ridout, K. K., Ridout, S. J., Price, L. H., Sen, S. & Tyrka, A. R. (2016): Depression and telomere length: A meta-analysis. *Journal of Affective Disorders*, 191, S. 237–247; https://doi.org/10.1016/j.jad.2015.11.052.

Ridout, K. K., Khan, M. & Ridout, S. J. (2018a): Adverse childhood experiences run deep: Toxic early life stress, telomeres, and mitochondrial DNA copy number, the biological markers of cumulative stress. *BioEssays*, 40 (9), 1800077; https://doi.org/10.1002/bies.201800077.

Ridout, K. K., Levandowski, M., Ridout, S. J., Gantz, L., Goonan, K., Palermo, D., Price, L. H. & Tyrka, A. R. (2018b): Early life adversity and telomere length: A meta-analysis. *Molecular Psychiatry*, 23 (4), S. 858–871.

Rinninella, E., Raoul, P., Cintoni, M., Franceschi, F., Miggiano, G., Gasbarrini, A. & Mele, M. (2019): What is the healthy gut microbiota composition? A changing ecosystem across age, environment, diet, and diseases. *Microorganisms*, 7 (1), 14; https://doi.org/10.3390/microorganisms7010014.

Rowland, I., Gibson, G., Heinken, A., Scott, K., Swann, J., Thiele, I. & Tuohy, K. (2018): Gut microbiota functions: Metabolism of nutrients and other food components. *European Journal of Nutrition*, 57 (1), S. 1–24; https://doi.org/10.1007/s00394-017-1445-8.

Salihu, H. M., King, L. M., Nwoga, C., Paothong, A., Pradhan, A., Marty, P. J., Daas, R. & Whiteman, V. E. (2016): Association between maternal-perceived psychological stress and fetal telomere length. *Southern Medical Journal*, 109 (12), S. 767–772; https://doi.org/10.14423/SMJ.0000000000000567.

Sanz, Y. (2011): Gut microbiota and probiotics in maternal and infant health. *The American Journal of Clinical Nutrition*, 94 (suppl 6), 2000S–2005S; https://doi.org/10.3945/ajcn.110.001172.

Schneider, A., Pfeiffer, A., Conrad, D., Elbert, T., Kolassa, I.-T. & Wilker, S. (2020): Does cumulative exposure to traumatic stressors predict treatment outcome of community-implemented exposure-based therapy for PTSD? *European Journal of Psychotraumatology*, 11 (1), 1789323; https://doi.org/10.1080/20008198.2020.1789323.

Schury, K. & Kolassa, I.-T. (2012): Biological memory of childhood maltreatment: Current knowledge and recommendations for future research: Biological memory of childhood maltreatment. *Annals of the New York Academy of Sciences*, 1262 (1), S. 93–100; https://doi.org/10.1111/j.1749-6632.2012.06617.x.

Sheffield, K. M. & Woods-Giscombé, C. L. (2016): Efficacy, feasibility, and acceptability of perinatal yoga on women's mental health and well-being: A systematic literature review. *Journal of Holistic Nursing*, 34 (1), S. 64–79; https://doi.org/10.1177/0898010115577976.

Sommershof, A., Aichinger, H., Engler, H., Adenauer, H., Catani, C., Boneberg, E.-M., Elbert, T., Groettrup, M. & Kolassa, I.-T. (2009): Substantial reduction of naïve and regulatory T cells following traumatic stress. *Brain, Behavior, and Immunity*, 23 (8), S. 1117–1124; https://doi.org/10.1016/j.bbi.2009.07.003.

Speer, K., Upton, D., Semple, S. & McKune, A. (2018): Systemic low-grade inflammation in post-traumatic stress disorder: A systematic review. *Journal of Inflammation Research*, 11, S. 111–121; https://doi.org/10.2147/JIR.S155903.

Strüber, N., Strüber, D. & Roth, G. (2014): Impact of early adversity on glucocorticoid regulation and later mental disorders. *Neuroscience & Biobehavioral Reviews*, 38, S. 17–37.

Tarullo, A. R. & Gunnar, M. R. (2006): Child maltreatment and the developing HPA axis. *Hormones and Behavior*, 50 (4), S. 632–639; https://doi.org/10.1016/j.yhbeh.2006.06.010.

Tinius, R. A., Cahill, A. G. & Cade, W. T. (2017): Low-intensity physical activity is associated with lower maternal systemic inflammation during late pregnancy. *Journal of Obesity & Weight Loss Therapy*, 7 (3), 343; https://doi.org/10.4172/2165-7904.1000343.

Traylor, C. S., Johnson, J. D., Kimmel, M. C. & Manuck, T. A. (2020): Effects of psychological stress on adverse pregnancy outcomes and nonpharmacologic approaches for reduction: An expert review. *American Journal of Obstetrics & Gynecology MFM*, 2 (4), 100229; https://doi.org/10.1016/j.ajogmf.2020.100229.

Turrens, J. F. (2003): Mitochondrial formation of reactive oxygen species. *The Journal of Physiology*, 552 (2), S. 335–344; https://doi.org/10.1113/jphysiol.2003.049478.

Tyrka, A. R., Ridout, K. K., Parade, S. H., Paquette, A., Marsit, C. J. & Seifer, R. (2015): Childhood maltreatment and methylation of FK506 binding protein 5 gene (FKBP5). *Development and Psychopathology*, 27 (4pt2), S. 1637–1645. Cambridge Core; https://doi.org/10.1017/S0954579415000991.

Tyrka, A. R., Parade, S. H., Price, L. H., Kao, H.-T., Porton, B., Philip, N. S., Welch, E. S. & Carpenter, L. L. (2016a): Alterations of mitochondrial DNA copy number and telomere length with early adversity and psychopathology. *Biological Psychiatry*, 79 (2), S. 78–86; https://doi.org/10.1016/j.biopsych.2014.12.025.

Tyrka, A. R., Ridout, K. K. & Parade, S. H. (2016b): Childhood adversity and epigenetic regulation of glucocorticoid signaling genes: Associations in children and adults. *Development and Psychopathology*, 28 (4pt2), S. 1319–1331; https://doi.org/10.1017/S095457941600 0870.

Valko, M., Leibfritz, D., Moncol, J., Cronin, M. T. D., Mazur, M. & Telser, J. (2007): Free radicals and antioxidants in normal physiological functions and human disease. *The International Journal of Biochemistry & Cell Biology*, 39 (1), S. 44–84; https://doi.org/10.1016/j.biocel.2006.07.001.

Vieten, C. & Astin, J. (2008): Effects of a mindfulness-based intervention during pregnancy on prenatal stress and mood: Results of a pilot study. *Archives of Women's Mental Health*, 11 (1), S. 67–74; https://doi.org/10.1007/s00737-008-0214-3.

Wadhwa, P. D. (2005): Psychoneuroendocrine processes in human pregnancy influence fetal development and health. *Psychoneuroendocrinology*, 30 (8), S. 724–743; https://doi.org/10.1016/j.psyneuen.2005.02.004.

Weinstock, M. (2005): The potential influence of maternal stress hormones on development and mental health of the offspring. *Brain, Behavior, and Immunity*, 19 (4), S. 296–308; https://doi.org/10.1016/j.bbi.2004.09.006.

Wiley, N. C., Dinan, T. G., Ross, R. P., Stanton, C., Clarke, G. & Cryan, J. F. (2017): The microbiota-gut-brain axis as a key regulator of neural function and the stress response: Implications for human and animal health. *Journal of Animal Science*, 95 (7), 3225; https://doi.org/10.2527/jas2016.1256.

Wilker, S., Pfeiffer, A., Elbert, T., Ovuga, E., Karabatsiakis, A., Krumbholz, A., Thieme, D., Schelling, G. & Kolassa, I.-T. (2016): Endocannabinoid concentrations in hair are associated with PTSD symptom severity. *Psychoneuroendocrinology*, 67, S. 198–206; https://doi.org/10.1016/j.psyneuen.2016.02.010.

Yang, Q., Liang, Q., Balakrishnan, B., Belobrajdic, D. P., Feng, Q.-J. & Zhang, W. (2020): Role of dietary nutrients in the modulation of gut microbiota: A narrative review. *Nutrients*, 12 (2), 381; https://doi.org/10.3390/nu12020381.

Yehuda, R., Teicher, M. H., Seckl, J. R., Grossman, R. A., Morris, A. & Bierer, L. M. (2007): Parental posttraumatic stress disorder as a vulnerability factor for low cortisol trait in offspring of holocaust survivors. *Archives of General Psychiatry*, 64 (9), S. 1040–1048; https://doi.org/10.1001/archpsyc.64.9.1040.

Yehuda, R., Daskalakis, N. P., Lehrner, A., Desarnaud, F., Bader, H. N., Makotkine, I., Flory, J. D., Bierer, L. M. & Meaney, M. J. (2014): Influences of maternal and paternal PTSD on epigenetic regulation of the glucocorticoid receptor gene in holocaust survivor offspring. *American Journal of Psychiatry*, 171 (8), S. 872–880; https://doi.org/10.1176/appi.ajp.2014.13121571.

Yehuda, R., Daskalakis, N. P., Bierer, L. M., Bader, H. N., Klengel, T., Holsboer, F. & Binder, E. B. (2016): Holocaust exposure induced intergenerational effects on FKBP5 methylation. *Biological Psychiatry*, 80 (5), S. 372–380; https://doi.org/10.1016/j.biopsych.2015.08.005.

Young, L. M., Pipingas, A., White, D. J., Gauci, S. & Scholey, A. (2019): A systematic review and meta-analysis of B vitamin supplementation on depressive symptoms, anxiety, and stress: Effects on healthy and ›at-risk‹ individuals. *Nutrients*, 11 (9), 2232; https://doi.org/10.3390/nu11092232.

Zeng, M. Y., Inohara, N. & Nuñez, G. (2017): Mechanisms of inflammation-driven bacterial dysbiosis in the gut. *Mucosal Immunology*, 10 (1), S. 18–26;M https://doi.org/10.1038/mi.2016.75.

Zijlmans, M. A. C., Korpela, K., Riksen-Walraven, J. M., de Vos, W. M. & de Weerth, C. (2015): Maternal prenatal stress is associated with the infant intestinal microbiota. *Psychoneuroendocrinology*, 53, S. 233–245; https://doi.org/10.1016/j.psyneuen.2015.01.006.

SONJA ENTRINGER

Frühe Stresserfahrungen und Programmierung von Gesundheit und Krankheit

Konzept der frühen Programmierung von Gesundheit und Krankheit

Das Konzept der frühen Programmierung von Gesundheit und Krankheit geht davon aus, dass die individuelle Vulnerabilität für die Entstehung von verschiedensten Erkrankungen über die Lebensspanne bereits während der frühen Entwicklung geformt wird (Entringer et al. 2010). »Programmierung« beschreibt in diesem Zusammenhang den Prozess, durch den die frühe Umwelt im Zusammenspiel mit der genetischen Ausstattung die Physiologie des heranwachsenden Organismus nachhaltig beeinflussen kann. Eine Grundannahme dabei ist, dass biologische Systeme, die sich gerade entwicklungsbedingt rapide verändern, besonders vulnerabel für organisierende und disorganisierende Einflüsse sind. Als besonders sensible Entwicklungsphasen gelten demnach die pränatale Phase und die frühe postnatale Phase (die »ersten 1000 Tage«; Derbyshire & Obeid 2020), da während dieser Zeit die Plastizität (d. h. die nutzungsabhängige Veränderung) des Gehirns und anderer physiologischer Systeme besonders stark ausgeprägt ist. Nach dem Konzept der frühen Programmierung von Gesundheit und Krankheit geht man nicht davon aus, dass frühe aversive Einflüsse und Erfahrungen *per se* krank machen, sondern dass dadurch die Krankheitsvulnerabilität im späteren Leben beeinflusst wird, die dann je nach Lebensumständen und Umweltbedingungen zur Erkrankung beiträgt. Eine wachsende Befundlage deutet darauf hin, dass es nicht nur unsere genetische Ausstattung ist, die sich auf unsere Krankheitsvulnerabilität auswirkt; vielmehr können Faktoren und Bedingungen, die während ganz früher Entwicklungsperioden vorherrschen, im Zusammenspiel mit genetischen Faktoren die Funktion und Struktur physiologischer Systeme und somit die Vulnerabilität für Erkrankungen lebenslang beeinflussen (Entringer et al. 2010). Diese Prämisse bildet das Kernstück des Konzepts der frühen Programmierung von Gesundheit und Krankheit.

Die Strukturen und Schaltkreise im Gehirn, die an der Verarbeitung von emotionalen und traumatischen Erfahrungen beteiligt sind, werden schon sehr früh während der fetalen Entwicklung angelegt und sind während der ersten Lebensjahre durch Umweltbedingungen besonders formbar (Lupien et al. 2009). Dazu gehören z.B. die Amygdala, die eine zentrale Rolle bei der Wahrnehmung von Furcht und Angst einnimmt, der präfrontale Kortex, der hemmende Signale an die Amygdala sendet und der für die Handlungssteuerung und die Regulation emotionaler Prozesse wichtig ist, und der Hippocampus, der an der Regulation der Stress-Reaktion und an Lernprozessen und Gedächtnisbildung beteiligt ist (s. Abb. 1). Emotionale traumatische Erfahrungen in frühen Lebensabschnitten, auch schon während der pränatalen Phase, können wahrscheinlich genau diejenigen Schaltkreise programmieren, welche an der Verarbeitung und Regulation von Stress und Emotionen beteiligt sind. Dadurch kann die Anfälligkeit für Stress und stressbedingte Störungen ein Leben lang moduliert werden. Im vorliegenden Beitrag wird das Konzept der frühen Programmierung von Krankheitsvulnerabilität an Beispielen aus unserer eigenen Forschung erläutert und deren Bedeutung für Prävention und Intervention diskutiert.

Pränatale Stress-Exposition und fetale Programmierung von Gesundheit und Krankheit

Eine wachsende Befundlage deutet daraufhin, dass bereits Bedingungen im Mutterleib prägende, zum Teil lebenslange Effekte auf die Nachkommen haben können (Entringer et al. 2010; Gluckman & Hanson 2004). Die Forschungsarbeiten aus unserer Arbeitsgruppe beschäftigen sich in diesem Zusammenhang mit Stresserleben und der Gefühlslage der Mutter während der Schwangerschaft und mit der Frage, ob und über welche Mechanismen diese einen Einfluss auf die Krankheitsdisposition der Nachkommen haben können (Entringer et al. 2010; Entringer et al. 2015). Wir untersuchen diese Zusammenhänge in Längsschnittstudien, in denen Frauen ab der frühen Schwangerschaft untersucht werden. Zu zwei bis drei Studienterminen während der Schwangerschaft erheben wir anhand von Interviews und Fragebögen Daten zu Stressexposition, emotionaler Befindlichkeit und Lebensumständen und sammeln Blut- und Speichelproben zur Bestimmung biologischer Stressparameter. Unsere neueren Studien beinhalten auch ein Protokoll,

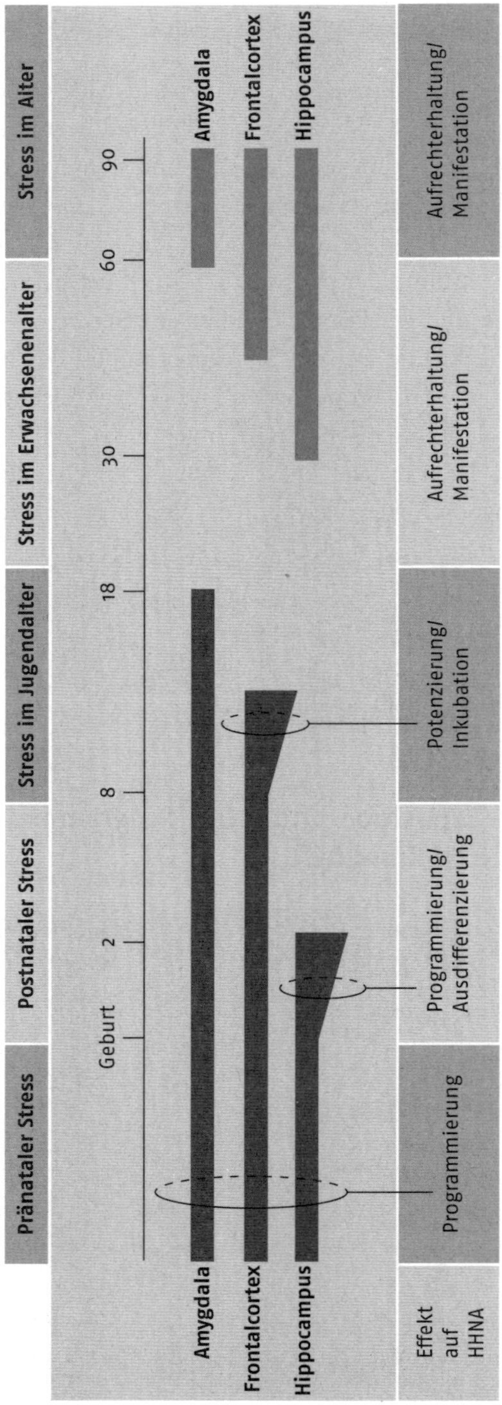

Abb. 1: Entwicklung und Plastizität emotionaler Schaltkreise im Gehirn über die Lebensspanne (nach Lupien et al. 2009)

um über Smartphones Sensoren-Daten zur psychologischen und physiologischen Gestresstheit im Alltag der Frauen zu sammeln (»ecological momentary assessment, EMA«) (Lazarides et al. 2020). Bei der Geburt entnehmen wir Nabelschnurblut und Plazentagewebe zur Analyse molekularbiologischer Marker. Die Kinder aus diesen Schwangerschaften werden nach der Geburt ebenfalls in die Studien eingeschlossen und über einen Zeitraum von mehreren Jahren bezüglich ihrer Gehirnentwicklung, ihrer kognitiven, emotionalen und körperlichen Entwicklung untersucht.

Aus den während der Schwangerschaft gesammelten Speichelproben bestimmen wir z.B. Konzentrationen des Stresshormons Cortisol, das eine zentrale Rolle bei der Vermittlung der Effekte von Stress aufseiten der Mutter während der Schwangerschaft in Bezug auf den heranwachsenden Föten spielt.

Jegliche Kommunikation zwischen Mutter und Fetus im biologischen Sinn verläuft über die Plazenta, ein Organ hauptsächlich fetalen Ursprungs, das während der Schwangerschaft heranreift und sowohl mit dem mütterlichen als auch mit dem fetalen System verbunden ist (Entringer et al. 2016). Psychische Stressbelastung der Mutter führt zur Aktivierung der Hypothalamus-Hypophysen-Nebennierenrinden-Achse (HHNA), was die Ausschüttung des Stress-Hormons Cortisol in den Blutkreislauf der Mutter bewirkt. Die Plazenta bildet zum großen Teil eine Barriere für das mütterliche Cortisol. Dafür sorgt ein Enzym in der Plazenta, 11 β-Hydroxysteroid-Dehydrogenase (11 β-HSD), welches das Cortisol inaktiviert (Seckl 1997). Man schätzt, dass nur ca. 10–20 % des mütterlichen Cortisols im Blutkreislauf des Foetus ankommen. Zudem nimmt die Aktivität des Enzyms bei akuter Stressbelastung zu, so dass die Barriere umso besser funktioniert, je gestresster die Mutter ist (Ghaemmaghami et al. 2014). Bei chronischer Stressbelastung der Mutter scheint die Aktivität des Enzyms jedoch erniedrigt zu sein (Welberg et al. 2005), wodurch die plazentale Schutzfunktion beeinträchtigt wird.

Sowohl mütterliches als auch fetales Cortisol können die Ausschüttung von Cortiocotropin-Releasing Hormon (CRH) aus der Plazenta stimulieren, welches sowohl ins mütterliche als auch ins fetale System gelangt und dort die HHNA stimuliert (Wadhwa 2005). Im Gegensatz zur hypothalamischen CRH-Ausschüttung, die in akuten Stress-Situationen stimuliert wird und durch Cortisol in einer negativen Feedback-Schleife gehemmt wird, damit die Stressreaktion wieder runterreguliert wird, wird die plazentale CRH-Ausschüttung durch Cortisol nicht gehemmt, sondern aktiviert, was in einem *feed-forward*-Mechanismus zwischen mütterlichem, fetalem und plazentalem System in Bezug auf die Stresshormonfreisetzung resultiert. Das fetale Gehirn und viele andere physiologische Systeme des heranwachsenden Feten sind auf mütterliches Cortisol angewiesen, um zu reifen und sich angemessen zu entwickeln (Buss et al. 2012b). Zu hohe Cortisolspiegel können jedoch toxisch wirken und langfristig negative Konsequenzen haben, wodurch sich eine erhöhte Stressreaktivität und Vulnerabilität für psychische und körperliche Störungen nach pränataler Stressexposition im späteren Leben erklären lässt (Entringer et al. 2016, 2010, 2015).

Chronische Stressbelastung während der Schwangerschaft ist außerdem mit erhöhten Konzentrationen an pro-inflammatorischen Zytokinen im mütterlichen Blutkreislauf assoziiert, die entweder direkt über die Plazenta ins fetale System gelangen können oder inflammatorische Prozesse in der Plazenta anstoßen, die dann wiederum pro-inflammatorische Prozesse im fetalen System induzieren und somit Entwicklungsprozesse beeinflussen können (Rakers et al. 2020).

Forschungsarbeiten aus unserer Arbeitsgruppe belegen einen Zusammenhang zwischen Veränderungen in der mütterlichen Stressbiologie während der Schwangerschaft und fetaler bzw. kindlicher Entwicklung. Beispielsweise zeigten Buss et al. (2012a), dass erhöhte mütterliche Cortisolkonzentrationen mit einem größeren Amygdalavolumen bei 7-jährigen Mädchen assoziiert waren. Diesen Zusammenhang konnten wir in unseren neuen Studien auch bereits bei neugeborenen Kindern beobachten, bei denen es noch keine postnatalen Einflüsse gegeben haben kann, was auf pränatale Effekte hinweist (Graham et al. 2019).

Des Weiteren haben wir bei diesen Neugeborenen die Konnektivität der Amygdala mit anderen Hirnregionen untersucht, welche die Kommunikation zwischen der Amygdala und diesen Hirnarealen beeinflusst. Wir fanden einen Zusammenhang zwischen höheren mütterlichen Cortisolkonzentrationen während der Schwangerschaft und einer stärkeren Konnektivität der Amygdala mit Regionen wie der Insula, was mit einer größeren Sensitivität für sensorische Stimuli und einer erhöhten Vigilanz einhergehen kann, wodurch wiederum das Risiko für Angsterkrankungen im späteren Leben größer werden kann. Tatsächlich beobachteten wir bei diesen Kindern einen Zusammenhang der Amygdala-Insula-Konnektivität zum Zeitpunkt der Geburt mit Angstsymptomen im Alter von 2 Jahren (Graham et al. 2019).

Dieselbe Exposition während der Schwangerschaft (erhöhte mütterliche Cortisol-Ausschüttung) ist auch mit einem anderen kindlichen Phänotyp assoziiert, nämlich erhöhten Körperfettwerten. Je höher die Cortisol-Konzentrationen der Mutter während der Schwangerschaft waren, desto höher war der Zugewinn an Körperfett der Kinder über die ersten 6 Lebensmonate (Entringer et al. 2017). Ein stärkerer Zuwachs von Fettgewebe in dieser frühen Entwicklungsperiode stellt einen Risikofaktor für Übergewicht und das metabolische Syndrom im späteren Leben dar.

Über einen wie langen Zeitraum im Leben wirken sich die pränatalen Stresseffekte aus? Um dies zu untersuchen, haben wir in einer retrospektiven Studie den Zusammenhang zwischen kritischen Lebensereignissen während der Schwangerschaft und metabolischer, endokriner, Immun- und kognitiver Funktion bei den erwachsenen Nachkommen untersucht. Es zeigte sich ein signifikanter Zusammenhang zwischen pränataler Stressbelastung und Veränderungen in allen untersuchten Bereichen. Die jungen Erwachsenen, deren Mütter während der Schwangerschaft einer starken psychischen Stressbelastung ausgesetzt waren, zeigen eine höhere Insulinresistenz und höhere Körperfettwerte (Entringer et al. 2008b), eine Dysregulation der HHNA (Entringer et al. 2009b), Veränderungen in der Immunfunktion (Th-2 Bias; Entringer et al. 2008a) sowie Beeinträchtigungen in einem Arbeitsgedächtnistest nach Cortisolgabe (Entringer et al. 2009a), also insgesamt Veränderungen in physiologischen Systemen, die für eine Reihe von Erkrankungen im späteren Erwachsenenalter prädisponieren.

Molekularbiologische Mechanismen der fetalen Programmierung

Eine Frage, mit der sich die Wissenschaft im Bereich der frühen Programmierung von Gesundheit und Krankheit beschäftigt, betrifft die molekularen Mechanismen, welche es ermöglichen, dass Stresserfahrungen im frühen Leben langfristige und gravierenden Effekte auf Stressregulationssysteme und das Krankheitsrisiko ausüben können. Vermutlich kommt es im Laufe der Entwicklung bereits unmittelbar nach einer stressreichen oder traumatischen Erfahrung zu einer »biologischen Einbettung« der Erfahrung mit der Folge eines langfristig gesteigerten Erkrankungsrisikos im Erwachsenenalter.

Aufgrund der Veränderungen in einer Vielzahl physiologischer Systeme nach pränataler Stressbelastung, von denen wir und andere Arbeitsgruppen berichtet haben, haben wir uns gefragt, ob es eventuell einen biologischen Mechanismus gibt, der systemübergreifend all diesen Veränderungen zugrunde liegt. Dabei sind wir auf die Telomere gestoßen. Das sind Strukturen an den Enden unserer Chromosomen, die aus DNA-Elementen, die keine genetische Information enthalten, und Proteinen bestehen. Ihnen kommt eine wichtige Aufgabe während der Zellteilung zu, indem sie die Chromosomen schützen und zusammenhalten und somit eine wichtige Schutzfunktion für chromosomale Stabilität und Zellfunktion haben (Blackburn & Epel 2012). Bei jeder Zellteilung verkürzen sich die Telomere. Irgendwann erreichen sie einen kritischen Punkt, an dem die Zelle sich nicht weiter teilen kann. Die Zelle kann ihre Funktionen zunehmend schlechter ausführen. Verharren die Zellen in diesem Zustand der Seneszenz, werden entzündliche Prozesse initiiert. Die Telomerverkürzung wird häufig mit einer Uhr verglichen, die während der begrenzten Lebensdauer der Zellen tickt und diese altern lässt.

Die Telomerlänge, gemessen in Immunzellen, ist mit einem Spektrum von altersbedingten Erkrankungen sowie mit der Lebensdauer assoziiert (Blackburn & Epel 2012). Eine mittlerweile umfassende Befundlage belegt auch den Zusammenhang zwischen psychischer Stressbelastung und Telomerverkürzung bei Kindern und Erwachsenen (zusammengefasst in Rentscher et al. 2020). Die biologischen Mechanismen, wie Stress zu einer kürzeren Telomerlänge beitragen kann, sind auch recht gut untersucht. Inkubiert man Immunzellen *in vitro* mit dem Stresshormon Cortisol, so beobachtet man, dass durch die Cortisol-Exposition das Enzym Telomerase gehemmt wird, das der Telomerverkürzung entgegenwirkt (Choi et al. 2008). Außerdem können stress-assoziierte oxidative und inflammatorische Prozesse die DNA in den Telomeren direkt schädigen und somit zu einer Telomerverkürzung führen (Lin et al. 2012).

Bereits die Schwangerschaft stellt ein sensibles Zeitfenster in Bezug auf die Auswirkungen von belastenden Lebensbedingungen auf die Telomerbiologie dar. Zum ersten Mal untersuchten wir dies in der oben beschriebenen retrospektiven Studie, in der wir Berichte von Müttern zu schwerwiegenden Lebensereignissen während der Schwangerschaft erfasst haben. Das Vorkommen belastender Lebensereignisse während der Schwangerschaft war mit kürzeren Telomeren in Immunzellen bei den jungen, gesunden, erwachsenen Nachkommen – im Vergleich zu einer Kontrollgruppe ohne belastende Lebensereignisse während der Schwangerschaft – assoziiert (Entringer et al. 2011). Anschließend haben wir diesen Befund bei einer prospektiven Schwangerschaftskohorte repliziert: Je stärker das Ausmaß der schwangerschaftsbezogenen Stressbelastung der Mutter war, umso kürzer war die Telomerlänge der Kinder, gemessen im Nabelschnurblut, bereits bei der Geburt (Entringer et al. 2013; Wang et al. 2017). Dieser Befund wurde danach mehrmals bei weiteren, unabhängigen Kohorten repliziert (Marchetto et al., 2016; Send et al. 2017). In einer weiteren Studie haben wir während der Schwangerschaft aus mütterlichen Blutproben Konzentrationen von Cytokinen gemessen, die in anderen Studien mit chronischer Stressbelastung assoziiert sind. Wir beobachteten einen Zusammenhang zwischen einem erhöhten proinflammatorischen Zustand der Mütter während der Schwangerschaft und verkürzten Telomeren der Nachkommen: Je höher das Verhältnis von pro- zu antiinflammatorischen Cytokinen im Blut der Mutter, desto kürzer waren die Telomere, gemessen in Immunzellen unmittelbar nach der Geburt (Lazarides et al. 2019).

Wichtig ist aber auch, in diesem Zusammenhang die positiven Effekte mütterlicher Resilienz auf die Telomere der Neugeborenen zu erwähnen. Bezüglich einer großen finnischen Geburtskohorte hatten wir die Daten von über 650 Frauen zu psychologischen Faktoren während der Schwangerschaft vorliegen. Aus den verschiedeneren Fragebögen, die die Frauen bis zu 16-mal während der Schwangerschaft ausgefüllt haben, haben wir einen psychologischen Positivitätsscore gebildet, der das Ausmaß an positiver Gestimmtheit, positiven Alltagserlebnissen und sozialer Unterstützung während der Schwangerschaft widerspiegelt. Zudem haben wir einen Stress-Score aus den Items gebildet, die Stressbelastung und negative Gestimmtheit abbilden.

Diese beiden Scores haben wir zueinander ins Verhältnis gesetzt, um das Ausmaß der mütterlichen Resilienz abzuschätzen, d. h. der Resilienz-Score bildet ab, wie positiv gestimmt und zuversichtlich die Frauen in Abhängigkeit von ihrer Stressbelastung waren. Die Ergebnisse zeigen: Je stärker das Ausmaß mütterlicher Resilienz, also der psychischen Widerstandsfähigkeit der Mütter während der Schwangerschaft, ausgeprägt war, desto länger waren die Telomere der Neugeborenen bei der Geburt (Verner et al. 2021). Diese initiale Telomerlänge hat möglicherweise lebenslange Effekte auf die Telomerbiologie und die Gesundheit, die bisher noch nicht ausreichend erforscht sind.

Bezüglich der biologischen Einbettungseffekte früher Stresserfahrungen werden auch epigenetische Veränderungen als Mechanismen diskutiert (Heim et al. 2019). Die Epigenetik befasst sich mit der stabilen Veränderung der Aktivität der Gene in unseren Zellen, ohne dass Veränderung am eigentlichen Gen bzw. der DNA-Sequenz aufträten. Damit ein Gen exprimiert, also in ein Protein umgeschrieben werden kann, muss die DNA von Transkriptionsfaktoren abgelesen werden. Epigenetische Veränderungen beeinflussen den Zugang der Transkriptionsfaktoren zum Genom, was dazu führen kann, dass sich Gen-Expressionsmuster und Proteinkonzentrationen dauerhaft verändern. Zu den epigenetischen Mechanismen zählt man z. B. Veränderungen, die direkt an der Dinukleotidsequenz ansetzen (Methylierung), oder solche, die die Faltung der DNA-Struktur innerhalb des Chromosoms beeinflussen (z. B. Histon-Modifikationen). Epigenetische Veränderungen können auf Tochterzellen bzw. an Nachkommen weitergegeben werden (Jawaid et al. 2018). Sie sind potenziell reversibel (Jawaid et al. 2018). Während der frühen Entwicklung ist unser Epigenom besonders plastisch, d. h. besonders für Umwelteinflüsse empfänglich (Heim & Binder 2012).

Wir haben in einer Studie untersucht, ob sich eine Glucocorticoid (GC)-Exposition während der Schwangerschaft auf epigenetische Signaturen in der Plazenta auswirkt (Czamara et al. 2021). Glucocorticoide, wozu auch das Stresshormon Cortisol gehört, werden in der Schwangerschaft bei drohender Frühgeburt verabreicht, um die fetale Lungenreife zu induzieren. Dieses Szenario kann als »natürliches Experiment« betrachtet werden, um die Auswirkungen einer GC-Exposition während der Schwangerschaft zu untersuchen. In die vorliegende Studie eingeschlossen waren Frauen mit und ohne GC-Exposition, die Anzahl an Früh- und Normalgeburten war in beiden Gruppen gleich verteilt. In der GC-Gruppe beobachteten wir – im Vergleich zur Kontrollgruppe – eine De-Methylierung in einem Gen, das für die Expression des Proteins FκBP5 zuständig ist, welches eine wichtige Rolle bei der Stressregulation spielt. Ein geringeres Ausmaß an Methylierung an dieser Stelle im FκBP5-Gen geht mit einer erhöhten Expression an FκBP5 einher. Wenn mehr FκBP5 exprimiert wird, kommt es zur Co-Expression einer ganzen Reihe von Genen, die mit Inflammation assoziiert sind. Über diese geringfügige Veränderung der Methylierung in einer Stelle des FκBP5-Gens können dementsprechend entzündliche Prozesse in der Plazenta beeinflusst werden, die wiederum Folgen für die fetale Entwicklung haben können.

Präkonzeptionelle Erfahrungen und fetale Programmierung von Gesundheit und Krankheit

Eine stetig wachsende Befundlage deutet darauf hin, dass nicht nur Erlebnisse während der Schwangerschaft, sondern bereits Erfahrungen und Lebensumstände, denen die Frau vor der Schwangerschaft ausgesetzt ist, die Gemütslage und das physiologische Milieu der Mutter während der Schwangerschaft und somit auch die Entwicklung des Fetus nachhaltig prägen können.

In diesem Zusammenhang beschäftigen wir uns mit den Auswirkungen von traumatischen Erlebnissen, die die Mutter in ihrer eigenen Kindheit gemacht hat. Diese können die emotionale Verfassung der Mutter während der Schwangerschaft beeinflussen und somit die oben diskutierten stressbiologischen Systeme aktivieren, die mit der Programmierung einer erhöhten Krankheitsvulnerabilität des Ungeborenen in Verbindung stehen (Buss et al. 2017).

Traumatische Erlebnisse in der Kindheit wie sexueller Missbrauch, körperliche und seelische Gewalt oder Vernachlässigung sowie der Verlust von Bezugspersonen gehören zu den wichtigsten Risikofaktoren für die Entwicklung eines ganzen Spektrums psychischer und körperlicher Erkrankungen im Erwachsenenalter (Heim & Binder 2012; Heim et al. 2019). Die Prävalenz solcher Erlebnisse ist in unserer Gesellschaft erschreckend hoch. In einer Umfrage in Deutschland, welche verschiedene Formen der Misshandlung erfasste, gaben 27,7% der befragten Erwachsenen an, mindestens eine Form der Misshandlung in der Kindheit erlebt zu haben (Hauser et al. 2011).

Vermittelt werden diese Effekte über Veränderungen in stress-assoziierten neuronalen Schaltkreisen und physiologischen Systemen wie dem Immun-, dem endokrinen und dem metabolischen System (Heim et al. 2019). Bei Kindern traumatisierter Mütter besteht ein höheres Risiko, bereits im frühen Kindesalter psychopathologische Erkrankungen und Verhaltensauffälligkeiten wie Störungen des Sozialverhaltens, internalisierende und externalisierende Störungen sowie Übergewicht zu entwickeln (Überblick in Buss et al. 2017). Dieser Zusammenhang kann einmal über postnatale Einfluss-Faktoren erklärt werden, z.B. über eine erhöhte Depressivität der Mütter in Zusammenhang mit dem Erleben eines Kindheitstraumas und damit einhergehenden Veränderungen der Mutter-Kind Interaktion, die sich wiederum auf die Gehirnentwicklung des Kindes ausüben kann. Zum anderen könnten durch physiologische Veränderungen in der Schwangerschaft bei Müttern, die ein Kindheitstrauma erlebt haben, bestimmte fetale Systeme bereits im Mutterleib im Sinne der fetalen Programmierung so beeinflusst werden, dass das Krankheitsrisiko ihrer Kinder im späteren Leben erhöht ist. Tatsächlich konnte in mehreren Studien ein Zusammenhang zwischen dem Erleben eines Kindheitstrauma durch die Mutter und veränderten Konzentrationen an Cortisol (Bublitz et al. 2014; Bublitz & Stroud 2012, 2013), dem plazentaren Corticotropin-Releasing Hormon (CRH) (Moog et al. 2016) und Schilddrüsenhormonen (Moog et al. 2017) während der Schwangerschaft gezeigt werden.

Eine Studie aus unserer Arbeitsgruppe kam zu dem Ergebnis, dass man bereits bei Neugeborenen, deren Mütter in ihrer Kindheit traumatische Erfahrungen gemacht haben, Veränderungen in der Gehirnanatomie beobachten kann. Bei Kindern von Müttern mit der Erfahrung eines Kindheitstraumas war das Gesamtgehirnvolumen – im Vergleich zu Kindern von Müttern ohne diese Erfahrungen – verringert. Dieser Effekt wird vor allem durch einen Unterschied in der grauen

Substanz erklärt – der Komponente des Gehirns, welche die Nervenzellkörper enthält –, was auf eine verzögerte Reifung des Gehirns bei diesen Kindern hindeutet (Moog et al. 2018).

Implikationen für Risikoscreening und Interventionen

Die hier aufgeführten Forschungsarbeiten geben Einblicke in die biologischen Mechanismen, welche den Zusammenhang zwischen Stresserfahrungen im frühen Leben und der Entstehung von psychischen und körperlichen Störungen über die Lebensspanne vermitteln. Bisher gibt es einen erheblichen Mangel an Translation zwischen diesen Forschungserkenntnissen und deren Anwendung in der klinischen Versorgung. Um den Teufelskreis der transgenerationalen Transmission von Stress- und Trauma-Erfahrungen zu durchbrechen, brauchen wir (angelehnt an Heim et al. 2019):

1. ein zuverlässiges System zur Früherkennung von aversiven kindlichen Erfahrungen wie Missbrauch, Misshandlung und Vernachlässigung und eine entsprechende Schulung von Eltern, Erzieherinnen und Erziehern, Lehrern und Lehrerinnen, Kinderärztinnen und -ärzten, anderem medizinischem Personal und Hebammen.
2. Interventionen, welche an den biologischen Einbettungs-Mechanismen früher Stresserfahrungen ansetzen und diese Prozesse umkehren oder kompensieren;
3. neue diagnostische Marker, die frühestmöglich Fälle mit Risiko identifizieren sowie Fälle, die auf eine spezifische Intervention besonders gut ansprechen könnten (Heim & Binder 2012). Möglicherweise sind Personen, die für die negativen Auswirkungen von Stress besonders vulnerabel sind, auch im erhöhten Maße fähig, von positiven psychologischen Interventionen zu profitieren;
4. vorgeburtliche Risikoscreenings mit werdenden Eltern im Sinne der primären Prävention, um gegebenenfalls Elterntrainings schon während der Schwangerschaft durchzuführen.

Daraus können sich neue Perspektiven ergeben, welche die Präzision klinischer Diagnostik und den Erfolg von Interventionen erheblich verbessern würden. Dabei ist es wichtig, im Sinne einer personalisierten Therapie die individuellen Konstellationen in der Entstehung von körperlichen und psychischen Störungen zu berücksichtigen. Davon profitiert dann nicht nur das Individuum, sondern die ganze Gesellschaft, wie der Ökonom und Nobelpreisträger James Heckman in seinen Modellierungen zur volkswirtschaftlichen Rendite frühkindlicher Bildung zeigen konnte (Heckman 2013).

Literatur

Blackburn, E. H. & Epel, E. S. (2012): Telomeres and adversity: Too toxic to ignore. *Nature,* 490 (7419), S. 169–171; doi: 10.1038/490169a.

Bublitz, M. H. & Stroud, L. R. (2012): Childhood sexual abuse is associated with cortisol awakening response over pregnancy: Preliminary findings. *Psychoneuroendocrinology,* 37(9), 1425-1430; doi: 10.1016/j.psyneuen.2012.01.009.

Bublitz, M. H. & Stroud, L. R. (2013): Maternal history of child abuse moderates the association between daily stress and diurnal cortisol in pregnancy: A pilot study. *Stress,* 16 (6), S. 706–710; doi: 10.3109/10253890.2013.825768.

Bublitz, M. H., Parade, S. & Stroud, L. R. (2014): The effects of childhood sexual abuse on cortisol trajectories in pregnancy are moderated by current family functioning. *Biological Psychology,* 103, S. 152–157; doi: 10.1016/j.biopsycho.2014.08.014.

Buss, C., Davis, E. P., Shahbaba, B., Pruessner, J. C., Head, K. & Sandman, C. A. (2012a): Maternal cortisol over the course of pregnancy and subsequent child amygdala and hippocampus volumes and affective problems. *Proceedings of the National Academy of Sciences of the USA,* 109 (20), E1312–1319; doi: 10.1073/pnas.1201295109.

Buss, C., Entringer, S. & Wadhwa, P. D. (2012b): Fetal programming of brain development: Intrauterine stress and susceptibility to psychopathology. *Science Signaling,* 5 (245), pt7; doi: 10.1126/scisignal.2003406.

Buss, C., Entringer, S., Moog, N. K., Toepfer, P., Fair, D. A., Simhan, H. N. et al. (2017): Intergenerational transmission of maternal childhood maltreatment exposure: Implications for fetal brain development. *Journal of the American Academy of Child and Adolescent Psychiatry,* 56 (5), S. 373–382; doi: 10.1016/j.jaac.2017.03.001.

Choi, J., Fauce, S. R. & Effros, R. B. (2008): Reduced telomerase activity in human T lymphocytes exposed to cortisol. *Brain Behavior and Immunity,* 22 (4), S. 600–605; doi: 10.1016/j.bbi.2007.12.004.

Czamara, D., Dieckmann, L., Roh, S., Kraemer, S., Rancourt, R. C., Sammallahti, S. et al. (2021): Betamethasone administration during pregnancy is associated with placental epigenetic changes with implications for inflammation. *Clinical Epigenetics,* 13 (1), 165; doi: 10.1186/s13148-021-01153-y.

Derbyshire, E. & Obeid, R. (2020): Choline, neurological development and brain function: A systematic review focusing on the first 1000 days. *Nutrients,* 12(6), 1731; doi: 10.3390/nu12061731.

Entringer, S., Kumsta, R., Nelson, E. L., Hellhammer, D. H., Wadhwa, P. D. & Wust, S. (2008a): Influence of prenatal psychosocial stress on cytokine production in adult women. *Developmental Psychobiology,* 50 (6), S. 579–587; doi: 10.1002/dev.20316.

Entringer, S., Wust, S., Kumsta, R., Layes, I. M., Nelson, E. L., Hellhammer, D. H. & Wadhwa, P. D. (2008b): Prenatal psychosocial stress exposure is associated with insulin resistance in young adults. *American Journal of Obstetrics and Gynecology,* 199 (5), 498. e491-497.

Entringer, S., Buss, C., Kumsta, R., Hellhammer, D. H., Wadhwa, P. D. & Wüst, S. (2009a): Prenatal psychosocial stress exposure is associated with subsequent working memory performance in young women. *Behavioral Neuroscience,* 123 (4), S. 886–893; doi: 10.1037/a0016265.

Entringer, S., Kumsta, R., Hellhammer, D. H., Wadhwa, P. D. & Wust, S. (2009b): Prenatal exposure to maternal psychosocial stress and HPA axis regulation in young adults. *Hormones and Behavior,* 55 (2), S. 292–298; doi: 10.1016/j.yhbeh.2008.11.006.

Entringer, S., Buss, C. & Wadhwa, P. D. (2010): Prenatal stress and developmental programming of human health and disease risk: Concepts and integration of empirical findings. *Current Opinion in Endocrinology, Diabetes, and Obesity,* 17 (6), S. 507–516; doi: 10.1097/MED.0b013e3283405921.

Entringer, S., Epel, E. S., Kumsta, R., Lin, J., Hellhammer, D. H., Blackburn, E. H. et al. (2011): Stress exposure in intrauterine life is associated with shorter telomere length in young adulthood. *Proceedings of the National Academy of Sciences of the USA,* 108 (33), E513-518; doi: 10.1073/pnas.1107759108.

Entringer, S., Epel, E. S., Lin, J., Buss, C., Shahbaba, B., Blackburn, E. H. et al. (2013): Maternal psychosocial stress during pregnancy is associated with newborn leukocyte telomere length. *American Journal of Obstetrics and Gynecology*, 208 (2), 134.e1–7; doi: 10.1016/j.ajog.2012.11.033.

Entringer, S., Buss, C. & Wadhwa, P. D. (2015): Prenatal stress, development, health and disease risk: A psychobiological perspective – 2015 Curt Richter Award Paper. *Psychoneuroendocrinology,* 62, S. 366–375; doi: 10.1016/j.psyneuen.2015.08.019.

Entringer, S., Buss, C. & Heim, C. (2016): [Early-life stress and vulnerability for disease in later life]. *Bundesgesundheitsblatt Gesundheitsforschung Gesundheitsschutz,* 59 (10), S. 1255–1261; doi: 10.1007/s00103-016-2436-2.

Entringer, S., Buss, C., Rasmussen, J. M., Lindsay, K., Gillen, D. L., Cooper, D. M. & Wadhwa, P. D. (2017): Maternal cortisol during pregnancy and infant adiposity: A prospective investigation. *Journal of Clinical Endocrinologyand Metabolism,* 102 (4), S. 1366–1374; doi: 10.1210/jc.2016-3025.

Ghaemmaghami, P., Dainese, S. M., La Marca, R., Zimmermann, R. & Ehlert, U. (2014): The association between the acute psychobiological stress response in second trimester pregnant women, amniotic fluid glucocorticoids, and neonatal birth outcome. *Developmental Psychobiology,* 56(4), S. 734–747; doi: 10.1002/dev.21142.

Gluckman, P. D. & Hanson, M. A. (2004): Living with the past: Evolution, development, and patterns of disease. *Science,* 305 (5691), S. 1733–1736.

Graham, A. M., Rasmussen, J. M., Entringer, S., Ben Ward, E., Rudolph, M. D., Gilmore, J. H. et al. (2019): Maternal cortisol concentrations during pregnancy and sex-specific associations with neonatal amygdala connectivity and emerging internalizing behaviors. *Biological Psychiatry,* 85 (2), S. 172–181; doi: 10.1016/j.biopsych.2018.06.023.

Hauser, W., Schmutzer, G., Brahler, E. & Glaesmer, H. (2011): Maltreatment in childhood and adolescence: Results from a survey of a representative sample of the German population. *Deutsches Ärzteblatt International,* 108 (17), S. 287–294; doi: 10.3238/arztebl.2011.0287.

Heckman, J. (2013): The Heckman Equation Brochure. Im Internet: https://heckmanequation.org/resource/the-heckman-equation-brochure bzw. https://heckmanequation.org/www/assets/2014/05/F_Heckman_Brochure_041515.pdf (Zugriff: 4.4.2022).

Heim, C. & Binder, E. B. (2012): Current research trends in early life stress and depression: Review of human studies on sensitive periods, gene-environment interactions, and epigenetics. *Experimental Neurology,* 233 (1), S. 102–111; doi: 10.1016/j.expneurol.2011.10.032.

Heim, C. M., Entringer, S. & Buss, C. (2019): Translating basic research knowledge on the biological embedding of early-life stress into novel approaches for the developmental programming of lifelong health. *Psychoneuroendocrinology,* 105, S. 123–137; doi: 10.1016/j.psyneuen.2018.12.011.

Jawaid, A., Roszkowski, M. & Mansuy, I. M. (2018): Transgenerational epigenetics of traumatic stress. *Progress in Molecular Biology and Translational Science,* 158, S. 273–298; doi: 10.1016/bs.pmbts.2018.03.003.

Lazarides, C., Epel, E. S., Lin, J., Blackburn, E. H., Voelkle, M. C., Buss, C. et al. (2019): Maternal pro-inflammatory state during pregnancy and newborn leukocyte telomere length: A prospective investigation. *Brain Behavior and Immunity,* 80, S. 419-426; doi: 10.1016/j.bbi.2019.04.021.

Lazarides, C., Ward, E. B., Buss, C., Chen, W. P., Voelkle, M. C., Gillen, D. L. et al. (2020): Psychological stress and cortisol during pregnancy: An ecological momentary assessment (EMA)-Based within- and between-person analysis. *Psychoneuroendocrinology,* 121, 104848; doi: 10.1016/j.psyneuen.2020.104848.

Lin, J., Epel, E. & Blackburn, E. (2012): Telomeres and lifestyle factors: Roles in cellular aging. *Mutatation Research,* 730 (1–2), S. 85–89; doi: 10.1016/j.mrfmmm.2011.08.003.

Lupien, S. J., McEwen, B. S., Gunnar, M. R. & Heim, C. (2009): Effects of stress throughout the lifespan on the brain, behaviour and cognition. *Nature Reviews, Neuroscience,* 10 (6), S. 434-445; doi: 10.1038/nrn2639.

Marchetto, N. M., Glynn, R. A., Ferry, M. L., Ostojic, M., Wolff, S. M., Yao, R. & Haussmann, M. F. (2016): Prenatal stress and newborn telomere length. *American Journal of Obstetrics and Gynecology,* 215 (1), 94 e91–98; doi: 10.1016/j.ajog.2016.01.177.

Moog, N. K., Buss, C., Entringer, S., Shahbaba, B., Gillen, D. L., Hobel, C. J. & Wadhwa, P. D. (2016): Maternal exposure to childhood trauma is associated during pregnancy with placental-fetal stress physiology. *Biological Psychiatry,* 79 (10), S. 831–839; doi: 10.1016/j.biopsych.2015.08.032.

Moog, N. K., Entringer, S., Heim, C., Wadhwa, P. D., Kathmann, N. & Buss, C. (2017): Influence of maternal thyroid hormones during gestation on fetal brain development. *Neuroscience,* 342, S. 68–100; doi: 10.1016/j.neuroscience.2015.09.070.

Moog, N. K., Entringer, S., Rasmussen, J. M., Styner, M., Gilmore, J. H., Kathmann, N. et al. (2018): Intergenerational effect of maternal exposure to childhood maltreatment on newborn brain anatomy. *Biological Psychiatry,* 83 (2), S. 120–127; doi: 10.1016/j.biopsych.2017.07.009.

Rakers, F., Rupprecht, S., Dreiling, M., Bergmeier, C., Witte, O. W. & Schwab, M. (2020): Transfer of maternal psychosocial stress to the fetus. *Neuroscience & Biobehavioral Reviews,* 117, S. 185–197; doi: 10.1016/j.neubiorev.2017.02.019.

Rentscher, K. E., Carroll, J. E. & Mitchell, C. (2020): Psychosocial stressors and telomere length: A current review of the science. *Annual Review of Public Health,* 41, S. 223–245; doi: 10.1146/annurev-publhealth-040119-094239.

Seckl, J. R. (1997): Glucocorticoids, feto-placental 11 beta-hydroxysteroid dehydrogenase type 2, and the early life origins of adult disease. *Steroids,* 62 (1), S. 89–94.

Send, T. S., Gilles, M., Codd, V., Wolf, I., Bardtke, S., Streit, F. et al. (2017): Telomere length in newborns is related to maternal stress during pregnancy. *Neuropsychopharmacology,* 42 (12), S. 2407–2413; doi: 10.1038/npp.2017.73.
Verner, G., Epel, E., Lahti-Pulkkinen, M., Kajantie, E., Buss, C., Lin, J. et al. (2021): Maternal psychological resilience during pregnancy and newborn telomere length: A prospective study. *American Journal of Psychiatry,* 178 (2), S. 183–192; doi: 10.1176/appi.ajp.2020.19101003.
Wadhwa, P. D. (2005): Psychoneuroendocrine processes in human pregnancy influence fetal development and health. *Psychoneuroendocrinology,* 30 (8), S. 724–743.
Wang, R., An, C., Wang, J., Wang, Y., Song, M., Li, N. et al. (2017): Earthquake Experience at different trimesters during pregnancy is associated with leukocyte telomere length and long-term health in adulthood. *Frontiers in Psychiatry,* 8, 208; doi: 10.3389/fpsyt.2017.00208.
Welberg, L. A., Thrivikraman, K. V. & Plotsky, P. M. (2005): Chronic maternal stress inhibits the capacity to up-regulate placental 11beta-hydroxysteroid dehydrogenase type 2 activity. *Journal of Endocrinoogyl,* 186 (3), R7–R12; doi: 10.1677/joe.1.06374.

TERESA W. NGIGI

Entwicklungstraumata und das Durchbrechen des Zyklus

Jedes Kind erlebt alltägliche Frustrationen, Schmerzen und beunruhigende Erfahrungen, von denen die meisten wohl kaum als Schock oder Trauma in seinem Nervensystem bewahrt werden. Bestimmend dafür, ob solche Erfahrungen unschwer verkraftet oder aber als Trauma bzw. Schock gespeichert werden, ist die Reaktion, die das betroffene Kind in einem solchen Fall von der Bezugsperson erfährt. Wenn die Bezugsperson zur Stelle ist, Trost spendet und Verständnis erkennen lässt, kann das Kind leicht mit seinem Kummer und seiner Frustration fertig werden. In Fällen, in denen ein Kind mit widrigen Erfahrungen allein zurechtkommen muss und sich schwertut, das Geschehen zu begreifen, ist dagegen eher davon auszugehen, dass die Erinnerung daran als Beziehungsschock oder Beziehungstrauma im zentralen Nervensystem (ZNS) gespeichert wird.

Bezugspersonen, die ihrerseits mit einem ungelösten Trauma leben, haben häufig keinen »inneren Draht« zu sich selbst und zu ihren Kindern; sie können diesen daher auch nicht helfen, Emotionen auf gesunde Weise zu regulieren. Das kann zu einem *transgenerationalen* – also mehrere Generationen betreffenden – Trauma führen.

Janae B. und Barry K. Weinhold (Weinhold & Weinhold 2015) vertreten die Ansicht, dass ein schmerzliches Geschehen im Leben einer Mutter ein *intergenerationales*, also von zwei Generationen geteiltes Trauma auslösen kann: Die emotionale Unerreichbarkeit der bekümmerten oder trauernden Mutter kann das Kind in den Schock und das Trauma dieser Mutter hineinziehen. Ein Kind, das einen Verlust erleidet – sei es Trennung, sei es Isolation –, braucht jemanden, der seine emotionalen Bedürfnisse befriedigt, und wenn ihm diese Befriedigung nicht zuteilwird, dann wird es diese gesamte Verlusterfahrung im zentralen Nervensystem speichern, was sich zu einem späteren Zeitpunkt dann wieder manifestieren kann – oft in der Form von Beziehungsproblemen.

Der ständig erhöhte Cortisolspiegel in der Folge widriger Kindheitserfahrungen wirkt sich negativ auf die neurologische Entwicklung aus. Ein Kind, das Trennung und Verlust erlebt, wird, was seine Abhängigkeitsbedürfnisse angeht, möglicherweise regredieren, und das kann sein Sicherheitsgefühl und sein Vertrauen darauf, dass Erwachsene zur Stelle sein werden, untergraben. Auch kann sein Verständnis für Sequenzen und für den Zusammenhang von Ursache und Wirkung eine Unterbrechung erfahren (Hois, o.J.). Zu den langfristigen Folgen zählen der Verlust des Vertrauens, die Unfähigkeit, sich selbst wertzuschätzen, Identitätskrisen, geringe Selbstachtung, eine fordernde Haltung gegenüber dem Leben, Lernschwierigkeiten und vor allem Beziehungsprobleme. Das heranwachsende Kind hat unter Umständen Schwierigkeiten mit seiner Individuation und ein starkes Schuldgefühl, was zu Suizidgedanken führen kann, weil es sich wertlos fühlt.

Eltern bzw. Bezugspersonen können zur Entschärfung dieser Situation beitragen, indem sie sich bemühen, das Kind zu »halten«. Routinen verheißen dem Kind Vorhersagbarkeit, Beständigkeit und Sicherheit. Wenn ein Kind regrediert, müssen die Bezugspersonen sich liebevoll und geduldig verhalten, anstatt ihre Enttäuschung zu zeigen; sie müssen das Kind stützen, indem sie es bestätigen und ermutigen. Altersgemäße Erklärungen dessen, was da gerade vor sich geht, können dem Kind helfen, sich als Teil des Geschehens zu begreifen, und mittels des Spiels kann es sich äußern, Sicherheit gewinnen und lernen, sich als Teil einer größeren Realität zu begreifen. Wenn ein Kind unter Beachtung seines Alters in den Heilungsprozess eingebunden wird, kann das dazu beitragen, dass es sich diesen Prozess zu eigen macht und dass seine Resilienz zunimmt.

Die langfristigen Folgen eines Entwicklungstraumas

Was oben beschrieben wurde, hat langfristige Folgen für die Entwicklung der betroffenen Person. J. und B. Weinhold (2015) listen mit Verweis auf Van der Kolk die nachstehenden Auswirkungen eines solchen Entwicklungstraumas auf:

- generalisierte, schwer zu modulierende Übererregtheit;
- Aggressivität gegenüber der eigenen Person und gegenüber anderen;
- Unfähigkeit, sexuelle Impulse zu regulieren;
- Probleme mit sozialen Bindungen – exzessive Abhängigkeit oder Isolierung;
- Veränderungen in den mit der Reizdiskriminierung einhergehenden neurobiologischen Prozessen;
- Dissoziation;

- Somatisierung;
- konditionierte Angstreaktionen auf traumabezogene Reize;
- Verlust des Vertrauens, der Hoffnung, des Identitätsgefühls;
- soziale Vermeidung oder Verlust wichtiger Bindungen;
- mangelnde Beteiligung bei der Vorbereitung auf die Zukunft.

Zu den weiteren Folgen zählen u. a. psychische Störungen, so etwa Störungen der Sinnesverarbeitung, ADHS (Aufmerksamkeitsdefizit-/Hyperaktivitäts-Störung), oppositionelles Trotzverhalten, bipolare Störungen, Persönlichkeitsstörungen, kognitive Beeinträchtigungen, Sprachverzögerung, Lernschwierigkeiten (Kraybill 2018).

Ein Kindheitstrauma wirkt sich störend auf die Selbstidentität aus. Alle Menschen möchten in dem, was in ihrem Leben geschieht, einen Sinn finden, und ein Kind, das ein Trauma erlitten hat, kann diesen Sinn nicht finden. Kinder sind oft der Ansicht, es sei ihre Schuld, wenn die Erwachsenen ihnen nicht geben, was sie brauchen, und hadern daher mit ihrem Selbstwertgefühl, ihrer Selbstachtung, ihrem Vertrauen und ihren Beziehungen. Die Selbstidentität wird zur Herausforderung, und folglich droht Konfusion. Ein Mensch mit einem geringen Selbstwertgefühl entwickelt Bewältigungsmechanismen, die von Aggressivität bis zum Rückzug und zur Co-Abhängigkeit reichen. Selbstregulierung ist eine bedeutsame Komponente eines erfüllten Lebens, und wenn es – oft aufgrund eines psychischen Traumas – an Erfüllung fehlt, suchen die Betroffenen sie auf unorthodoxe Weise zu finden, etwa durch ein ungesundes Verhältnis zum Essen, durch Drogenkonsum und Drogenmissbrauch und sogar durch Selbstschädigung.

Bekanntlich verstärkt ein Entwicklungstrauma auch gesundheitliche Probleme, weil es das Immunsystem affiziert. Das führt zu Beschwerden, u. a. zu Infektanfälligkeiten, Herzleiden und sogar Krebserkrankungen (Frederiksen 2015), gar nicht zu reden von psychischen Krankheiten wie Depressionen, Angststörungen, Paranoia und anderen.

Anhand ihrer frühen Bindungsbeziehungen entwickeln Kinder im ersten Lebensjahr ein inneres Arbeitsmodell von sich selbst und der Welt um sie herum (Weinhold & Weinhold 2015). Dieses innere Arbeitsmodell kommt auf der Basis von Bindungserfahrungen zustande, die dem Kind vermitteln, wie annehmbar es für seine Umgebung ist und was es von der Bezugsperson und von seinem Umfeld erwarten kann. Was dies betrifft, so war Bowlby der Ansicht, dass das Kind eben das erwartet, was auch zuvor schon geschehen ist (Pietromonaco & Feldman Barrett 2000). Auf Schock oder Trauma wird es vermutlich mit Übererregung (fightflight, Kampf- oder Fluchtverhalten) oder aber mit Dissoziation (»Gefrieren«, Erstarren, Aufgeben, Umfallen) reagieren. Wenn die Situation allzu schockierend oder traumatisierend ist, suchen Kinder nach Bewältigungsmechanismen, die sie vor Schmerz und Angst schützen – sie dissoziieren. Die beiden genannten Reaktionsmuster – Übererregung und Dissoziation – aktivieren eine einmalige Kombination neuronaler Systeme.

Ein Entwicklungstrauma beeinträchtigt die Resilienz, was wiederum die Wahrscheinlichkeit einer posttraumatischen Belastungsstörung (PTBS) nach einem Krisentrauma erhöht (Fraser 2016). Entwicklungstraumata verkomplizieren zukünftige traumatische Erfahrungen. Deshalb müssen Heilungsbemühungen einsetzen, sobald sich Symptome eines Entwicklungstraumas zeigen. Der Heilungsprozess kann dadurch erschwert sein, dass die Betroffenen sich nicht erinnern können, was ihnen geschehen oder nicht geschehen ist, weil sie damals ja noch sehr kleine Kinder waren. Allerdings können die Symptome es den Bezugs- und Helferpersonen möglich machen, solche Kinder bei der Identifizierung des Traumas und beim Durchlaufen des Heilungsprozesses zu unterstützen. Die Beziehungs- bzw. Trennungsschwierigkeiten, die sich in der frühen Adoleszenz manifestieren, können ein Licht auf das frühe Trauma werfen und den Kontaktpersonen helfen, die mittlerweile heranwachsende Person in Richtung des Heilungsprozesses und schließlich zur Genesung zu lenken. Menschen mit einem Entwicklungstrauma sind innerlich fragmentiert, aufgewühlt, zerrissen. Das führt zur Desorganisation des Selbst und steht der Integration der sensorischen, kognitiven, emotionalen und Verhaltenserfahrungen entgegen (Van der Kolk 2009). Diese Unverbundenheit ist von Einfluss auf die ganzheitliche Entwicklung der Person.

Die Loslösung von der eigenen Gefühlswelt ist charakteristisch für Menschen mit einem Entwicklungstrauma. Sie ist ihnen möglicherweise nicht bewusst, und sie kann zur Erstarrung und schließlich dazu führen, dass die Person gar nicht wissen kann, dass sie soeben eine emotionale Erfahrung macht. Sie wird ihre Emotionen also schon deshalb nicht regulieren, weil sie sich ihrer gar nicht bewusst ist. Das wiederum ist von Einfluss auf die Beziehung zum eigenen Selbst, zu anderen und zum Kosmos.

Ein Mensch, der ein Entwicklungstrauma erlitten hat, handelt weiterhin so, dass dieses Trauma – sei es unverhohlen oder eher subtil – wiedererlebt wird, denn das ist der erlernte und internalisierte Ablauf. Er wird auch Menschen suchen, bei denen er mit seinen Schwierigkeiten auf Resonanz trifft, er bleibt also bei seinen üblichen Überlebensstrategien (Heller 2012). Das ist einer der Gründe, weshalb solche Menschen sich mit engen Beziehungen schwertun, vor allem in Paaren. Opfer eines Entwicklungstraumas sind nicht in Kontakt mit ihrem tiefsten Inneren. Wenn sie sich aus ihren Emotionen ausgesperrt haben, finden sie keinen Zugang zu ihrer Intuition und zu den uralten Weisheiten, die ihnen helfen könnten, sich aus ihren Neurosen und Psychosen zu befreien.

Der Heilungsprozess hilft, das konkurrenzbetonte Paradigma des *survival of the fittest*, des Überlebens der Stärksten, hinter sich zu lassen und zu einem Paradigma des Verbundenseins, der Offenheit und des Wachstums zu kommen und das Überleben der Liebevollsten in den Vordergrund zu stellen (Lipton 2005). In ihrem Buch LOVEvolution (Weinhold 2017) zeigt Janae B. Weinhold, dass Angst, bedingt durch ein Entwicklungstrauma, den betroffenen Menschen paralysiert und daran hindert, seine Liebesverbundenheit einfach wirken zu lassen. Wenn Angst die Antriebskraft hinter der eigenen *raison d´être* ist, dann kann keine Heilung und kein Wachstum stattfinden und damit auch keine gesunde Beziehung zum eigenen Selbst, zu anderen und zum Kosmos entstehen.

Entwicklungstraumata heilen

Wie schon gesagt: Ein Entwicklungstrauma ist ein Beziehungstrauma. Wir alle sind dazu geschaffen, Beziehungen herzustellen, Verbindungen einzugehen, und wenn diese sehr wichtige und notwendige Komponente des menschlichen Lebens nicht vorhanden ist, dann geraten wir in Verwirrung. Liebe ist der Leim, der uns verbunden hält (Van der Kolk 2009).

Ein Mensch muss in Verbindung mit sich selbst sein, damit Heilung stattfinden kann. Verbundenheit beginnt beim Selbst und erstreckt sich auf Andere und auf den Kosmos. Selbst-Gewahrsein, Selbstkenntnis und Selbstakzeptanz sind essentiell für unsere Verbundenheit mit anderen und letztlich für die Heilung.

Es ist wichtig, dass ein Mensch mit einem Entwicklungstrauma den Gedanken akzeptiert, dass ihm nicht angelastet werden darf, was immer geschehen ist. Wenn er sich von Schuld oder Tadel freispricht, ist er imstande, mit sich selbst in Verbindung zu treten; geschieht dies nicht, dann lebt er »außerhalb« seiner selbst, und wie Schore (2007) andeutet, gibt es nun einmal keine Lösung, wenn niemand zu Hause ist.

Beziehungen sind von zentraler Bedeutung für die Heilung eines Entwicklungstraumas. Laurence Heller (2012) nennt fünf Faktoren, die diesen Heilungsprozess fördern: Verbundenheit, Einstimmung, Vertrauen, Autonomie und eine geringe Sexualität. Alle diese Elemente haben mit der Selbstfindung und mit dem Bemühen um Veränderung zu tun, die sich einstellt, wenn die Person aufhört, sich als Opfer einer leidvollen Realität zu fühlen, mit der sie irgendwie fertigwerden muss, und sich stattdessen ein neues inneres Arbeitsmodell zurechtlegt, das auf Stärken und auf dem Gedanken der Bemeisterung beruht (Weinhold & Weinhold 2015).

Bei den Bemühungen, ein Entwicklungstrauma zu heilen, muss sorgfältig darauf geachtet werden, eine erneute Traumatisierung zu vermeiden. Bestimmend ist das »Schrittmaß« der jeweiligen Person, das eingehalten werden muss. Die Behandlung schließt neuroplastische Prozesse ein, d.h. es kommt zu einer Neuverdrahtung des Gehirns, die zur besseren Selbstwahrnehmung und zum Gefühl der Verbundenheit führt.

Das Heilen eines Entwicklungstraumas erfordert die Abkehr von der »Pathologisierung« des Kindes, das nicht beschämt oder beschuldigt werden darf, und stattdessen eine mitfühlende Haltung ihm gegenüber mit dem Ziel, es mittels neuroplastischer Prozesse zu befähigen, für sein Leben die Verantwortung zu übernehmen und zu der Person zu werden, die es werden sollte. Es bedeutet das ganzheitliche Heilen von Körper, Geist und Seele (Weinhold & Weinhold 2015).

Wie viel Zeit die Heilung in Anspruch nimmt, hängt von den Bedürfnissen des betroffenen Kindes ab. Opfer eines Entwicklungstraumas sind für weitere Traumata in ihrem späteren Leben eher anfällig und »empfänglich« als Personen, die kein solches Trauma erlitten haben. Wichtig ist, einem traumatisierten Kind klarzumachen, dass wir zwar *Produkte*, nicht aber *Sklaven* unserer Vergangenheit sind. Wir müssen auf die Gegenwart setzen; es kommt also darauf an, zwischen Gegenwart und Vergangenheit zu unterscheiden und die Gegenwart von der Vergangenheit zu trennen. Ungeachtet dessen, was sich in der Vergangenheit ereignete, ist es möglich, ein besseres, ein erfülltes und erfüllendes Leben zu führen. Jeder Mensch muss die Möglichkeit haben, sein Leben wiederzugewinnen, selbst darüber zu bestimmen, wie er leben will, Baumeister des eigenen Lebens zu sein. Bei der Heilung eines Traumas geht es in erster Linie darum, den Adrenalinzyklus zu unterbrechen, die Überreaktion des sympathischen Nervensystems zu regulieren (Weinhold & Weinhold 2015) und den Körper zu entgiften, d.h. das überschüssige Cortisol abzubauen.

Durch den Heilungsprozess lernt die Person, ihre traumatischen emotionalen Erfahrungen in sequentielle und aussagekräftige narrative Erinnerungen zu verwandeln, eine integrative Denkweise zu entwickeln, die Dualitäten, Gegensätze und Paradoxa beachtet, auch beim Blickkontakt gelassen zu bleiben sowie klare persönliche Grenzen abzustecken und zu wahren (Weinhold & Weinhold 2015, S. 221). Sobald sie beginnt, ihr Trauma zu schildern, ohne von neuem traumatisiert zu werden, ist die Heilung im Gang. Die Zeit, die dafür erforderlich ist, variiert von einem Individuum zum anderen.

Damit Heilung erfolgen kann, bedarf es der »Herzkohärenz« – der Frequenz, bei der Geist, Herz, Seele, Emotionen und Körper sich in einer Art der Übereinstimmung mit dem Planeten befinden, die Resonanz bedeutet (Weinhold 2017). Janae B. Weinhold geht noch weiter, wenn sie sagt, dass mit zunehmender Herzkohärenz auch die uns innewohnende, Resonanz bedeutende energetische Verbindung mit anderen Menschen und mit dem Kosmos zunimmt. Verbindung, die durch Liebe zusammengehalten wird, ist für die Heilung eines Traumas unerlässlich.

Wenn ein Mensch bedingungslose Liebe geben und empfangen kann, kommt er in Resonanz mit allen anderen torischen Energiestrukturen im Kosmos. Die Herstellung gesunder, liebevoller Beziehungen liegt der Heilung zugrunde und ermöglicht es den Menschen, sich zu entwickeln. Wenn ein Mensch andererseits nicht imstande ist, bedingungslose Liebe zu geben und zu empfangen, weil er ein Trauma erlebt hat, dann verliert er die Kohärenz und kann nicht in Resonanz mit anderen torischen Energiestrukturen im Kosmos kommen. Er wird steckenbleiben, regredieren oder in seiner Entwicklung abgleiten (Weinhold 2017). Das affiziert nicht nur diesen Menschen selbst, sondern es affiziert auch andere und alles, was sie tun.

Der Heilungsprozess führt zur Veränderung. Wichtig ist, dass sowohl die je einmaligen Bedürfnisse der Person als auch ihre soziokulturelle Situation berücksichtigt werden.

Körperliche Bewegung und bioenergetische Übungen spielen eine entscheidende Rolle im Zusammenhang mit der Heilung. In Gemeinschaften, in denen traditionelle und kulturelle Tänze zur gängigen Praxis zählen, neigen die Menschen zu einem aktiven Lebensstil und tun sich im rhythmischen Tanz gern mit anderen zusammen. Das ist der Heilung förderlich.

Ein weiterer für die Heilung bedeutsamer Faktor ist Achtsamkeit. Traumabezogene kulturelle Praktiken, die zur Heilung nicht nur von Individuen, sondern auch von Gemeinschaften beitragen, sind wichtig und könnten letztlich dem Zyklus des inter- wie auch des transgenerationalen Entwicklungstraumas ein Ende bereiten.

Van der Kolk (2009) nennt als Implikationen für die Behandlung:

1. Herstellen von Sicherheit und Kompetenz,
2. Umgang mit traumatischen Reinszenierungen,
3. Beachtung des Körpers: Integration und Beherrschung.

Einstimmung ist außerordentlich wichtig, wenn es darum geht, ein Entwicklungstrauma zu heilen. Sie bedeutet, dass der anderen Person durch Blickkontakt und sonstige nonverbale Formen von Aufmerksamkeit und Responsivität die volle, nicht-richtende und auf sie eingehende Beachtung zuteilwird (Kraybill 2018). In der Regel schenken Eltern ihren Kindern diese Beachtung von sich aus. Im Fall von Kindern, die sie von ihren leiblichen Eltern gerade *nicht* erfahren haben, kann sie allerdings ausgesprochen therapeutisch wirken. Eltern müssen sich der »Fehleinstimmung« stellen, die ihr Kind möglicherweise erfahren hat, und eine »Wiedereinstimmung« zustande bringen (Schore & Schore 2008).

Schützende Faktoren im engen Umfeld vermitteln Sicherheit, so dass die Bedrohung, die dem Kind in seiner frühen Lebenszeit nur zu bekannt war, nicht länger empfunden wird. Das Kind kann jetzt beginnen, »Flügel« auszubilden, die sich allmählich öffnen und ihm das Fliegen ermöglichen.

Aversive Kindheitserfahrungen (»adverse childhood experiences«, ACE)

Kindheitserfahrungen, seien sie positiver oder negativer Art, üben eine erhebliche Wirkung auf die allmählich heranwachsende und schließlich erwachsene Person aus, denn nicht wenige Systeme – das soziale Umfeld, das neuroendokrine, das genetische und das Verhaltenssystem –stehen in ihrer wechselseitigen Interaktion während dieser ganzen Zeitspanne unter dem Einfluss dieser frühen Erfahrungen (American Academy of Pediatrics 2014). Um sich gesund zu entwickeln, ist ein Kind auf adäquate Ernährung und auf die Abwesenheit aller Arten von Toxinen – also auch von toxischem Stress – angewiesen. Angemessenes körperliches Wachstum ist von einem Umfeld abhängig, in dem das Kind Fürsorge, Liebe und Anregung findet. Die Gegenwart liebevoller und fürsorglicher Erwachsener, die ihrerseits gesund sind, ist unabdingbar dafür, dass ein Kind sich positiv entwickelt und mit den Herausforderungen des Lebens fertigwerden kann. Solche Erwachsenen müssen in ihrem Verhalten berechenbar, konsistent und kohärent sein, um die Entwicklung einer desorganisierten Bindung zu vermeiden und die neurobiologische Gesundheit ihres Kindes zu fördern. Biologie (physiologische

Anpassungen und Störungen), Ökologie (soziale und physische Umgebung) sowie Gesundheit und Entwicklung (Lernen, Verhalten, physisches und psychisches Wohlbefinden) interagieren miteinander und nehmen Einfluss auf die Entwicklung des Kindes.

Ein Kind, das toxische Situationen etwa in Form belastender früher Erfahrungen durchlebt, läuft Gefahr, gesundheitlich riskante Verhaltensweisen, chronische Krankheitszustände sowie ein dürftiges Lebensprofil zu entwickeln und sogar früh zu sterben (Centers for Disease Control and Prevention 2021). Bei Kindern, die einem hohen Maß widriger Erfahrungen ausgesetzt waren, ist es mehr als viermal wahrscheinlicher als bei anderen, dass sie bis zum Erreichen des Erwachsenenalters eine psychische Störung erleiden und auch danach weiterhin für eine solche Entwicklung anfällig bleiben (McLaughlin 2017).

Zu den aversiven Kindheitserfahrungen zählen laut der *Substance Abuse and Mental Health Services Administration* (SAMHSA 2018) belastende oder traumatische Geschehnisse, darunter Missbrauch und Vernachlässigung, dysfunktionale Familienstrukturen, also Fälle von häuslicher Gewalt, und das Aufwachsen in Gemeinschaft mit suchtkranken Angehörigen. Ferner fallen laut SAMHSA darunter:

- physische Misshandlung,
- sexueller Missbrauch,
- emotionale Misshandlung,
- physische Vernachlässigung,
- emotionale Vernachlässigung,
- Gewalt in der Partnerschaft,
- frühe Gewalterfahrungen der Mutter,
- Suchtverhalten in der engsten Familie,
- psychische Krankheit in der engsten Familie,
- Trennung oder Scheidung der Eltern oder Trennung der Kinder von ihren primären Bezugspersonen,
- Inhaftierung eines Familienmitglieds.

Die drei Arten aversiver Kindheitserfahrungen lassen sich als Missbrauch, Vernachlässigung und familiäre Dysfunktion zusammenfassen (RWJF 2013).

Forschungen und Studien zu den Folgen früher aversiver Erfahrungen für das in der Entwicklung begriffene Kind besagen, dass solche Erfahrungen weit verbreitet sind und dass im Zusammenhang mit vielen gesundheitlichen Problemen insoweit eine Dosis-Wirkungs-Beziehung (je höher das Ausmaß der aversiven frühen Erfahrungen, desto schlechter das klinische Ergebnis) besteht (Centers for Disease Control and Prevention 2021). Der positive Aspekt dieser Forschungen ist, dass es möglich ist, frühen aversiven Erfahrungen zuvorzukommen, bzw. Individuen, die solchen Erfahrungen ausgesetzt waren, mittels eines Screenings frühzeitig zu identifizieren.

Frühen bedrohlichen Erfahrungen ausgesetzt zu sein verändert nach McLaughlin (2017) die emotionale Entwicklung insoweit, als potentielle Bedrohungen im Umfeld leichter erkannt werden und die emotionale Reaktion darauf stärker ausfällt. McLaughlin fügt hinzu, dass Kinder, die Gewalterfahrungen ausgesetzt waren, eine voreingenommene Informationsverarbeitung erkennen lassen, die es ermöglicht, sich rasch ein Bild von ihrer Wut und ihrem Zorn, von ihrer erhöhten emotionalen Reaktivität angesichts von Anzeichen einer möglichen Bedrohung und von der Generalisierung ihrer Reaktionen auf eine Vielzahl bedrohlicher Stimuli zu machen. Diese Verarbeitung ist auch dann zu beobachten, wenn gar keine erkennbare Bedrohung vorhanden ist.

Die Folgen unbewältigter aversiver Kindheitserfahrungen

Die Reaktion eines Kindes auf aversive Geschehnisse (ACE) ist von seinen zurückliegenden Erfahrungen abhängig, von der emotionalen Unterstützung durch sein soziales Umfeld und von seiner genetischen Prädisposition. Toxischer Stress kann die noch unentwickelten Bewältigungsmechanismen eines Kindes überrollen und zu langfristigen Beeinträchtigungen und Erkrankungen führen (American Academy of Pediatrics 2014).

Wenn ein Kind eine Erfahrung macht, die sein Leben und seine körperliche Unversehrtheit oder das Leben und die körperliche Unversehrtheit eines geliebten anderen Menschen bedroht, dann, so heißt es, erlebt es ein Trauma. Die physiologische Erregung, die sich der Kontrolle entzieht, kann traumatisch werden und etwas in Gang setzen, was anfangs eine adaptive Reaktion auf den Stressor ist, am Ende aber doch maladaptiv und sogar destruktiv sein kann. Ein Kind, das ständig einem Geschehen ausgesetzt ist, das es als lebensbedrohend wahrnimmt, entwickelt unter Umständen eine extreme Hypervigilanz, ist angesichts jeder Provokation zum Kampf bereit und kann daher in einem weniger bedrohlichen Umfeld wie etwa der Schule als aggressiv, feindselig und sogar paranoid erscheinen; und ein Kind, das gegenüber der Aggressivität eines Erwachsenen wehrlos ist, kann irgendwelchen ihm unbekannten Personen gegenüber »eingefroren«, depressiv und ungewöhnlich passiv, ja sogar selbstdestruktiv wirken (Karr-Morse 2012).

Manche Folgen aversiver Kindheitserfahrungen sind vielleicht nicht unmittelbar sichtbar. In vielen von Armut geschlagenen Entwicklungsländern werden Kinder zu unserem Erstaunen offensichtlich mit allem fertig, was ihnen begegnet. Sie sind »gestählt« und entwickeln Resilienz. Dort ist es nichts Ungewöhnliches, dass Minderjährige ihr Leben offensichtlich auf eine stupende Weise »managen«, nämlich irgendeine Art von Kleinhandel treiben, schwere Lasten auf dem Kopf tragen, Kunden dazu bringen, ihnen etwas abzukaufen, und sich mit anderen Kleinhändlern herumschlagen, die meistens älter sind als sie, alle miteinander im Wettbewerb um Kunden.

Solche Kinder haben adaptive Bewältigungsstrategien entwickelt, aber irgendwann wird eben doch ersichtlich, dass sie, um ihre Qualen zu betäuben, schon früh im Leben ihre Zuflucht zu Drogen nehmen oder ein für ihr Alter unangemessenes Verhalten zeigen. Wenn sie dann die Adoleszenz erreichen, die Zeit, in der sie auf der Suche nach ihrer Identität sind, lassen sich unter Umständen ernsthafte Folgen erkennen, die sich auf alle mögliche Weise manifestieren, etwa in der Form von Rückzug, Aggressivität, Depression, Drogen- und Alkoholmissbrauch. Durch Information und Belehrung, was frühe abträgliche Erfahrungen angeht, lassen sich diese Schwierigkeiten sowohl für die Eltern als auch für das Kind verringern: Ihr Wissen hilft den Eltern, ein Verständnis für die Auswirkungen aversiver Kindheitserfahrungen zu gewinnen.

Manche Opfer widriger Kindheitserfahrungen werden sich vielleicht nicht mehr bewusst daran erinnern. Die Folgen solcher Erfahrungen sind aber an der Lebensqualität der Betroffenen in der Zeit des Heranwachsens und im frühen Erwachsenenalter sichtbar. Ihre Erfahrungen sind nicht festgehalten worden, und folglich sind solche Menschen sich der Zusammenhänge zwischen aversiven Kindheitserfahrungen und ihrem momentanen Gesundheitszustand gar nicht bewusst.

Auch Suchtverhalten und Fettleibigkeit können die Folge aversiver und unbewältigt gebliebener Kindheitserfahrungen sein. Drogenkonsum dient in den meisten Fällen zur Selbstmedikation, als Puffer gegenüber anderen zugrunde liegenden Bedürfnissen, zumal dem nach physischer, emotionaler und sexueller Vulnerabilität. Manche Suchtkranke berichten von aversiven Erfahrungen in der Zeit des Heranwachsens. Nach Karr-Morse (2012) ist Suchtverhalten eher den dem frühen Erleben immanenten Kennzeichen zuzuschreiben als den Eigenschaften, die dem jeweiligen Stoff selbst innewohnen. Häufig handelt es sich um den Versuch der Selbstheilung; es ist also bei weitem nicht damit getan, Suchtverhalten als irrationale Handlungsweise abzutun. Sucht kann zum Suizid führen, womit die Kette sich fortsetzt, und folglich müssen wir nach der Grundursache dieser psychischen Schwierigkeiten suchen und sie von dorther angehen. Karr-Morse bemerkt weiterhin, dass aversive Erfahrungen starke Emotionen bei den betroffenen Kindern wecken, die dann zu den Monstern im Schrank werden – der Aufprall des emotionalen Traumas auf den Körper ist unsichtbar, und das macht ihn umso härter.

Wenn aversive Kindheitserfahrungen nicht als solche erkannt und angegangen werden, nimmt der unterdrückte Schrei des Kindes die Form einer physischen Regulationsstörung an und ebnet damit den Weg in die Erkrankung. Zugleich bereiten diese inneren Vorgänge den Boden für ein risikofreudiges Verhalten, was den Drogen-, Alkohol- und Nikotinkonsum, übermäßiges Essen und riskanten Sex angeht – Präferenzen, die in der Präadoleszenz, in der Adoleszenz oder im Erwachsenenalter zutage treten (Karr-Morse 2012).

Prävention und Eindämmung

Wie schon erwähnt, sind Kinder außerordentlich resilient, zumal wenn das Umfeld sie unterstützt. Wenn sie gesunde Beziehungen zu vertrauenswürdigen und verlässlichen Erwachsenen unterhalten, werden sie in aller Regel gedeihen, und dann sind die Folgen widriger Erfahrungen reversibel.

Bei Kindern, die toxischem Stress ausgesetzt waren, können die Prozesse der emotionalen Verarbeitung (etwa die emotionale Reaktivität und Regulation) und der Belohnungsverarbeitung eine pathologische Entwicklung wirksam verhindern (McLaughlin 2017). Anhand der neuroimmunologischen Modulation – des Wechselspiels zwischen Emotionen, Verhalten und Gesundheitszustand – wird deutlich, wie wichtig es ist, die Interventionen zusammenzuführen, wenn wir die Symptome angehen, die das Gegenüber erkennen lässt. Ein Familienleben, das auf Stabilität, Sicherheit und förderlichen Beziehungen beruht, wird aversive Erfahrungen der Kinder unterbinden, und es wird Strategien und Fertigkeiten fördern, die es ihnen ermöglichen, ihr Potential voll auszuschöpfen (Centers for Disease Control and Prevention 2021). Ein familienzentrierter Ansatz funktioniert vielleicht besser, wenn wir die Bedürfnisse der jeweiligen Familie ausfindig machen und einschätzen, dann mit maßgeschneiderten Interventionen auf diese Bedürfnisse eingehen und zugleich darauf hinarbeiten, dass Kapazitäten aufgebaut werden und schließlich die Kraft vorhanden ist, um den Zyklus zu durchbrechen.

Prävention ist die wirksamste Waffe gegen das so weitverbreitete Phänomen aversiver Kindheitserfahrungen. Die Menschen müssen für diese Art von Erfahrungen und für die Last sensibilisiert werden, die damit für das einzelne Kind, für die heranwachsende oder erwachsene Person, für die Familie und für die Gesellschaft als Ganzes verbunden ist.

Psychosoziale Interventionen müssen rasch verfügbar sein, um die Betroffenen zu unterstützen (Varese et al. 2012). Kliniker müssen nach Kindheitserfahrungen fragen, damit sie sich ein Bild machen und wirksame Heilungspläne für Menschen mit Symptomen psychischer Probleme aufstellen können.

Nach Bowlbys Bindungstheorie bindet ein Kind sich nicht allein deshalb an seine Mutter, weil diese seine grundlegenden Bedürfnisse nach Nahrung und Sauberkeit erfüllt. Das Kind entwickelt Nähe zur Mutter, weil es spürt, dass diese es beschützen kann. Zur Regulierung seines Zentralnervensystems und um sich gut und sicher zu fühlen, braucht es die enge Beziehung zur Mutter bzw. zur primären Bezugsperson.

Nach Stephen Porges (2014) existieren wir nur in der Beziehung zu einer anderen Person. Zuwendung ist nach Porges ein biologischer Imperativ. Das heißt, dass Säugetiere, der Mensch eingeschlossen, das existentielle Bedürfnis haben, in Verbundenheit zu überleben. Ganz grundsätzlich sind Beziehungen das neurobiologische Bindeglied zwischen unserem sozialen Verhalten und unserem physischen und mentalen Wohlbefinden. Um sich in beiden Bereichen wohlzufühlen, ist es unerlässlich, soziale Beziehungen einzugehen, und um das zu tun, brauchen wir die wechselseitige Unterstützung und Zusammenarbeit.

Bindung hat also eine biologische Funktion; sie steuert und wahrt das Gleichgewicht. Wenn das Umfeld geschützt ist, fühlt ein Kind sich sicher. Für dieses Sicherheitsgefühl muss unbedingt gesorgt werden, denn es kommt vor, dass ein Kind sich in einem geschützten Umfeld befindet, sich aber dennoch nicht sicher fühlt.

Nach Alan Schore (2007) sind die frühen Interaktionserfahrungen bestimmend für die Fähigkeit von Kindern wie von Erwachsenen, um Hilfe zu bitten, wenn sie sie benötigen. Wenn ein Kind eine sichere Bindung zur Mutter oder primären Bezugsperson entwickelt hat, kann es eine elementare Regulation von sich aus wahren oder Andere dazu einspannen, sein Wohlbefinden wiederherzustellen. So kann es die Gefährlichkeit oder Sicherheit einer spezifischen Umgebung einschätzen. Porges (2014) spricht in diesem Zusammenhang von Neurozeption.

Dabei handelt es sich um eine unbewusste neurophysiologische Reaktion, durch die entweder ein prosoziales Verhalten oder aber Abwehrmechanismen aktiviert werden. Wie oben erwähnt: Wenn ein Kind sich in einer neuen Umgebung wiederfindet oder mit ihm unbekannten Menschen zusammentrifft, »wittert« sein Nervensystem Gefahr. Diese Reaktion kann sich im Körperinneren manifestieren, so dass diejenigen, die sich in der Nähe des Kindes befinden, sie vielleicht gar nicht wahrnehmen; sie kann sich aber auch drastischer, nämlich durch Zittern, Weinen oder Schwitzen, kenntlich machen. Das erklärt, weshalb ein Kind sich beim Zusammentreffen mit einer fremden Person unter Umständen zurückzieht, weint oder nach der primären Bezugsperson sucht, die ihm Sicherheit bietet.

Sein Sicherheitsgefühl ermöglicht es dem Kind, näherzukommen und einen physischen Kontakt herzustellen. Das wiederum bildet die Basis und den Ausgangspunkt für das affektive Band, das die physiologische Regulation und das mentale und physische Wohlbefinden fördert.

Neurozeption ermöglicht dem Kind nicht nur ein ausgeglichenes psychisches und körperliches Wachstum, sondern lässt auch eine Haltung des sozialen Engagements entstehen, die es ihm gestattet, mit den Menschen in seinem Umfeld zu spielen. Im Spiel und im sozialen Miteinander ist keine Aggressivität, denn sie folgen den gleichen Prinzipien. Beide fordern Reziprozität ein, die Möglichkeit, Nähe herzustellen und den Kontakt zu wahren. Das kann durch ausdrucksstarke visuelle Interaktion »von Angesicht zu Angesicht« oder auch dadurch zustande kommen, dass man sich ungehindert und offensichtlich gefahrlos bewegen oder aber innehalten kann.

Spielen ist eine neutrale Betätigung, die es dem physiologischen System des Kindes gestattet, sich mit dem physiologischen System eines Anderen abzustimmen; das Spiel fördert damit das physische und mentale Wohlbefinden. Bei einem Kind, das in ständiger Gefahr und unter ständiger Bedrohung lebt oder dessen Eltern allzu rigide und restriktive Regeln setzen, kann Spielfähigkeit sich nicht entwickeln. Wenn es über einen längeren Zeitraum immer wieder zu kritischen Momenten kommt, riskiert das Kind seine Resilienz und seine Fähigkeit, positive Lebensereignisse freudig auszukosten. Es riskiert auch den Verlust der unmittelbaren Freude am Spiel, die ja typisch für die Jahre der Kindheit ist. Spielen verstärkt dank seiner spontanen Natur die Bindung an die Eltern und die soziale Verbundenheit. Erwachsene nutzen das Spiel auf andere Weise, so dass das Kind Trost dabei finden kann, vor allem, wenn es ihm nicht gutgeht.

Ein Kind, das beim Rennen hinfällt, den Ball nicht fängt oder beim Versteckspiel allzu schnell gefunden wird, fühlt sich unbehaglich. Wenn es der Mutter oder einer anderen Bezugsperson gelingt, die Dinge zurechtzurücken und das Kind zu trösten, dann kann es sich abregen, kann sich sagen, dass ein solches Unheil »vorbeigeht«, und kann mit einiger Leichtigkeit von seinem negativen zu einem positiven Gefühl wechseln.

Ein Kind, das sich in seinem Lebensumfeld unsicher und verletzlich fühlt, wird nicht spielen, vielmehr wird es sich unruhig und ängstlich fühlen und von seinen Emotionen gerade am spontanen Spiel gehindert werden. Aufgeregt wie es ist, wird es nicht zum inneren Gleichgewicht finden und schwerlich mit seinen Ängsten, seiner Scheu, seiner Aggressivität und Isoliertheit fertigwerden. Es kann sein, dass es »stecken bleibt« und sich blockiert fühlt.

Karr-Morse (2012) empfiehlt den Bezugspersonen,

- dem Tag eine Struktur und einen vorhersagbaren und verlässlichen Rhythmus zu geben,
- darauf zu achten, dass offen und in verständlicher Weise über das Trauma gesprochen wird, ohne das Kind erneut zu traumatisieren,
- Fürsorglichkeit, Zuneigung und Zuspruch in einem Maß erkennen zu lassen, das dem Kind guttut,
- mit dem Kind über ihre Erwartungen und ihre Vorstellung von einer *positiven* Disziplin zu sprechen,
- dem Kind Wahlmöglichkeiten und Entscheidungsfreiheit zu lassen,
- nach Möglichkeit in einer Sprache mit dem Kind zu sprechen, die ihm Schutz bietet,
- auf Anzeichen einer Re-Inszenierung zu achten,
- dem Kind Schutz zu bieten,
- dafür zu sorgen, dass das Kind sich nicht scheut, um Hilfe zu bitten. (Übernommen aus Perry, »Principles of Working with Traumatized Children«.)

Schützende und förderliche Maßnahmen (z.B. das Abfedern der abträglichen Wirkungen von Traumata und von deren Folgen oder die Unterstützung der positiven Anpassung des Kindes unabhängig davon, ob Risikofaktoren im Spiel sind) können die schädlichen Wirkungen aversiver Kindheitserfahrungen mindern. Auch die intrinsischen und extrinsischen Merkmale des Kindes selbst, seine inneren und äußeren Ressourcen, können zu seiner Erholung beitragen und seine Resilienz stärken.

Für die Abschwächung der Wirkungen negativer Kindheitserfahrungen spielt die Kultur der Gesellschaft eine wesentliche Rolle. Die Bedeutung, die diesen

Erfahrungen zugemessen wird, die von der jeweiligen Kultur akzeptierten Reaktionen, die Glaubenssysteme, Rituale und Lebensformen – all das ist von Einfluss darauf, wie frühe schädliche Erfahrungen sich auf den betroffenen Menschen auswirken. Alle Kulturen haben ihre je eigenen Spiele, die eine Bedeutung in sich tragen. Diesen Spielen könnte näher nachgegangen werden, da sie zum sozialen Miteinander und zur sozialen Äußerung beitragen.

Dank der Polyvagal-Theorie von Stephen Porges können wir heute sehr viel besser und genauer verstehen, was geschieht, wenn ein Kind ein Trauma erleidet, und können einem solchen Kind daher auch besser und gezielter helfen. Das mentale Wohlbefinden einer Person bestimmt sich in erster Linie durch ihr Sicherheitsgefühl. Die weltweite Forschung sieht den wichtigsten Schutz vor den zerstörerischen Wirkungen eines Traumas in der Unterstützung durch das menschliche Umfeld. Die bloße Präsenz eines anderen Menschen reicht, so wichtig sie ist, dafür nicht aus. Die Person, die ein Trauma erlitten hat, muss sich sicher und verstanden fühlen. Ein Trauma hat das Potential, unser Leben ganz und gar durcheinanderzubringen, und deshalb brauchen wir einen Menschen, der uns ein Gefühl von Sicherheit vermittelt, unsere Wunden heilt und unser posttraumatisches Wachstum mit seiner intuitiven Aufrichtigkeit fördert.

Ein Kind, das ein Trauma erlebt hat, z. B. das Trauma des Verlassenseins, von Verlust und Trauer, betrachtet die Welt als einen unsicheren Ort. Seine neurozeptive Wahrnehmung – die Unterscheidung, die seine neuronalen Schaltkreise zwischen »sicheren« und »bedrohlichen« Situationen und Menschen treffen – ist nach der traumatischen Erfahrung nicht mehr zuverlässig. Die wichtigste Aufgabe der Bezugsperson besteht darin, einem solchen Kind zu helfen, sein physiologisches System wieder in die Ausgangslage zu bringen, damit sein Sicherheitsgefühl nicht wieder in Gefahr gerät und es lernen kann, adäquat auf wirklich bedrohliche Situationen zu reagieren, vor allem aber damit es zur Ruhe kommen und sich im Beisein der Person, die ihm so liebevoll zur Seite steht, sicher fühlen kann.

Das subjektive Sicherheitsempfinden ergibt sich aus der Interaktion zwischen Kind und Bezugsperson. Mit seinem Verhalten löst das Kind oder Baby ein Gefühl der Verbundenheit aus, das sich der Aufmerksamkeit der erwachsenen Person mitteilt und ihr das Gespür dafür vermittelt, auf die Bedürfnisse des Kindes einzugehen. Der Gesichtsausdruck, das Lächeln, Lallen, Herzen und Drücken – all das aktiviert den neuronalen Schaltkreis, der auf dem Weg über den vorderen Cortex und die Amygdala die defensiven Funktionen im limbischen System hemmt. Die Aktivierung dieses Schaltkreises ermöglicht die Regulierung der interaktiven sozialen und viszeralen Homöostase.

Der Stress, der sich aus einer traumatischen Situation ergibt, schlägt sich im physiologischen System der betroffenen Person nieder. Von Geburt an ist der aktivste Teil unseres Gehirns das primitive oder Reptiliengehirn, das seinen Sitz im Hirnstamm hat. Es ist für die basalen Aktivitäten kleiner Kinder verantwortlich, also für Essen, Schlafen, Atmen, Schreien, für das Empfinden von Wärme, Kälte, Hunger, Schmerz und aller weiteren physiologischen Funktionen. Hirnstamm und Hypothalamus sind mit Kontrolle und Koordination des kardialen Systems, der Lungen, des endokrinen und des Immunsystems befasst, um eine interne Balance sicherzustellen – die Homöostase.

Wenn das unmittelbare Umfeld tröstlich und einladend ist, kann das autonome Nervensystem mit den Ansprüchen der inneren Organe fertigwerden und damit Ruhe und Wachstum ermöglichen. Wenn die äußere Umgebung der Homöostase aber zusetzt und sie gefährdet, wird das sympathische Nervensystem aktiviert. Das manifestiert sich in Form einer erhöhten Energie auf Kosten des parasympathischen Nervensystems, das für Wachstum und Reparaturen zuständig ist. Die Vermittlung zwischen inneren und äußeren Bedürfnissen unterliegt der ständigen Kontrolle durch das zentrale Nervensystem.

Nach Greenspan (1991) lernt das kleine Kind in den ersten drei Monaten seines Lebens, sein Verhalten und seine physiologischen Prozesse zur Homöostase zu bringen; Kinder, denen es nicht gelingt, diese Funktionen zu regulieren, haben Probleme mit dem Schlaf, mit der Nahrungsaufnahme und mit der sensorischen Integration äußerer Reize. Eine dysregulierte Homöostase deutet darauf hin, dass die betreffende Person ein Trauma und damit eine erhebliche und schädliche Überlastung des gesamten neurobiologischen Systems erlitten hat. Wenn es sich um ein Kind handelt, muss dieses Trauma nicht einmal besonders heftig gewesen sein, denn das kindliche Nervensystem ist noch sehr fragil.

Folglich können Misshandlung, Bindungsunsicherheit oder chronische Vernachlässigung für ein Baby oder ein sehr junges Kind bereits traumatisch sein. Erst mit einem entwickelten Nervensystem kann ein Kind adäquat auf äußere Stimuli reagieren, die sein inneres Gleichgewicht stören. Gesundheitliche Probleme, die durch ein Trauma verursacht wurden, können das Immunsystem schwächen und zur chronischen Erschöpfung, zu Verdauungsproblemen, Depressionen und sozialem Rückzug führen (Dana 2019).

Es kommt also darauf an, diesen Zyklus zu durchbrechen, um generationsübergreifend eine gesunde menschliche Entwicklung sicherzustellen.

Literatur

American Academy of Pediatrics (2014). *Adverse childhood experiences and the lifelong consequences of trauma.* Im Internet u. a. zu finden über: https://cdn.ymaws.com/www.ncpeds.org/resource/collection/69DEAA33-A258-493B-A63F-E0BFAB6BD2CB/ttb_aces_consequences.pdf (Zugriff: 12.4.2022).

Centers for Disease Control and Prevention (2021): *Adverse Childhood Experiences (ACEs).* Im Internet: https://www.cdc.gov/violenceprevention/aces/ (Zugriff: 12.4.2022).

Dana, D. (2019): *La teoria polivagale nella terapia. Prendere parte al ritmo della regolazione.* Roma: Giovanni Fioriti.

Fraser, L. (2016). *Healing developmental (childhood) trauma.* YouTube-Video, https://www.youtube.com/watch?v=xM1h5k3WFvI (Zugriff: 12.4.2022).

Frederiksen, L. (2015): *Adverse childhood experiences – Dr. Nadine Burke Harris revolutionizing pediatric medicine.* Im Internet: http://www.breakingthecycles.com/blog/2015/02/22/adverse-childhood-experiences-dr-nadine-burke-harris-revolutionizing-pediatric-medicine/ (Zugriff: 12.4.2022).

Greenspan, S. I. (1991). *The course of life.* Bd. 3: *Middle and late childhood.* Madison, Conn.: International University Press.

Heller, L. (2012). *Healing Developmental Trauma.* The Insight Center. YouTube-Video, https://www.youtube.com/watch?v=xPhasHMSyas (Zugriff: 12.4.2022).

Hois, S. (o. J.): Effects of separation and loss on children's development. https://www.fosterclub.com/sites/default/files/Effects%20of%20Separation%20and%20Loss%20on%20Childrens%20Development.pdf (Zugriff: 12.4.2022).

Karr-Morse, R. (2012): *Scared sick: The role of childhood trauma in adulthood.* New York: Basic Books.

Kraybill, G. O. (2018): What is developmental trauma? A framework for building secure attunement. *Psychology Today.* https://www.psychologytoday.com/us/blog/expressive-trauma-integration/201808/what-is-developmental-trauma?fbclid=IwAR3eS5g50qTtiPjPHN_ofzKE70pqPMlcFLoUgXNnLt7iSA_vnZLpw562JRc (Zugriff: 12.4.2022).

Lipton, B. (2005): *The biology of belief.* Santa Rosa, CA: Mountain of Love/Elite Books.

McLaughlin, K. (2017): The long shadow of adverse childhood experiences. *American Psychological Association.* Im Internet: https://www.apa.org/science/about/psa/2017/04/adverse-childhood (Zugriff: 12.4.2022).

Ngigi, T. (2019): *Breaking the cycle: The role of Auntie Rosie in childhood trauma informed care.*

Pietromonaco, P. R. & Feldman Barrett, L. (2000): The internal working model concept: What do we really know about self in relation to others? *Review of General Psychology,* 4 (2), S. 155–175.

Porges, S. W. (2014): *La teoria polivagale. Fondamenti neurofisiologici delle emozioni, dell'attaccamento, della comunicazione e dell'autoregolazione.* Rom: Giovanni Fioriti.

Robert Wood Johnson Fondation (RWJF) (2013): *The truth about ACEs infographic.* Im Internet: https://www.rwjf.org/en/library/infographics/the-truth-about-aces.html (Zugriff: 12.4.2022).

SAMHSA (2018): *Adverse childhood experiences.* Im Internet: https://www.samhsa.gov/capt/practicing-effective-prevention/prevention-behavioral-health/adverse-childhood-experiences; vgl. die aktuellere Seite: Recognizing and treating child raumatic stress, https://www.samhsa.gov/child-trauma/recognizing-and-treating-child-traumatic-stress#types (Zugriff: 12.4.2022).

Schore, A. N. (2007). *Affektregulation und die Reorganisation des Selbst.* Stuttgart: Klett-Cotta.
Schore, J. R. & Schore, A. N. (2008): Modern attachment theory: The central role of affect regulation in development and treatment. *Clinical Social Work Journal,* 36 (1), S. 9–20.
Van der Kolk, B. A. (2009): Entwicklungstrauma-Störung: Auf dem Weg zu einer sinnvollen Diagnostik für chronisch traumatisierte Kinder. *Praxis der Kinderpsychologie und Kinderpsychiatrie,* 58, S. 572–86.
Varese, F. et al. (2012): Childhood adversities increase the risk of psychosis: A meta-analysis. *Schizophrenia Bulletin,* 38 (4), S. 661–671.
Weinhold, B. K. & Weinhold, J. B. (2015): *Developmental trauma: The game changer in the mental health profession.* Colorado: CICRCL Press.
Weinhold, J. B. (2017): *LOVEvolution: A heart centered approach for healing developmental trauma.* Colorado: CICRCL Press.

ALI JAWAID UND ISABELLE M. MANSUY

Generationsübergreifende Auswirkungen von Traumata

Implikationen für Individuen und Gesellschaft

Lebenserfahrungen sind wichtige Einflussfaktoren in Bezug auf unser Verhalten. Während positive Erfahrungen, wie z. B. eine liebevolle Familie, ein stressfreies Arbeitsumfeld und harmonische soziale Interaktionen, förderlich sind, können negative Erfahrungen, wie z. B. schlechte Lebensbedingungen und traumatische Ereignisse, die Lebensqualität beeinträchtigen. Insbesondere ein psychologisches Trauma, definiert als überwältigender Stress, der also über die Fähigkeit eines Individuums, ihn zu bewältigen, hinausgeht, kann lang anhaltende Auswirkungen auf die psychische und physische Gesundheit haben. Solche Erfahrungen wirken sich auf die exponierten (ihm ausgesetzten) Individuen aus und erhöhen ihre Anfälligkeit für Krankheiten. Sie können sich auch auf ihre Nachkommen auswirken, in manchen Fällen über mehrere Generationen hinweg, auch wenn diese Nachkommen selbst keinem Trauma ausgesetzt waren (Jawaid & Mansuy 2021; Jawaid et al. 2018).

Diese Art der Vererbung stellt das herkömmliche Konzept der Vererbung in Frage, bei dem davon ausgegangen wird, dass nur genetische Faktoren einzubeziehen sind. Stattdessen hängt die Übertragung nicht von der DNA-Sequenz ab, die als genetischer Code dient, sondern impliziert Mechanismen wie bestimmte Signalwege, die die Aktivität des genetischen Codes verändern, ohne die Sequenz zu verändern; dies ist als Epigenetik bekannt. Diese Mechanismen werden in Reaktion auf verschiedene Umwelteinflüsse aktiviert. Ihre Veränderung kann stabil an die Nachkommen weitergegeben werden und zu bestimmten Merkmalen bei diesen Nachkommen führen, mitunter über Generationen hinweg (Bohacek & Mansuy 2015).

Diese Form der Übertragung wird als transgenerationale epigenetische Vererbung bezeichnet, wenn sie Individuen über mehrere Generationen hinweg betrifft, und als intergenerationale epigenetische Vererbung, wenn sie nur die direkten Nachkommen betrifft.

Während die Idee, dass durch psychische Traumata hervorgerufene Symptome vererbbar sind, schon lange als Hypothese im Raum stand, ist die biologische Basis ihrer langfristigen und potentiell vererbbaren Auswirkungen erst seit kurzem bekannt. Traumatische Erfahrungen (Traumaexpositionen) können in der Kindheit oder im späteren Leben auftreten, z. B. in Form von körperlichem oder sexuellem Missbrauch, entzogener elterlicher Fürsorge, Naturkatastrophen oder erzwungener Vertreibung, und können zusätzliche Faktoren wie das Erleben militärischer Kämpfe im Erwachsenenalter umfassen (Lupien et al. 2009). Diese Erfahrungen, sowohl während der Kindheit als auch im Erwachsenenalter, sind wichtige Risikofaktoren für psychische Störungen, können aber auch die körperliche Gesundheit beeinflussen.

Eine schwerwiegende Folge psychischer Traumata beim Menschen ist die Entwicklung einer posttraumatischen Belastungsstörung (PTBS), die häufig mit Depressionen und Angstzuständen einhergeht (Ginzburg et al. 2010) und mit einer größeren Häufigkeit (Prävalenz und Inzidenz)[6] von Demenz assoziiert wird (Qureshi et al. 2010). Abgesehen vom Gehirn hat chronisch traumatischer Stress auch schädliche Auswirkungen auf andere Körperfunktionen. PTBS ist ein Risikofaktor für kardiovaskuläre (den Kreislauf und die Blutgefäße betreffende) und zerebrovaskuläre (die Blutgefäße des Gehirns betreffende) Erkrankungen, Störungen des Verdauungssystems (gastrointestinale Dysfunktionen), rheumatische Arthritis und Krebs (Qureshi et al. 2010). Wichtig ist, dass ein Trauma eine Reihe von Signalwegen aktivieren kann, die dessen Auswirkungen auf die Fortpflanzungsorgane und die Keimbahn übertragen können. Das bedeutet, dass sie vererbbar sein können. Folglich könnten Veränderungen in verschiedenen Geweben, Organen, Körperflüssigkeiten und pathophysiologischen Signalwegen nach einem Trauma solch eine Übertragung anstoßen (Jawaid et al. 2021).

Die Vorstellung, dass psychologische Traumata zu Effekten führen, die potentiell vererbbar sind, ist von großer Bedeutung für die Gesellschaft, wenn man bedenkt, wie viele Individuen durch gegenwärtige und jüngste menschliche Konflikte traumatisiert wurden. Dieses Kapitel diskutiert das Konzept der epigenetischen Vererbung im Zusammenhang mit Merkmalen, die aus einer solchen Trau-

6 Die Inzidenz bezieht sich auf die Anzahl von Neuerkrankungen, die Prävalenz gibt hingegen die Anzahl der Neuerkrankungen geteilt durch die Anzahl der Individuen einer Population an.

maexposition resultieren, sowie deren Auswirkungen auf das Leben eines Individuums und auf die Gesellschaft. Es gibt einen Überblick über Studien an Tieren und Menschen zur inter- und transgenerationalen Weitergabe der Auswirkungen psychologischer Traumaexpositionen, indem es die Frage behandelt, wie Traumaexposition und damit verbundene emotionale und kognitive Störungen Spuren in der Keimbahn hinterlassen können. Auch die Frage nach »Gelegenheitsfenstern« in verschiedenen Lebensabschnitten, von der Kindheit bis zum Erwachsenenalter, in denen die Vererbung von Traumafolgen verhindert werden kann, wird diskutiert. Insbesondere arbeitet das Kapitel die Implikationen der Forschung über die Vererbung von Traumafolgen im Zusammenhang mit politischen und ethnischen Konflikten heraus. Dabei geht es auch darum, was Menschen, die langfristig Frieden sichern wollen (»peace builder«), aus dem Gebiet der epigenetischen Vererbung lernen können und wie sie mit Wissenschaftler*innen zusammenarbeiten können, um Strategien und politische Entscheidungen mit biologischen Erkenntnissen zu bereichern und den Frieden zu fördern (Jawaid & Mansuy 2021).

Einführung in die Epigenetik

Die Epigenetik ist ein Zweig der Biologie, der sich mit vererbbaren Veränderungen beschäftigt, die keine Veränderung der DNA-Sequenz beinhalten (siehe Walter & Gasparoni 2021). Man geht davon aus, dass diese Veränderungen durch eine Kombination aus chemischen Modifikationen der DNA (z. B. Hinzufügen von Methylmolekülen; DNA-Methylierung), ähnlichen Modifikationen von Histonen und Proteinen, die DNA-Moleküle umgeben, sowie RNA-Molekülen,[7] die den in DNA-Sequenzen vorhandenen genetischen Code weitergeben, übertragen werden (Bohacek & Mansuy, 2015).

7 Histone sind die Proteine, um die die DNA im Chromosom aufgewickelt ist; Proteine, die DNA-Moleküle umgeben, sind beispielsweise Transkriptionsfaktoren, die das Ablesen der DNA beeinflussen. RNA-Moleküle sind Nukleinsäuren, die im Prozess der Transkription entstehen, wenn die DNA abgelesen wird. Sie können selbst Aufgaben in Zellen übernehmen oder als Vorlage für die Proteinbiosynthese im Prozess der Translation dienen. Genauere Erläuterungen siehe im Text weiter unten.

DNA-Methylierung

DNA-Methylierung ist ein Prozess, bei dem Methylgruppen an DNA-Moleküle angehängt werden, die verhindern, dass die DNA-Expressionsmaschinerie[8] an die DNA binden kann. Sie wird typischerweise mit Gene-Silencing in Verbindung gebracht, also mit der Stilllegung von Genen, die folglich nicht mehr abgelesen werden (Bird 2002; Klose & Bird 2006). Gelegentlich und unter bestimmten Bedingungen kann die Methylierung jedoch auch die Genexpression fördern (Bahar Halpern et al. 2014). Die DNA wird durch komplexe Mechanismen in Reaktion auf verschiedene Expositionen dynamisch methyliert und demethyliert, was manchmal zu vorübergehend auftretenden Zwischenformen führt, die ebenfalls unterschiedliche Auswirkungen haben können. Neuere Forschungen haben gezeigt, dass die Traumaexposition die DNA-Methylierung beeinflussen kann, sowohl generell für alle Gene als auch manchmal für einige spezifische Gene (Jawahar et al. 2015), was sie zu einem möglichen Mechanismus für langfristige und möglicherweise vererbte Auswirkungen von Traumata macht (Jawaid et al. 2021).

Histon-Modifikationen

Histone sind DNA-assoziierte Proteine, die die DNA umgeben und sie im Chromosom in einer fest verpackten, stillen (also nicht ablesbaren) Form halten können. Verschiedene Moleküle können jedoch die Affinität der Histonmoleküle zur DNA modifizieren und damit die Zugänglichkeit der DNA-Expressionsmaschinerie zur DNA verändern (Bannister & Kouzarides 2011). Zu diesen Modifikationen gehört das Anhängen bestimmter Gruppen an die Histone: die Acetylierung (Anfügung einer Acetylgruppe), die Methylierung (Anfügung einer Methylgruppe), die Phosphorylierung (Anfügung einer Phosphorylgruppe), die Ubiquitinierung (Anfügung eines universellen Ubiquitin-Proteins) und die SUMOylierung (Anfügung von kleinen Ubiquitin-ähnlichen Modifikatoren) (Li et al. 2007). Einige dieser Modifikationen öffnen die Histone, was die Genexpression begünstigt, während andere das Histongeflecht um die DNA noch enger machen und dadurch die Genexpression verhindern (Peters & Schübeler, 2005; Cao & Yan 2012; Cheng et al. 2014). Auch hier hat sich in Tiermodellen gezeigt, dass trauma-

8 Zur Expressionsmaschinerie gehören verschiedene Proteine, die an die DNA andocken müssen, um diese in RNA umschreiben, also transkribieren zu können. Die Methylierung der DNA verhindert, dass sich der Proteinkomplex bilden kann.

tischer Stress die Histone modifiziert, die die für Verhaltensreaktionen wichtigen Gene umgeben (Hunter et al. 2009; Reed et al. 2012). Präklinische Studien, die den Einsatz von Histon-Deacetylase(HDAC-)-Inhibitoren, die die Histon-Acetylierung verstärken, in Trauma- und Angsttherapien nahelegen, liefern weitere Belege für die Annahme einer Rolle der Histonregulation während und nach traumatischem Stress (Whittle & Singewald 2014).

RNA

RNA-Moleküle übertragen den genetischen Code, der in der Basensequenz der DNA- Moleküle vorhanden ist, auf Proteine. Jede Störung in diesem Prozess bietet eine weitere Möglichkeit, die Genexpression zu verändern, ohne den genetischen Code zu verändern. Die RNA-Moleküle, die die von der DNA codierte Information übertragen, werden als codierende RNAs bezeichnet, die durch einige andere RNAs, die keine genetische Information übertragen, reguliert werden können. Zwei Klassen von nicht-kodierenden RNAs (ncRNAs), kleine und lange ncRNAs, sind hier besonders relevant. Unter den kleinen RNAs wirken microRNAs (miRNAs) durch Abbau oder Unterdrückung von Boten-RNAs (»messenger RNAs«, mRNAs), die direkt von der DNA auf Basis des genetischen Codes produziert werden (Ha & Kim 2014). Dagegen können lange ncRNAs (lncRNAs) die Funktionen von miRNAs stören und mit ihnen konkurrieren. Sie können auch die mRNA-Stabilität und -Prozessierung beeinflussen (Quinn & Chang 2016). Sowohl miRNAs als auch lncRNAs wurden bei Versuchsmäusen mit der Übertragung der Langzeiteffekte einer Traumaexposition in Verbindung gebracht (Jawaid et al. 2021). Darüber hinaus haben Studien an PTBS-Patient*innen eine mögliche Beteiligung von miRNAs als Mediatoren und/oder Moderatoren der Auswirkungen von traumatischem Stress aufgezeigt (Snijders et al. 2018).

Alle diese epigenetischen Mechanismen wirken in verschiedenen Zellen des Körpers, einschließlich der Keimzellen, die auf die Fortpflanzung spezialisiert sind, wie Spermien und Eizellen. Die Aktivierung epigenetischer Signalwege in solchen Zellen könnte daher an der Übertragung der Auswirkungen eines Traumas auf die Nachkommenschaft beteiligt sein.

Im folgenden Abschnitt erörtern wir die epigenetischen Faktoren, von denen bekannt ist, dass sie durch traumatische oder stressige Expositionen in der Keimbahn modifiziert werden, und diskutieren die Bedeutung dieser Erkenntnisse.

Epigenetische Mechanismen in der Keimbahn

Ein frühes Lebenstrauma verändert bei Mäusen das Niveau der DNA-Methylierung von Genen, die an für die Stressregulation und kognitive Verarbeitung wichtigen Signalkaskaden beteiligt sind. Ähnliche Veränderungen in der DNA-Methylierung sind auch im Gehirn und im Sperma der Nachkommen vorhanden (Franklin et al. 2010), was da rauf hindeutet, dass sie vom Vater auf die Nachkommen übertragen wurden.

Ebenso ist aus der Forschung an *D. melanogaster* (Fruchtfliege) und *C. elegans* (Regenwurm) bekannt, dass Umweltstressfaktoren chemische Modifikationen von Histonen und verwandten Proteinen verändern (Gaydos et al. 2014; Ciabrelli et al. 2017). Bei Nagetieren und Menschen werden jedoch die meisten Histone im Sperma durch eine andere Klasse von Proteinen ersetzt (Protamine genannt), weshalb der Beitrag der Histone zur epigenetischen Vererbung begrenzt sein könnte (Bohacek & Mansuy 2015).

Heute ist RNA der wichtigste Faktor, dem eine kausale Rolle bei der Übertragung von erworbenen Merkmalen zugeschrieben wird. Spermien-RNA ist an der Übertragung von traumatischem Stress vom Vater auf die Nachkommenschaft beteiligt (Gapp et al. 2014a und 2020). So kann die Injektion von Spermien-RNA männlicher Mäuse, die im postnatalen Leben einem Trauma ausgesetzt waren, in befruchtete Kontrolleizellen die Verhaltens- und Stoffwechselsymptome bei den daraus entstehenden Mäusen und ihren Nachkommen nachbilden. In einigen Fällen kann die Injektion von 9 miRNAs, von denen bekannt ist, dass sie in Spermien durch adulten väterlichen Stress hochreguliert werden, den Spiegel des Stresshormons Corticosteron in den resultierenden Tieren verändern (Rodgers et al. 2015). Des Weiteren wurde gezeigt, dass Spermien-miRNAs für die Auswirkung von Environmental Enrichment (die Stimulierung des Gehirns durch die physische und soziale Umgebung) auf die Verbesserung der Kognition verantwortlich sind (Benito et al. 2018). Von diesem Beispiel ist auch bekannt, dass es die Übertragung einiger Auswirkungen der Traumata bei Mäusen verhindert (Gapp et al. 2016). Somit könnte die Spermien-RNA ein gemeinsamer Faktor für die Übertragung positiver und negativer Effekte von Lebenserfahrungen sein, ein Mechanismus, der neue Perspektiven für die Vererbung bietet.

Vererbung von Traumafolgen in Tiermodellen und beim Menschen

Es gibt immer mehr Belege dafür, dass die Auswirkungen von Trauma und Widrigkeiten in Tiermodellen auf nachfolgende Generationen übertragen werden können und die Keimbahn betreffen. Es ist wichtig zu berücksichtigen, dass die intergenerationale Übertragung der Auswirkungen eines Traumas unabhängig von der Keimbahn sein kann und eine soziale Übertragung und der Erwerb von Verhaltens- oder physiologischen Mustern von den Eltern auf die Nachkommen möglich sind. Diese können jedoch epigenetische Faktoren z.B. im Gehirn einbeziehen. Aber die echte Vererbung der Auswirkungen von traumatischem Stress beinhaltet die Übertragung durch Keimzellen und impliziert epigenetische Mechanismen (Bohacek & Mansuy 2015).

Bei Nagetieren beeinflusst ein Trauma das Verhalten und den Stoffwechsel nach- folgender Generationen durch komplexe epigenetische Mechanismen, die nur teilweise verstanden sind. Ähnliche Effekte können auch beim Menschen auftreten, aber dafür gibt es weniger Belege und das Wissen über involvierte Mechanismen ist sehr begrenzt. Die folgenden beiden Abschnitte fassen einschlägige Beweise (Evidenz) für die inter- und transgenerationale Vererbung der Auswirkungen von Traumata bei Tieren und Menschen zusammen.

Nagetiermodelle

In Studien zur Vererbung, z.B. zu Traumaeffekten, wird typischerweise eine Nomenklatur verwendet, bei der die Nachkommen, die aus der ersten genetischen Kreuzung hervorgehen, als F1 (filial/Nachkommen 1) bezeichnet werden und nachfolgende Generationen, die die Paarung von betroffenen (Trauma) F1 mit naiven Züchtungen oder betroffenen F1 beinhalten, als F2, F3 usw. In Tierversuchen wurde ein Trauma typischerweise durch die Störung oder Unterbrechung der mütterlichen Fürsorge oder durch die Konditionierung der Tiere auf unangenehme oder furchterregende Reize ausgelöst.

Bei Mäusen wurde eine Veränderung der mütterlichen Fürsorge durch Stress für das Muttertier während der Laktation mit einer verminderten sozialen Interaktion bei den Nachkommen in Verbindung gebracht, die auf eine suboptimale mütterliche Fürsorge zurückgeführt wird. Zusätzlich zu den Verhaltensanomalien wiesen die männlichen Nachkommen auch Veränderungen von Oxytocin und Corticosteron auf, zwei Hormonen, die in die Regulierung von Stress und sozialer Bindung bei Säugetieren involviert sind, während die weiblichen Nachkommen verändertes Prolaktin aufwiesen, ein Hormon, das für die Laktation wichtig ist (Babb et al. 2014). In ähnlicher Weise war die Auslösung einer postpartalen Depression (Wochenbettdepression) bei stillenden Müttern durch tagsüber gegenwärtige Stressfaktoren (»daily restraint«) und nächtliche Beleuchtung mit der Vererbung von depressiven Verhaltensweisen und veränderten Stoffwechselwegen bei den F2-Nachkommen verbunden (Wu et al. 2016).

Unsere Versuchsanordnung der unvorhersehbaren Trennung von der Mutter (»un- predictable maternal separation«) in Kombination mit unvorhersehbarem mütterlichen Stress (»unpredictable maternal stress« [MSUS]) ist eines der besten Modelle für transgenerationale Vererbung bei Mäusen (Franklin et al. 2010). Dieses Modell zeigt eine klare Keimbahnabhängigkeit, eine Ursache-Wirkungs-Beziehung und betrifft bis zu vier aufeinanderfolgende Nachkommengenerationen (van Steenwyk et al. 2018). Bei diesem Paradigma werden neugeborene Mäusejunge (F1) traumatischem Stress ausgesetzt, indem sie unvorhersehbar von ihrer Mutter (F0) getrennt werden. Während der Trennung wird auch die Mutter unvorhersehbarem Stress ausgesetzt. Diese chronische traumatische Exposition während der ersten zwei Lebenswochen hinterlässt bei den Nachkommen langanhaltende Effekte auf die Verhaltensreaktion, von denen einige über mehrere Generationen an die Nachkommen weitergegeben werden. F2-, F3- und in einigen Fällen F4-MSUS-Mäuse zeigen depressionsähnliche Verhaltensweisen, veränderte Reaktionen auf widrige Umweltbedingungen, ein risikofreudigeres Verhalten und beeinträchtigte soziale Fähigkeiten (Franklin et al. 2010; Franklin et al. 2011). F2-Tiere haben auch kognitive Defizite, die mit Veränderungen der synaptischen Plastizität (also der Verbindungen von Nervenzellen untereinander und der Reizübertragung) sowie der serotonergen Schaltkreise (also der hormonellen Steuerung) einhergehen (Bohacek et al. 2015; Razoux et al. 2017). Neben dem Verhalten ist auch der Glukose- und Fettstoffwechsel der Nachkommen durch MSUS verändert (van Steenwyk et al. 2020).

Widrigkeiten im Erwachsenenleben können auch zu Verhaltensdefiziten führen, die auf die Nachkommen übertragen werden können. Chronischer Stress, der durch die Störung der sozialen Hierarchie bei erwachsenen Mäusen ausgelöst wird, verändert das Sozialverhalten über drei Generationen hinweg (Saavedra-Rodríguez & Feig 2013). Chronische soziale Niederlagen können auch depressive Verhaltensweisen bei den Nachkommen (F1) von gestressten männlichen Mäusen (F0) nach sich ziehen. Einige dieser Effekte konnten durch In-vitro-Fertilisation (IVF) übertragen werden, was auf ihre Abhängigkeit von Keimzellen hindeutet

(Dietz et al. 2011). In ähnlicher Weise konnte die Traumatisierung von Mäusen, indem sie unerwünschten Gerüchen ausgesetzt wurden, eine Verhaltensempfindlichkeit gegenüber dem Geruch bei ihren F2- und F3-Nachkommen auslösen, die von Veränderungen in ihrem olfaktorischen (den Geruchssinn betreffenden) System begleitet wurde und Keimbahnabhängigkeit zeigte (Dias & Ressler 2013). Zusammengenommen deuten diese Ergebnisse stark auf eine keimbahnabhängige Übertragung der Auswirkungen von Traumata über Generationen hinweg hin.

Humanstudien

Die Weitergabe der Auswirkungen von Traumata über Generationen hinweg beim Menschen ist schon lange Gegenstand von Interesse. Aber erst in jüngster Zeit wird eine epigenetische Grundlage einer solchen Übertragung in Betracht gezogen (siehe Rheinberger & Müller-Wille 2021 sowie zur skeptischen Gegenposition Alex & Winkler 2021). Aufgrund des Mangels an kausalen Zusammenhängen und mechanistischen Erklärungen wurden jedoch viele Spekulationen über die epigenetische Vererbung beim Menschen angestellt (Jawaid et al. 2018; Jawaid et al. 2021).

Wie bei Tieren scheint auch beim Menschen ein frühes Trauma eines Elternteils ein entscheidender Faktor für das Verhalten der Nachkommen zu sein. Geringe mütterliche Bindung und mütterlicher Stress wurden in einer deutschen Studie mit einer Borderline-Persönlichkeitsstörung bei den Kindern von betroffenen Personen in Verbindung gebracht (Infurna et al. 2016). Eine schwedische Studie zeigte, dass der elterliche Tod während der Vorpubertät von Jungen mit Frühgeburtlichkeit und niedrigem Geburtsgewicht ihrer Kinder verbunden war (Vågerö & Rajaleid 2017).

Die Erfahrung von Völkermord und Gewalt ist ein weiterer Auslöser für eine mögliche Übertragung von Psychopathologien auf die Kinder traumatisierter Personen. Einige ältere Berichte wiesen auf erhöhte psychiatrische Erkrankungen bei Kindern von Holocaust-Überlebenden hin (Barocas & Barocas 1979). Studien aus der Gruppe von Rachel Yehuda haben deutliche neuropsychiatrische Beeinträchtigungen bei den Nachkommen und Enkeln von Holocaust-Überlebenden gezeigt und erste Hinweise darauf geliefert, dass dies mit einer Veränderung der DNA-Methylierung in einem bestimmten Gen (FK506-Bindungsprotein 5) einhergeht, das beim Menschen die Empfindlichkeit gegenüber Stresshormonen reguliert (Yehuda et al. 2016). Die Nachkommen von Holocaust-Überlebenden, insbesondere von weiblichen Überlebenden, zeigen eine erhöhte Anfälligkeit für eine posttraumatische Belastungsstörung (PTBS) und haben zu Beginn der Studie niedrigere Werte des Stresshormons Cortisol, ein Effekt, der bereits bei PTBS beobachtet wurde (Yehuda et al. 1998; 2000; 2008). Die elterliche Exposition gegenüber dem Völkermord in Kambodscha und Ruanda wurde mit erhöhter Angst und Depression bei den Nachkommen in Verbindung gebracht (Field et al. 2013; Rieder & Elbert 2013).

Neben Völkermord ist Vertreibung eine weitere traumatische Erfahrung, die mit der intergenerationalen Vererbung von Verhaltensstörungen beim Menschen verbunden sein könnte. Kinder von Personen, die nach einer Zwangsvertreibung eine PTBS entwickelten, zeigen eine implizite Vermeidung von vertreibungsbezogenen Reizen wie emotionalen Wörtern, z.B. Krieg, Tod (sog. emotionale Stroop-Aufgabe) (Wittekind et al. 2010). In ähnlicher Weise wurden bei lateinamerikanischen Einwanderern in die USA einige Symptome von traumatischem Stress an die Nachkommen weitergegeben (Phipps & Degges-White 2014). Eine schwedische Studie kam zu dem Ergebnis, dass Kinder von Einwanderern, die Folter ausgesetzt waren, ebenfalls vermehrt depressive und somatisierende (durch psychische Ursachen bewirkte körperliche) Symptome aufweisen (Daud et al. 2005). Eine neuere Studie über die Kinder von während des Zweiten Weltkriegs evakuierten Finnen zeigte ein erhöhtes Risiko für psychiatrische Krankenhausaufenthalte bei Frauen, deren Mütter evakuiert wurden, im Vergleich zu denen, deren Mütter nicht evakuiert wurden (Santavirta et al. 2018).

Auch ein Kriegstrauma wurde als ein wichtiger Stressfaktor vorgeschlagen, der zu vererbbaren Verhaltensstörungen beim Menschen führt. Die Nachkommen von Veteranen des Zweiten Weltkriegs (Rosenheck 1986) und des Vietnamkriegs (Glenn et al. 2002) zeigen Gewalttätigkeit und Feindseligkeit, die eng mit der Intensität und Dauer der Erfahrung von Kriegstraumata bei ihren Eltern korrelieren. In ähnlicher Weise zeigen Kinder von Veteranen des serbisch-bosnischen Konflikts eine Vielzahl von Entwicklungs-, Verhaltens- und emotionalen Problemen (Klaric et al. 2008). Darüber hinaus zeigte eine aktuelle Studie über die Nachkommen von Kriegsgefangenen des amerikanischen Bürgerkriegs eine erhöhte Sterblichkeit bei den männlichen Nachkommen (Costa et al. 2018).

Während es schwierig ist, mechanistische Beweise für die Keimbahnabhängigkeit der Übertragung der Auswirkungen von Traumata beim Menschen zu liefern, sind zwei Studien bemerkenswert, die zeigen, dass das Keimbahnepigenom durch eine Traumaexposition beim Menschen verändert werden kann. Die erste Studie lieferte zum ersten Mal den Beweis, dass bestimmte miRNAs im Sperma von

Männern verändert sind, die höhere Punktzahlen in einem Fragebogen zu negativen Kindheitserfahrungen aufwiesen (Dickson et al. 2018). Die zweite Studie ist unsere laufende Untersuchung von epigenetischen Markern in Körperflüssigkeiten von Kindern, die ihren Vater verloren haben und von der Mutter getrennt in einem Waisenhaus leben. Dabei zeigten sich Veränderungen in einer Reihe von Serum-miRNAs, von denen bekannt ist, dass sie in die Verhaltens- und Stoffwechselregulation involviert sind (Jawaid et al. 2021).

Mit der rasch anwachsenden Zahl an epidemiologischen Studien und jüngsten Nachweisen, die epigenetische Veränderungen in Körperflüssigkeiten und Sperma von traumaexponierten Bevölkerungsgruppen zeigen, wird es zunehmend plausibel, dass Auswirkungen eines Traumas beim Menschen übertragbar sind. Dies bedeutet, dass die Auswirkungen des Traumas von exponierten Eltern auf die Kinder übertragen werden können. In dem Fall ist es wichtig zu überlegen, welches die potentiellen Mediatoren sind, die die Auswirkungen des Traumas in die Keimbahn tragen.

Die Rolle des Blutes bei der Übertragung der Auswirkungen von Traumaexposition und Krankheitsanfälligkeit

Während Veränderungen im Epigenom der Keimbahn als Vektoren (Überträger) für die Vererbung der Auswirkungen von Traumata vorgeschlagen wurden, bleibt unbekannt, wie Auswirkungen von Traumata, die im Gehirn aktiviert werden, in reproduktive Zellen getragen werden. Eine entscheidende Rolle könnten hier lösliche Faktoren im Blut spielen, die mit Zellen in den Keimdrüsen kommunizieren könnten. Diese Faktoren werden möglicherweise vom Gehirn oder anderen Organen in Reaktion auf Stress freigesetzt und wirken über Rezeptoren wie adrenerge (Adrenalin enthaltende oder darauf reagierende) Rezeptoren, MR (Mineralocorticoid Receptor), Gonadotropin-Releasing-Hormon(GnRH)-Rezeptoren oder Arginin-Vasopressin-Rezeptoren, die auf Keimzellen vorhanden sind (Adeoya-Osiguwa et al. 2006; Fiore et al. 2006; Naz & Sellamuthu 2006; Kwon et al., 2013).

Unter diesen zirkulierenden Faktoren könnten Hormone eine Rolle spielen, da bekannt ist, dass ein Trauma das zirkulierende hormonelle Milieu verändert, und gezeigt wurde, dass eine Hormonbehandlung den ncRNA-Gehalt von Spermien verändert (Short et al. 2016). Zytokine (Wachstum und Zelldifferenzierung regulierende Proteine) stellen weitere wichtige zirkulierende Faktoren dar, die zu berücksichtigen sind, da sie die Barrieren im Körper regulieren können

(Pan et al. 2011). Zytokinrezeptoren können auch auf Keimzellen nachgewiesen werden (Naz & Sellamuthu 2006).

Die prominentesten Kandidaten für die Übertragung von Traumasignaturen auf die Keimbahn könnten unserer Meinung nach jedoch zirkulierende RNAs und Stoffwechselprodukte (Metabolite) sein. Zirkulierende RNAs, insbesondere ncRNAs, sind in verschiedenen Körperflüssigkeiten biologisch aktiv und werden entweder verpackt in extrazellulären Vesikeln (EVs) oder in Verbindung mit Lipoproteinen oder Argonaute-Proteinen transportiert. Interessanterweise ist der Fettstoffwechsel, der in vielen Transgenerationsmodellen konsistent verändert ist, eng mit Lipoproteinen sowie mit extrazellulären Vesikeln verbunden. Zwei Drittel aller solchen Vesikel stammen bei Säugetieren aus dem Fettgewebe (Thomou et al. 2017), während Lipoproteinmoleküle bekanntermaßen RNAs tragen (Vickers et al. 2011). Darüber hinaus zeigt unsere laufende Studie bei Mäusen und Menschen vergleichbare Veränderungen in Lipoproteinen und zirkulierenden ncRNAs nach einem frühen Lebenstrauma (Jawaid et al. 2021).

Ein weiterer wichtiger Überträger von Signalen an die Keimbahn könnten zirkulierende Stoffwechselprodukte sein. Eine sich bemerkenswerterweise überschneidende Anzahl an zirkulierenden Stoffwechselprodukten ist bei Mäusen und Menschen nach einem frühen Lebenstrauma verändert. Wichtig ist, dass diese Metaboliten die nukleäre (im Kern stattfindende) Rezeptorsignalübertragung in den Keimzellen verändern können (van Steenwyk et al. 2020).

Eine mögliche Rolle von Blut als Übertragungsmedium für die Auswirkungen von Traumata auf die Keimbahn hat wichtige Implikationen für die Übertragung von Krankheitsanfälligkeit beim Menschen. Darüber hinaus ergeben sich daraus auch potentielle Möglichkeiten zur Intervention, da Überträger im Blut für Diagnostik und Therapeutik anvisiert werden können. Dies ist auch relevant für die Betrachtung möglicher Implikationen der epigenetischen Übertragung der Auswirkungen von Traumata auf die Gesellschaft.

Zur Bedeutung der epigenetischen Vererbungsforschung für die Gesellschaft

Die Vorstellung, dass traumatische Erfahrungen langanhaltende Folgen für die geistige und körperliche Gesundheit und das Wohlbefinden der betroffenen Menschen und möglicherweise ihrer Kinder und Enkelkinder haben können, hat weitreichende Bedeutung für die menschliche Zivilisation und Gesellschaft. Zahlreiche religiöse, politische und ethnische Konflikte haben in den letzten 100 Jahren alle Ecken der Welt heimgesucht, und das Bild ist auch heute noch düster, mit gewaltsamen Konflikten, die viele Länder betreffen, von Afghanistan bis Kamerun, Nigeria bis Palästina, Pakistan bis Syrien, Ukraine bis Jemen.

Neben den Folgen für die lokale Zivilbevölkerung sind auch Militärangehörige und ihre Familien chronisch Traumata ausgesetzt. Abgesehen von direkten Kriegseinsätzen können auch Vertreibung, erzwungene Familientrennung, ethnische Gewalt und Naturkatastrophen traumatisch sein. Neuere Forschungen haben epigenetische Veränderungen bei Menschen identifiziert, die Völkermorden in Afrika oder dem Holocaust ausgesetzt waren, aber unser Wissen ist noch begrenzt und es wurden keine Studien zu gegenwärtigen Konflikten durchgeführt. Bemühungen um Präventiv- und Abhilfemaßnahmen in betroffenen Bevölkerungsgruppen sind ebenfalls begrenzt, und es gibt keine routinemäßige psychologische oder metabolische Beurteilung der betroffenen Kinder.

Um das Potential der präklinischen Forschung an Tiermodellen für ein besseres Verständnis der medizinischen Auswirkungen menschlicher Konflikte zu veranschaulichen, nehmen wir das Beispiel einer aktuell schwierigen Situation in Nordamerika: die Familientrennungskrise an der Grenze zwischen den USA und Mexiko im Jahr 2018, die für viele Familien verheerende Lebensumstände geschaffen hat. In wissenschaftlichen Kreisen wurde Besorgnis über die langfristigen Folgen einer solchen Inhaftierung auf die psychische und physische Gesundheit der der Trennung ausgesetzten Kinder geäußert (Danaher 2018). Diese Situation hatte viele Ähnlichkeiten mit einem Mausmodell für frühes Trauma, das eine Vererbung von Verhaltens- und Stoffwechselsymptomen über Generationen hinweg zeigt (das MSUS-Modell). Dieses Modell legt nahe, dass es lebenslange Folgen der elterlichen Trennung und Inhaftierung nicht nur für diese Kinder, sondern auch für ihre Nachkommen geben könnte. Wenn man die Erkenntnisse aus solchen Mausstudien auf die Situation der inhaftierten Kinder überträgt, kann man davon ausgehen, dass deren Kinder oder sogar Enkelkinder im Erwachsenenalter ein Risiko für Stoffwechselstörungen und Psychopathologien wie Depressionen und erhöhte Risikobereitschaft haben könnten, die ihr Leben beeinträchtigen würden.

Wir selbst haben kürzlich eine Studie mit Kindern durchgeführt, die in SOS-Kinderdörfern in Pakistan leben. Diese Kinder haben ein Trauma in Form des Verlusts ihres Vaters und der Trennung von ihrer Mutter erlebt und weisen erhöhte Ängstlichkeit, pro-depressive Symptome und Aufmerksamkeitsdefizite sowie verminderte High-Density-Lipoproteine im Blut auf. Darüber hinaus sind einige miRNAs, von denen bekannt ist, dass sie im Serum von Mäusen durch frühe Traumata verändert werden, im Serum dieser Kinder in ähnlicher Weise verändert, was darauf hindeutet, dass molekulare Signalwege, die mit dem Fettstoffwechsel und nicht-kodierenden RNAs in Verbindung stehen, bei Traumata in Mäusen und Menschen erhalten bleiben (Jawaid et al. 2021). Die weitreichenden Verhaltens-, Stoffwechsel- und molekularen Störungen bei diesen Kindern lassen vermuten, dass sie in ihrem Erwachsenenleben oder sogar ihre Nachkommen eine Anfälligkeit für zahlreiche gesundheitliche Komplikationen aufweisen könnten. In der Tat führt die Anzüchtung von keimzellähnlichen Zellen in Kultur mit dem Serum dieser Kinder zu einer Übertragung einiger molekularer Veränderungen auf die angezüchteten Zellen, was die Möglichkeit nahelegt, dass das Erbe ihrer schmerzhaften Erfahrungen bestehen bleibt (Curry 2019).

Die biologischen Wege, über die die Auswirkungen eines Traumas von den Eltern auf die Kinder übertragen werden können, sind nur teilweise verstanden. Während Keimzellen wahrscheinlich dazu beitragen, da sie epigenetische Veränderungen aufweisen, die an die Nachkommen weitergegeben werden, können andere biologische Substanzen wie Körperflüssigkeiten dabei wahrscheinlich ebenfalls eine Rolle spielen. Die Muttermilch während der Stillzeit ist ein Kandidat. Studien mit Mäusen, Primaten und Menschen haben gezeigt, dass Mütter während der Stillzeit biologisch aktive Stoffe übertragen, die die Gehirnentwicklung, das Verhalten und das Temperament ihrer Nachkommen beeinflussen können (Liu et al. 2014; Hinde et al. 2015). Dies könnte für schwangere und stillende Mütter in Konfliktregionen und für Frauen, die in friedenssichernden Kräften dienen, von Bedeutung sein.

Obwohl eine Traumaexposition insgesamt schädlich für die betroffenen Individuen ist, kann sie unter bestimmten Bedingungen zur Entwicklung von adaptiven Verhaltensweisen führen, die für sie und ihre Nachkommen von Vorteil sind. Bei Mäusen gibt es Belege dafür, dass adaptive Verhaltensweisen wie verbesserte Verhaltensflexibilität und zielgerichtete Reaktionen bei traumaexponierten Individuen und ihren Nachkommen auftreten und ihnen helfen können, besser mit herausfordernden Situationen umzugehen (Gapp et al. 2014b). Ebenso hat eine Studie beim Menschen gezeigt, dass Enkelkinder von Immigrant*innen bessere akademische Leistungen erbringen als Kinder der dritten oder vierten Generation (Duong et al. 2016).

Es sind jedoch weitere Studien der Mechanismen erforderlich, um die Wege zu identifizieren, die die Übertragung resilienter (widerstandsfähiger) Verhaltensweisen auf die Nachkommenschaft bewirken, und um herauszufinden, ob irgendeine Maßnahme eine solche »positive Übertragung« nach einer Traumaexposition begünstigen könnte. Von besonderer Bedeutung ist der optimale Zeitpunkt für eine effiziente Intervention.

Günstige Zeitfenster

Mit den neuen Erkenntnissen über die durch ein Trauma veränderten molekularen Signalwege und die potentiellen Mechanismen für deren Vererbung ist es nun möglich, Verhaltensinterventionen, Nahrungsergänzung und/oder pharmakologische Interventionen bei traumaexponierten Bevölkerungsgruppen in Betracht zu ziehen. Tierstudien deuten darauf hin, dass die Übertragung einiger Traumafolgen auf die Nachkommen verhindert wird, wenn traumabetroffene Männchen vor der Empfängnis in ein reichhaltigeres Lebensumfeld (z. B. einen großen Käfig mit Spielzeug, Laufrädern und einem Labyrinth) versetzt werden (Gapp et al. 2016). Darüber hinaus können einige Gehirnmoleküle, von denen bekannt ist, dass sie die soziale Bindung erhöhen, wie z. B. Oxytocin und Vasopressin, die intergenerationalen Effekte von chronischem sozialem Stress bei Mäusen rückgängig machen. Bei weiblichen F2-Nachkommen von Müttern, die solchem Stress ausgesetzt waren, gibt es ein häufigeres Vorkommen von sich wiederholenden Handlungen und Denkstörungen und ängstlichen Verhaltensweisen sowie Defizite im Sozialverhalten. Die Behandlung von F1-Muttertieren mit Oxytocin nach chronischem sozialem Stress verhindert die Weitergabe von repetitivem und ängstlichem Verhalten an die F2-Nachkommen, während die intranasale Vasopressin-Behandlung bei F1-Muttertieren positive Auswirkungen auf Verhaltensdefizite und Ängstlichkeit zeigte (Murgatroyd et al. 2016).

Trotz dieser begrenzten Evidenz geben diese Studien Anlass zur Hoffnung, dass die Übertragung von Traumasymptomen beim Menschen teilweise vermeidbar sein könnte. Die Herausforderung besteht darin, solche ermutigenden Aspekte aus Tierstudien zu nutzen, um klinische und soziale Interventionen zu entwerfen, die die Übertragung von Traumasymptomen beim Menschen verhindern. Um sich dies besser vorstellen zu können und mögliche Zeitfenster für Interventionen zu identifizieren, werden wir das hypothetische Beispiel von Kriegswaisen aus einer Konfliktregion ohne elterliche Fürsorge, die chronisch widrigen Bedingungen ausgesetzt sind, verwenden. Basierend auf unserer Arbeit bei Mäusen und Menschen mit frühkindlichen psychologischen Traumata lässt sich vorhersagen, dass ein betroffenes Kind eine größere Anfälligkeit für psychische und körperliche Störungen zeigen wird und diese Anfälligkeiten schließlich an seine eigenen Kinder weitergeben könnte.

Möglicherweise hilfreiche Interventionen umfassen:

1. Ein Ansatzpunkt für eine Intervention könnte ein psychologisches Screening des Kindes sein, gefolgt von einer geeigneten psychologischen Therapie und Nahrungsergänzung. Die psychologische Intervention könnte eine multimodale (auf vielfältige Art und Weise erfolgende) Stimulation beinhalten, ein Äquivalent zu besseren Lebensbedingungen (Environmental Enrichment), wie sie bei Nagetieren eingesetzt werden.
2. Laufende Screenings und Interventionen könnten hilfreich sein, wenn das Kind erwachsen wird und eine Elternschaft plant. Die Screenings könnten Keimbahnuntersuchungen auf epigenetische Signaturen von Traumata hin beinhalten, von denen bekannt ist, dass sie im Erwachsenenalter fortbestehen und mit spezifischen Störungsbildern der Phänotypen bei den Nachkommen in Verbindung gebracht werden.
3. Die Nachkommen der anfänglichen Kriegswaisen könnten dann auf atypische Verhaltensweisen und neuropsychiatrische und/oder metabolische Anomalien hin untersucht werden, die aus der epigenetischen Analyse der elterlichen Keimbahn vorhergesagt werden könnten, und es könnte ihnen, wo nötig, eine angemessene Behandlung angeboten werden.

Es ist bemerkenswert, dass keine dieser Interventionen bisher beim Menschen getestet wurde, weshalb eine sorgfältige Beurteilung und Bewertung erforderlich ist, bevor sie in der Praxis umgesetzt werden können. Die Umsetzung solcher Interventionen könnte mit zahlreichen Herausforderungen verbunden sein, angefangen bei der Frage, welche Plattform (Methode) für ein breit angelegtes Screening psychischer Beeinträchtigungen bei traumatisierten Personen verwendet werden soll, und bis hin zu ethischen Erwägungen im Zusammenhang mit der Bewertung von Keimbahnuntersuchungen. Die moralischen und sozialen Implikationen solcher Eingriffe und die Verantwortung jedes Einzelnen für seine eigene Gesundheit und die Gesundheit seiner Nachkommen sind wichtige Fragen, die einer Reflexion bedürfen. Organisationen, die auf globaler Ebene arbeiten, wie die Weltgesundheitsorganisation (WHO), die Vereinten Nationen, das Kinderhilfswerk der Vereinten Nationen (UNICEF) und das Flüchtlingshilfswerk der Vereinten Nationen (UNHCR), könnten eine wichtige Rolle bei der Befürwortung und Umsetzung dieser Interventionen in instabilen und konfliktträchtigen Regionen spielen. Vorstellbar ist, dass zukünftig im klinischen Umfeld ein strenges Screening für Trauma anhand von psychologischen und neu entstehenden molekularen Biomarkern eingesetzt wird, um die Langzeitfolgen in gefährdeten Gemeinschaften, wie z. B. bei Immigrant*innen, vorherzusagen. Anschließend könnte man Personen, die epigenetische Signaturen der Traumaexposition tragen, sowie ihren Nachkommen für die Zukunft Beratung, Prophylaxe und/oder eine Therapie anbieten (Jawaid et al. 2021).

Einige bemerkenswerte Beispiele für soziale Initiativen, die sich als hilfreich erweisen könnten, um die Ausbreitung von Traumasymptomen bei Menschen zu verhindern und/oder zu reduzieren, bieten die Empfehlungen des Europarats für Einwandererpopulationen[9] und die Beratungsinitiative für Genesung und Wohlbefinden des Ministeriums für Jugendentwicklung in Neuseeland,[10] die nach dem Anschlag in Christchurch 2019 ins Leben gerufen wurde. Die Programme nutzen auf positiver Psychologie basierende Maßnahmen, um die Integration von Flüchtlingen zu verbessern bzw. Menschen bei der Bewältigung von Traumata zu helfen. Ein wichtiger Aspekt könnte hier die Einbeziehung der Bewertung von epigenetischen Traumamarkern in Körperflüssigkeiten (Blut, Speichel etc.) sein, die über die Zeit gemessen werden könnten, um zu testen, ob solche Interventionen die epigenetischen Veränderungen aufgrund einer Traumaexposition reduzieren können.

Neben der Vorbeugung oder Verringerung der Folgen einer Traumaexposition können die Erkenntnisse aus der epigenetischen Forschung genutzt werden, um die Menschenrechte zu fördern und die Faktoren, die zu Trauma und Viktimisierung führen, zu verringern. Beim Menschen liegt Gewalt oft in der Familie (Black et al. 2010), was darauf hindeutet, dass gewalttätiges oder ausgrenzendes Verhalten auch genetisch oder epigenetisch vererbt werden kann. Wenn dies zutrifft, kann angesichts dessen, dass epigenetische Faktoren modifizierbar sind, die Möglichkeit in Betracht gezogen werden, die Übertragung solcher Verhaltensweisen durch Einwirkung auf das Epigenom zu mildern (vgl. Waltes et al. 2016).[11] Beispielsweise könnte man versuchen, die Auswirkungen von Traumata auf Gehirn und Körper durch Interventionen auf Basis von virtueller Realität (VR) zu verbessern. Dies könnte auch in Konfliktsituationen in gewalttätigen Gemein-

---

9 Siehe unter: https://www.coe.int/t/democracy/migration/ressources/recommendations-resolutions_en.asp (Zugriff: 18.3.2022).

10 Siehe unter: https://www.myd.govt.nz/resources-and-reports/recovery-and-wellbeing-advice.html (Zugriff: 18.3.2022).

11 Siehe unter: https://onlinelibrary.wiley.com/doi/10.1002/ajmg.b.32388 (Zugriff: 18.3.2022).

schaften nützlich sein, um das Einfühlungsvermögen von Führungspersönlichkeiten in Gemeinschaften zu erhöhen und/oder ihre negativen Vorurteile gegenüber Personen anderer Ethnien abzubauen (Segal et al. 2017). Eine andere Idee könnte sein, VR-Module zu konstruieren, in denen Personen virtuell miterleben können, wie sie selbst und ihre Familienmitglieder einer rassifizierten Menschengruppe angehören, gegen die sie sonst Vorbehalte haben. Es wird interessant sein zu sehen, ob solche Interventionen erfolgreich sind, zu langfristigen epigenetischen Veränderungen führen und möglicherweise vererbbare positive Effekte haben. Dies ist sehr wahrscheinlich, da epigenetische Faktoren durch zelluläre und Gehirnaktivität modifizierbar sind. Es liegt in der Verantwortung der wissenschaftlichen Gemeinschaft, damit zu beginnen, die Machbarkeit und Anwendbarkeit solcher Interventionen zur Förderung der Menschenrechte zu bewerten.

Schlussfolgerungen und Ausblick

Die wissenschaftliche Forschung des letzten Jahrzehnts hat gezeigt, dass die Folgen von Traumaexposition vererbbar sein können. Man hat begonnen, die Rolle epigenetischer Faktoren als potentielle Vermittler solcher Übertragungen und die molekularen Komponenten, die für ihre Induktion in Keimzellen verantwortlich sind, zu untersuchen. Aber viele Fragen und Herausforderungen sind auf diesem Gebiet noch nicht geklärt. Erstens müssen die Art, der Schweregrad und das Ausmaß der Symptome bei den Nachkommen von Personen, die einem Trauma ausgesetzt waren, sorgfältig untersucht werden, da sie wahrscheinlich nicht nur psychische, sondern auch körperliche Störungen umfassen. Zweitens müssen individuelle Unterschiede in der Ausprägung und Übertragung von Symptomen sorgfältig untersucht werden. Zunehmende Hinweise aus Humanstudien deuten darauf hin, dass nur ein Bruchteil der Individuen nach einer Traumaexposition eine PTBS entwickelt, während einige wenige Individuen resilienter werden (ein Phänomen, das als posttraumatisches Wachstum beschrieben wird [Horn et al. 2016]). Es ist möglich, dass die übertragenen Eigenschaften bei traumasensiblen und resilienten Individuen unterschiedlich sind. Drittens sollten zugängliche biologische Flüssigkeiten wie Speichel, Blut und Sperma bei traumatisierten Menschen und idealerweise auch bei deren Nachkommen analysiert werden, um festzustellen, ob die in Tiermodellen beobachteten Veränderungen auch beim Menschen vorkommen.

Schließlich empfehlen wir die Bildung von Think Tanks, die Friedensaktivist*innen, Biolog*innen, Kliniker*innen und Soziolog*innen zusammenbringen, um wissenschaftliche Erkenntnisse in konkrete langfristige humanitäre Bemühungen und politische Rahmenbedingungen umzusetzen. Es ist auch dringend notwendig, dass Friedens- und Menschenrechtsaktivist*innen die verfügbaren Foren nutzen, um die Öffentlichkeit über die Auswirkungen von Traumata über Generationen hinweg zu informieren und so die Öffentlichkeit für das Problem zu sensibilisieren. Jede/r, die/der Zeug*in eines traumatisierten Kindes wird, sollte wissen, dass ein Trauma andauert, sich ausbreitet, den ganzen Körper betrifft und übertragbar ist. Der einzige bekannte Weg, um zu verhindern, dass Generationen von Opfern unter einem Trauma leiden, ist der Aufbau einer Gesellschaft, die auf Frieden basiert.

Danksagung

Wir danken den Mitgliedern des Labors für Neuroepigenetik (Universität Zürich/ETH Zürich) für konstruktives Feedback zum Entwurf dieses Artikels.

Literatur

Adeoya-Osiguwa, S. A. et al. (2006): Identification of functional Alpha2- and Beta-Adrenergic receptors in mammalian spermatozoa. *Human Reproduction,* 21 (6), S. 1555–1563.

Alex, K. & Winkler, E. C. (2021): Ethischer Diskurs zu Epigenetik und Genomeditierung: die Gefahr eines (epi-)genetischen Determinismus und naturwissenschaftlich strittiger Grundannahmen. In: B. Fehse et al. (Hrsg.), *Fünfter Gentechnologiebericht: Sachstand und Perspektiven für Forschung und Anwendung.* Baden-Baden: Nomos, S. 299–323.

Babb, J. A. et al. (2014): Transgenerational effects of social stress on social behavior, corticosterone, oxytocin, and prolactin in rats. *Hormones and Behavior ,* 65 (4):; S. 386–393.

Bahar Halpern, K. et al. (2014): Paradoxical role of DNA methylation in activation of FoxA2 gene expression during endoderm development. *Journal of Biological Chemistry,* 289 (34), S. 23882–23892.

Bannister, A. J. & Kouzarides, T. (2011): Regulation of chromatin by histone modifications. *Cell Research,* 21 (3), S. 381–395.

Barocas, H. A. & Barocas, C. B. (1979): Wounds of the fathers: The next generation of Holocaust victims. *International Review of Psycho-Analysis,* 6 (3), S. 331–340.

Benito, E., Kerimoglu, C., Ramachandran, B., Pena-Centeno, P., Jain, G. et al. (2018): RNA-dependent intergenerational inheritance of enhanced synaptic plasticity after environmental enrichment. *Cell Reports,* 23 (2): S. 546–554.

Bird, A. (2002): DNA methylation patterns and epigenetic memory. *Genes and Development,* 16 (1), S. 6–21.

Black, D. S. et al. (2010): A further look at the intergenerational transmission of violence: Witnessing interparental violence in emerging adulthood. *Journal of Interpersonal Violence,* 25, S. 1022–1042.

Bohacek, J. & Mansuy, I. M. (2015): Molecular insights into transgenerational non-genetic inheritance of acquired behaviours. *Nature Reviews Genetics,* 16 (11), S. 641–652.
Bohacek, J. et al. (2015): Pathological brain plasticity and cognition in the offspring of males subjected to postnatal traumatic stress. *Molecular Psychiatry,* 20, S. 621–631.
Cao, J. & Yan, Q. (2012): Histone ubiquitination and deubiquitination in transcription, DNA damage response, and cancer. *Frontiers in Oncology,* 2 (26), 26.
Cheng, J. et al. (2014): SUMOylation of MeCP2 is essential for transcriptional repression and hippocampal synapse development. *Journal of Neurochemistry,* 128 (6), S. 798–806.
Ciabrelli, F. et al. (2017): Stable polycomb-dependent transgenerational inheritance of chromatin states in Drosophila. *Nature Genetics,* 49 (6), S. 876–886.
Costa, D. L. et al. (2018): Intergenerational transmission of paternal trauma among US Civil War ex-POWs. *Proceedings of the National Academy of Sciences of the United States,* 115, S. 11215–11220.
Curry, A. (2019): A painful legacy. *Science,* 365, S. 212–215.
Danaher, F. (2018): The suffering of children. *New England Journal of Medicine,* 379, e4.
Daud, A. et al. (2005): Children in families of torture victims: Transgenerational transmission of parents' traumatic experiences to their children. *International Journal of Social Welfare,* 14 (1), S. 23–32.
Dias, B. G. & Ressler, K. J. (2013): Parental olfactory experience influences behavior and neural structu re in subsequent generations. *Nature Neuroscience,* 17 (1), S. 89–96.
Dickson, D. A. et al. (2018): Reduced levels of miRNAs 449 and 34 in sperm of mice and men exposed to early life stress. *Translational Psychiatry,* 8, 101.
Dietz, D. M. et al. (2011): Paternal transmission of stress-induced pathologies. *Biological Psychiatry,* 70 (5), S. 408–414.
Duong, M. T. et al. (2016): Generational differences in academic achievement among immigrant youths: A meta-analytic review. *Review of Educational Research,* 86. S. 3–41.
Field, N. P. et al. (2013): Parental styles in the intergenerational transmission of trauma stemming from the Khmer Rouge Regime in Cambodia. *American Journal of Orthopsychiatry,* 83 (4), S. 483–494.
Fiore, C. et al. (2006): Identification of the mineralocorticoid receptor in human spermatozoa. *International Journal of Molecular Medicine,* 18 (4), S. 649–652.
Franklin, T. B. et al. (2010): Epigenetic transmission of the impact of early stress across generations. *Biological Psychiatry,* 68 (5), S. 408–415.
Franklin, T. B. et al. (2011): Influence of early stress on social abilities and serotonergic function across generations in mice. *PLoS ONE,* 6, 21842.
Gapp, K. et al. (2014a): Implication of sperm RNAs in transgenerational inheritance of the effects of early trauma in mice. *Nature Neuroscience,* 17 (5), 667–669.
Gapp, K. et al. (2014b): Early life stress in fathers improves behavioural flexibility in their offspring. *Nature Communications,* 5, 5466.
Gapp, K. et al. (2016): Potential of environmental enrichment to prevent transgenerational effects of paternal trauma. *Neuropsychopharmacology,* 41, S. 2749–2758.
Gapp, K. et al. (2020): Alterations in sperm long RNA contribute to the epigenetic inheritance of the effects of postnatal trauma. *Molecular Psychiatry,* 25, S. 2162–2174.
Gaydos, L. J. et al. (2014): H3K27me and PRC2 transmit a memory of repression across generations and during development. *Science,* 345 (6203), S. 1515–1518.

Ginzburg, K. et al. (2010): Comorbidity of posttraumatic stress disorder, anxiety and depression: A 20-year longitudinal study of war veterans. *Journal of Affective Disorders,* 123 (1–3), S. 249–257.
Glenn, D. M. et al. (2002): Violence and hostility among families of Vietnam veterans with combat-related posttraumatic stress disorder. *Violence and Victims,* 17 (4), S. 473–489.
Ha, M. & Kim, V. N. (2014): Regulation of MicroRNA biogenesis. *Nature Reviews Molecular Cell Biology,* 15 (8), S. 509–524.
Harvey, A. et al. (1979): Wounds of the fathers: The next generation of Holocaust victims. *Inter- national Review of Psycho-Analysis,* 1, S. 331–340.
Hinde, K. et al. (2015): Cortisol in mother's milk across lactation reflects maternal life history and predicts infant temperament. *Behavioral Ecology,* 26, S. 269–281.
Horn, S. R. et al. (2016): Understanding resilience: New approaches for preventing and treating PTSD. *Experimental Neurology,* 284, S. 119–132.
Hunter, R. G. et al. (2009): Regulation of hippocampal H3 histone methylation by acute and chronic stress. *Proceedings of the National Academy of Sciences of the United States,* 106 (49), S. 20912– 20917.
Infurna, M. R. et al. (2016): Parents' childhood experiences of bonding and parental psychopathology predict borderline personality disorder during adolescence in offspring. *Psychiatry Research,* 246, S. 373–378.
Jawahar, M. C. et al. (2015): Epigenetic alterations following early postnatal stress: A review on novel aetiological mechanisms of common psychiatric disorders. *Clinical Epigenetics,* 7 (1), 122.
Jawaid, A. & Mansuy, I. M. (2019): Inter- and transgenerational inheritance of behavioral phenotypes. *Current Opinion in Behavioral Sciences,* 25, S. 96–101.
Jawaid, A. & Mansuy, I. M. (2021): Transmission of the effects of trauma across generations: Implications for individuals and society and its role in violent conflict. *NeuroPeace,* 3, S. 5–24. Im Internet: https://2a362984-4f4f-474d-91d8-f919ce482921.filesusr.com/ugd/f0e071_4d883dc8a168449e8ff-1b9aaf5adf2a5.pdf (Zugriff: 12. 05. 2021).
Jawaid, A. et al. (2018): Transgenerational epigenetics of traumatic stress. *Progress in Molecular Biology and Translational Science,* 158, S. 273–298.
Jawaid, A. et al. (2020): Distinct microRNA signature in human serum and germline after childhood trauma. *MedRxiv;* DOI: 10.1101/2020.08.11.20168393.
Jawaid, A. et al. (2021): Impact of parental exposure on offspring health. *Trends in Genetics,* 37, S. 373–388.
Klaric, M. et al. (2008): Psychological problems in children of war veterans with posttraumatic stress disorder in Bosnia and Herzegovina: Cross-sectional study. *Croatian Medical Journal,* 49 (4), S. 491–498.
Klose, R. J. & Bird, A. P. (2006): Genomic DNA methylation: The mark and its mediators. *Trends in Biochemical Sciences,* 31 (2), S. 89–97.
Kwon, W.-S. et al. (2013): Vasopressin effectively suppresses male fertility. *PLoS ONE,* 8 (1): e54192.
Li, B. et al. (2007): The role of chromatin during transcription. *Cell,* 128 (4), S. 707–719.
Liu, B. et al. (2014): Maternal hematopoietic TNF, via milk chemokines, programs hippocampal development and memory. *Nature Neuroscience,* 17, S. 97–105.
Lupien, S. J. et al. (2009): Effects of stress throughout the lifespan on the brain, behaviour and cognition. *Nature Reviews Neuroscience,* 10 (6), S. 434–445.

Murgatroyd, C. A. et al. (2016): Effects of chronic social stress and maternal intranasal oxytocin and vasopressin on offspring Interferon-g and behavior. *Frontiers in Endocrinology*, 7, 155.

Naz, R. K. & Sellamuthu, R. (2006): Receptors in spermatozoa: Are they real? *Journal of Andrology*, 27 (5), S. 627–636.

Pan, W. et al. (2011): Cytokine signaling modulates blood-brain barrier function. *Current Pharmaceutical Design*, 33, S. 3729–3740.

Peters, A. H. & Schübeler, D. (2005): Methylation of histones: Playing memory with DNA. *Current Opinion in Cell Biology*, 17 (2), S. 230–238.

Phipps, R. M. & Degges-White, S. (2014): A new look at transgenerational trauma transmission: Second-generation Latino immigrant youth. *Journal of Multicultural Counseling and Development*, 42 (3), S. 174–187.

Quinn, J. J. & Chang, H. Y. (2016): Unique features of long non-coding RNA biogenesis and function. *Nature Reviews Genetics*, 17 (1), S. 47–62.

Qureshi, S. U. et al. (2010): Greater prevalence and incidence of dementia in older veterans with posttraumatic stress disorder. *Journal of the American Geriatric Society*, 58 (9), S. 1627–1633.

Razoux, F. et al. (2017): Transgenerational disruption of functional 5-HT1AR-induced connectivity in the adult mouse brain by traumatic stress in early life. *Molecular Psychiatry*, 22, S. 519–526.

Reed, B. et al. (2012): Chromatin alterations in response to forced swimming underlie increased prodynorphin transcription. *Neuroscience*, 220, S. 109–118.

Rheinberger, H.-J. & Müller-Wille, S. (2021): Die offene Zukunft des Gens. In: B. Fehse et al. (Hrsg.), *Fünfter Gentechnologiebericht: Sachstand und Perspektiven für Forschung und Anwendung*. Baden-Baden: Nomos, S. 261–276.

Rieder, H. & Elbert, T. (2013): The relationship between organized violence, family violence and mental health: Findings from a community-based survey in Muhanga, Southern Rwanda. *European Journal of Psychotraumatology*, 4 (1), 21329.

Rodgers, A. B. et al. (2015): Transgenerational epigenetic programming via sperm MicroRNA recapitulates effects of paternal stress. *Proceedings of the National Academy of Sciences of the United States*, 112 (44), S. 13699–13704.

Rosenheck, R. (1986): Impact of posttraumatic stress disorder of World War II on the next generation. *Journal of Nervous and Mental Disease*, 174 (6), S. 319–327.

Saavedra-Rodríguez, L. & Feig, L. A. (2013): Chronic social instability induces anxiety and defective social interactions across generations. *Biological Psychiatry*, 73 (1), S. 44–53.

Santavirta, T. et al. (2018): Association of the World War II Finnish evacuation of children with psychiatric hospitalization in the next generation. *JAMA Psychiatry*, 75 (1), 21.

Segal, L. et al. (2017): Promoting human rights through science. *Science*, 358, S. 34–37.

Short, A. K. et al. (2016): Elevated paternal glucocorticoid exposure alters the small non-coding RNA profile in sperm and modifies anxiety and depressive phenotypes in the offspring. *Translational Psychiatry*, 6 (6), e837.

Snijders, C. et al. (2018): MicroRNAs in post-traumatic stress disorder. *Current Topics in Behavio ral Neurosciences, 38, S.* 23–46.

Thomou, T. et al. (2017): Adipose-derived circulating miRNAs regulate gene expression in other tissues. *Nature*, 542, S. 450–455.

Vågerö, D. & Rajaleid, K. (2017): Does childhood trauma influence offspring's birth characteristics? *International Journal of Epidemiology*, 46 (1), S. 219–229.

van Steenwyk, G. et al. (2018): Transgenerational inheritance of behavioral and metabolic effects of paternal exposure to traumatic stress in early postnatal life: Evidence in the 4th generation. *Environmental Epigenetics,* 4, 023.
van Steenwyk, G. et al. (2020): Involvement of circulating factors in the transmission of paternal experiences through the germline. *EMBO Journal,* 39, e104579.
Vickers, K. C. et al. (2011): MicroRNAs are transported in plasma and delivered to recipient cells by high-density Lipoproteins. *Nature Cell Biology,* 13, S. 423–433.
Walter, J. & Gasparoni, N. (2021): Themenbereich Epigenetik: von Zellidentitäten bis hin zu Krankheiten und Therapien. In: B. Fehse et al. (Hrsg.), *Fünfter Gentechnologiebericht: Sachstand und Perspektiven für Forschung und Anwendung.* Baden-Baden: Nomos, S. 93–113.
Waltes, R., Chiocchetti, A. G. & Freitag, C. M. (2016): The neurobiological basis of human aggression: A review on genetic and epigenetic mechanisms. *American Journal of Medical Genetics, Part B: Neuropsychiatric Genetics,* 171 (5), S. 650–675.
Whittle, N. & Singewald, N. (2014): HDAC inhibitors as cognitive enhancers in fear, anxiety and trauma therapy: Where do we stand? *Biochemical Society Transactions,* 42 (2), S. 569–581.
Wittekind, C. E. et al. (2010): Intergenerational transmission of biased information processing in posttraumatic stress disorder (PTSD) following displacement after World War II. *Journal of Anxiety Disorders,* 24 (8), S. 953–957.
Wu, R. et al. (2016): Transgenerational impairment of hippocampal Akt-mTOR signaling and behavio- ral deficits in the offspring of mice that experience postpartum depression-like illness. *Progress in Neuro-Psychopharmacology and Biological Psychiatry,* 73, S. 11–18.
Yehuda, R. et al. (1998): Relationship between posttraumatic stress disorder characteristics of Holocaust survivors and their adult offspring. *American Journal of Psychiatry,* 155 (6), S. 841–843.
Yehuda, R. et al. (2000): Low cortisol and risk for PTSD in adult offspring of Holocaust survivors. *American Journal of Psychiatry,* 157 (8), S. 1252–1259.
Yehuda, R. et al. (2008): Maternal, not paternal, PTSD is related to increased risk for PTSD in offspring of Holocaust survivors. *Journal of Psychiatric Research,* 42 (13), S. 1104–1111.
Yehuda, R. et al. (2016): Holocaust exposure induced intergenerational effects on FKBP5 methylation. *Biological Psychiatry,* 80 (5), S. 372–380.

Der Abdruck erfolgt mit freundlicher Genehmigung des Nomos Verlages und der Berlin-Brandenburgischen Akademie der Wissenschaften. Unser besonderer Dank gilt den Übersetzerinnen Lilian Marx-Stölting und Anja Pichl.

EGON GARSTICK

Transgenerative Weitergabe der Traumatisierung und des Zornes

Einleitung

Die Internationale Bindungskonferenz (IBK) 2021 – »Trauma und Bindung zwischen den Generationen« – hat sich damit beschäftigt, wie Traumatisierungen in einer Generation zu »vererbten Wunden« für die nachfolgenden Generationen werden können. Auch wurde anhand verschiedener Beispiele aus therapeutischen Praxisfeldern aufgezeigt, mit welchen flexiblen, bindungsorientierten Methoden solche »vererbten Wunden« erkannt, beruhigt werden und eine konstruktive Schmerzverarbeitung möglich wird. Diesem thematischen Rahmen entsprechend beschreibe ich in meinem Beitrag, welche Traumatisierungen ich in der fokussierten therapeutischen Väterarbeit erlebe, wie diese von Generation zu Generation weitergegeben werden und wie ich versuche, verwirrte Väter aufzufangen, um sie für eine konstruktive Vaterschaftsentwicklung zu gewinnen.

Doch zuvor werde ich noch einige sog. Referenzsysteme aus der Entwicklungstheorie vermitteln, die für meine therapeutische Arbeit wichtige Orientierungshilfen sind.

Ursprünglich hatte ich den Titel »Transgenerative Weitergabe des Zorns« gewählt, den ich aber korrigiert habe, weil es ja nicht nur um die »Weitergabe von Zorn« gehen kann, sondern um das Thema einer ungenügenden Affektregulation. So kommen wir schließlich zu der Auseinandersetzung mit der Frage: Was brauchen Menschen in ihrer frühen Kindheit, damit sie heftige Affekte verarbeiten können, und was benötigen sie, wenn sie selber Eltern bzw. Väter werden, damit sie nicht von den Affekten, die als Folge von Traumatisierungen in ihren Körperseelen gespeichert sind, *überfallen werden.*

Mit der Formulierung *überfallen werden* möchte ich ausdrücken, wie stark in dieser Entwicklungsphase des Elternwerdens, die schon während der Schwangerschaft beginnt, Väter durch heftige, irritierende Affekte und die dazu gehörenden, noch unbewussten Phantasien daran gehindert werden können, eine sichere Bindungsbeziehung zum Baby aufzunehmen und eine liebevolle Beziehung zu der Mutter ihres Kindes aufrechtzuerhalten.

Die Beziehung zwischen der Psychoanalyse und der neurobiologischen Forschung

Was lerne ich als psychoanalytisch und bindungsorientierter Psychotherapeut von der Neurobiologie? Die neurobiologischen Forschungsergebnisse, die auf der diesjährigen Internationalen Bindungskonferenz (IBK) 2021 von Isabelle Mansuy und auch schon auf der IBK 2020 von Nicole Strüber dargestellt wurden, fordern Psychotherapeuten heraus, die sich ein differenziertes bio-psycho-soziales Wissen aneignen wollen, um von diesem Ausgangspunkt aus ein geeignetes Vorgehen in der therapeutischen Praxis zu entwickeln.

Sehr wichtig ist es mir, dass wir Psychoanalytiker uns in einem interdisziplinären Dialog mit anderen Wissenschaften dazu motivieren lassen, dass wir den Mut aufbringen, die in unserer psychoanalytischen Ausbildung gelernten therapeutischen Richtlinien zu überdenken und kreativ zu erweitern.

Was von Freuds Annahmen wird durch die Forschung bestätigt?

Das Wissen über *das starke Wirken des Unbewussten,* mit dem Sigmund Freud unsere Kultur schockierte, weil er die begrenzte Macht der Vernunft beschrieb, wird durch die moderne neurobiologische Forschung bestätigt. »Freud vermutete [...] zu Recht, dass alle Hirnvorgänge, die außerhalb der Großhirnrinde, also subcortical ablaufen, dem Bewusstsein unzugänglich sind. Was er nicht wusste oder wissen konnte, war die Tatsache, dass auch viele Prozesse, die innerhalb der Großhirnrinde stattfinden, nicht von Bewusstsein begleitet sind« (Roth & Strüber 2014, S. 200). Freuds Bild vom Unbewussten und den Vorgängen zwischen den verschiedenen Bereichen des Gehirns ist also enorm erweitert worden.

Ich bin fasziniert vom differenzierten Wissen, aber auch ein Stück erschrocken darüber, was wir übersehen, verpassen können.

Gerhard Roth und Nicole Strüber (Roth & Strüber 2014) zeigen, welche katastrophalen Folgen die zu starke und länger andauernde Cortisolausschüttung als Folge von unaufgefangenem Stress bei einem Fötus oder ganz jungem Baby haben kann: »Verhindert eine früh erhöhte Cortisolfreisetzung Wachstum und Verzweigung der Dendriten, dann könnte dies langfristige Auswirkungen auf die Funktion verschiedener Hirnbereiche haben, und zwar auch solcher Bereiche, die erst in der Jugend oder im Erwachsenenalter vollständig ausreifen, so dass Veränderungen erst dann wirksam werden. Dies könnte das häufig beobachtete zeitlich stark verzögerte Auftreten depressiver Erkrankungen infolge früher negativer Erfahrungen erklären« (Roth & Strüber 2014, S. 260 f.).

Als Psychotherapeut muss ich mich durch solche Aussagen wachrütteln lassen.

Einerseits kann ich mit diesem Wissen meine erwachsenen und jugendlichen Patienten mit ihren Affektregulationsproblemen differenzierter verstehen und andererseits sollte ich mich noch mehr dazu aufraffen, mich präventiv im sog. Frühbereich zu engagieren, wie z. B. in Eltern-Baby-Ambulanzen oder in noch aufzubauenden Beratungsstellen, wie sie später im Text noch beschrieben werden.

Die Bedeutung des Berührtwerdens

In dem Band *Bindung und psychische Störungen* (Brisch 2021), der aus der Bindungskonferenz 2020 hervorgegangen ist, wird die Bedeutung des Berührtwerdens sehr betont. Ott et al. (2021) zeigen dort in ihrem Beitrag »Körperlich-seelische Berührungen und deren Bedeutung für die psychoneuroimmunologische Entwicklung aus biopsychosozialer Sicht« auf, wie wichtig nicht nur die körperliche Berührung für die gesunde Entwicklung ist, sondern auch das emotionale Berührtwerden durch die empathische Aufmerksamkeit eines menschlichen Gegenübers.

Weiterhin wird uns in diesem Artikel bewusstgemacht, wie Babys, ja schon ungeborene Kinder im Mutterleib darauf angewiesen sind, dass es zur guten, einfühlsamen Beruhigung kommt, damit die Entwicklung des Immunsystems keinen Schaden erleidet.

Die Bedeutung des Berührt-, des Gehört-, des Wahrgenommenwerdens, Resonanz zu erfahren, dies beschreibt auch wunderbar der Soziologe und Philosoph Hartmut Rosa (2020) in seinem Buch *Resonanz. Eine Soziologie der Weltbeziehung*. Der Mensch ist am Anfang seines Lebens auf die existentielle Erfahrung: »Ich rufe, also bin ich!«, angewiesen. Das Baby braucht für die Entwicklung von Ur-Vertrauen die Erfahrung, dass die herbeigerufene Welt hilft. Wenn es gutgeht zwischen dem Baby und seinen frühen Bezugspersonen, dann wird die herbeigerufene Welt als gütig, atmend, bergend und bestehend erlebt. So kommt es zu der existentiell wichtigen Erfahrung, »im Erfolgsraum der eigenen Stimme [zu] existieren« (Peter Sloterdijk in Rosa 2020, S. 110).

Durch die Stimme bringen wir die Welt zu einer Antwort. *Resonanzerfahrung* braucht der heranwachsende Mensch, um u. a. das sog. Kohärenzgefühl zu entwickeln.

Was lernen wir aus der Affektforschung?

In den Ausführungen zu diesem Thema stütze ich mich auf den Aufsatz »Ein Beitrag aus der Affektforschung«, verfasst von der Affektforscherin und Psychoanalytikerin Evelyne Steimer (Steimer 2005). Danach gibt es eine Beziehungserwartung und das Bedürfnis nach adäquatem Affektaustausch. »Beziehungserwartung bedeutet, eine bestimmte soziale Umwelt vorzufinden, in welcher zuerst das Überleben garantiert sowie Wohlbefinden und Entwicklung ermöglicht wird, wobei sowohl die Bezugspersonen selbst auch die Interaktionen mit ihnen spezifische, auch affektive, Qualitäten aufweisen sollen« (Steimer 2005, S. 312). Es gibt also dieses starke Bedürfnis, dass die unmittelbar geäußerten, gezeigten Affekte gehört und gesehen und adäquat beantwortet, aufgefangen werden.

Das Wort »aufgefangen« passt für mein Empfinden besonders zu den Affekten Wut und Angst.

Als Säugling braucht man affektiv responsive Menschen, und das gilt, so glaube ich, auch später in der Entwicklung und auch in einer psychotherapeutischen Behandlung, wenn ich mit unverarbeiteten heftigen Affekten eine neue Lebensaufgabe übernehmen soll, z. B. eine konstruktive Vaterrolle.

Auch ein »frischgebackener« Vater, der sich von depressiven Stimmungen nach der Geburt seines Babys überfallen fühlt, braucht diese passende empathische Zuwendung mit lesbarem affektivem Ausdruck im Verhalten des Therapeuten. Ich komme bei den Fallbeispielen darauf zurück.

Fokussierte psychotherapeutische Väterarbeit in der »Stiftung Mütterhilfe« ab 2000 und ab 2018 in der »Arche Für Familien« (Verein Arche Zürich)

Nach dem erfolgten groben Überblick über mir wichtig erscheinende Themen und wissenschaftliche Arbeiten, die mich angesprochen und motiviert haben, meine praktische therapeutische Arbeit zu überdenken und zu erweitern, stelle ich kurz den Ort und den Rahmen vor, in dem ich Erfahrungen mit Männern sammle, die durch das Vaterwerden in Kontakt mit früher erlebten traumatisierenden Erfahrungen kommen (vgl. zum Folgenden Garstick 2013, S. 17–19).

Ab 1981 hatte ich einen engen Austausch mit der sozialarbeiterischen Beratungsstelle *Mütterhilfe Zürich*. Nach einigen Jahren übertrug man mir die Verantwortung für die fachliche Fortbildung der Mitarbeiterinnen. Ich brachte mein neues Wissen über Triangulierung und die Bedeutung des väterlichen Prinzips (Abelin 1986), das ich in einer Ausbildungsvertiefung zum psychoanalytisch orientierten Kinder- und Jugendlichenpsychotherapeuten gewonnen hatte, in die Weiterbildungen des Sozialarbeiterinnenteams ein und erarbeitete gemeinsam mit ihnen Umsetzungsmöglichkeiten für die Beratungspraxis.

Dabei blieb es nicht. Man wünschte sich von mir eine weitergehende Umsetzung des neuesten Wissens über die Bedeutung der frühen Kindheit. Wir entwickelten die sog. *Elternschaftstherapie*. Mit ihr wollten wir Paare und Väter unterstützen, die durch Schwangerschaft, Geburt und die Veränderungen aufgrund des erweiterten Beziehungsgeschehens – durch den Übergang von der Dyade zur Triade – heftiger irritiert werden.

Die *Elternschaftstherapie*, in deren Rahmen auch die Unterstützung der Väter stattfindet, konzipierten wir von Anfang an familien- und vätergerecht, indem wir abends bis 20.00 Uhr und sogar an Samstagen Therapiestunden ermöglichten. Natürlich ist es hierfür wichtig, dass eine Institution solche Mitarbeiter einstellt, die sich in ihrer eigenen Lebensgeschichte in einer Phase befinden, in der dieses besondere zeitliche Engagement für andere Familien sich nicht negativ auf die eigene Familie auswirkt.

Was sind unsere Motive, von was gehen wir bei der *Elternschaftstherapie* aus? Der Übergang von der Paar-Beziehung hin zur Elternschaft – von der Dyade zur Triade – bringt auch bei starkem eindeutigem Kinderwunsch immer wieder eine Krise für Beziehungen, und die erlebten Veränderungen werden nicht selten tabuisiert, vor allem im sexuellen Erleben.

Eine konstruktive Beziehungsqualität im Verhältnis zwischen Mutter und Vater, die Erfahrung des Gehaltenwerdens (bei Winnicott *Holding* genannt) der Mutter in der Paarbeziehung sind wichtige tragende Elemente für die geistige, körperliche und seelische Entwicklung des Säuglings. Eine länger andauernde depressive Verstimmung der Mutter kann vom Säugling nicht verarbeitet werden. Es kommt zur Verwirrung, und es besteht die Gefahr des apathischen Rückzugs. Die vorher auftretende Phase des Protestes, des Schreiens, wird oft von der verunsicherten, depressiven Mutter als Angriff erlebt. Der Säugling kann als ein *Verfolger* erlebt werden. Ist es so weit gekommen, droht die Gefahr der Kindesmisshandlung, wenn verzweifelte Eltern keine Möglichkeit haben, mit ihren ambivalenten Gefühlen und Verunsicherungen aufgefangen und gehalten zu werden.

Die Pionierarbeit der Arbeit mit den Familien brauchte das Holding einer lebendigen, innovationsfreudigen Institution – die *Stiftung Mütterhilfe Zürich* bot mir mit ihrem Leitbild diesen wichtigen Rahmen (zu Weiterem vgl. Garstick 2013). Im September 2018 legten die Mütterhilfe und die Arche Kind & Familie ihre Angebote zusammen, und es entstand daraus die Arche Für Familien (https://www.archezuerich.ch/arche-fuer-familien), in deren Team ich weiterhin arbeite.

Das Auffangen und Abholen der verwirrten Väter im Sinne einer konstruktiven Vaterschaft – Fallbeispiele aus der Väterarbeit

1. Fall: Der zornige Vater, der befürchtet, einem »ererbten« Zorn ausgeliefert zu sein

Der 40-jährige Mauro,[12] geschickt von einer Mütterberaterin, kommt zur Behandlung, weil er unter seinen Wutanfällen leidet, die ihm im Zusammenleben mit seinen Kindern *passieren*. Die Kinder sind zwei Buben im Alter von zweieinhalb und einem Jahr, Franco und Lukas. In der ersten Stunde berichtet Mauro: »Ich habe den jähzornigen eigenen Vater und meinen ebenso zum Jähzorn neigenden Großvater in mir. Ich werde so schnell jähzornig. Seit ca. einem halben Jahr ist das so schlimm geworden. Ich bin manchmal richtig gemein gegenüber meiner Frau und den Kindern. Dieser Jähzorn muss endlich aufhören. Das Problem hatten schon mein Großvater (väterlicherseits) und auch mein Vater. In einer Erstausbildung erlernte ich das Schlosserhandwerk. Verdiente ganz gut, aber ich war unzufrieden. Ich musste mich damals gegen meinen Vater durchsetzen, der meinen Entschluss, eine Designerausbildung im Ausland zu machen, nicht guthieß. Er hatte eine Baufirma, die er von seinem Vater übernehmen musste.

Auf der Seite meiner Mutter habe ich echte Liebe erlebt. Meine Mutter ist Schwedin. Auch Ihre Eltern waren ganz liebevolle Menschen. Meine Mutter starb an Krebs, als ich 14 Jahre alt war. Zwei Jahre nach ihrem Tod heiratete mein Vater wieder …

Ich muss Ihnen noch eine Szene erzählen, die sich am letzten Montag ereignet hat. Mein Vater war bei uns zu Besuch und ich musste Lukas wickeln. Dem

12 In den Fallbeispielen wurden die Namen und familiären Daten verändert.

passte das nicht, er war sehr aufgekratzt, und dann meinte mein Vater doch mit vollem Ernst, ich solle ihm einen Schlag auf den Po geben, wenn er nicht ruhig ist. Ich hatte in dem Moment eine so große Wut auf ihn. Ich spüre sie wieder, wenn ich daran denke. Mich zerreißt schier diese große Wut.«
Diese Episode erzählt er ganz am Schluss der Stunde, so dass ich erst in der nächsten Stunde intensiver darauf eingehen kann. Ich gebe dem jungen Vater aber noch eine Bestätigung mit auf den Weg, dass er sich zu etwas Wichtigem entschlossen habe: Er wolle sich und seine Beziehung zu seinen Kindern vor so etwas wie einem *Schatten aus der Vergangenheit* schützen. Toll fände ich das, und ich erkläre ihm, dass eine berühmte Pionierin der Eltern-Baby-Therapie, Selma Fraiberg, solch ein mutiges Sich-Einlassen auf die Auseinandersetzung mit diesen Schatten sehr wichtig gefunden habe. Sie habe diese Schatten auch »Ghosts in the nursery« genannt.

Reflexion: Mein Eindruck war: Ich muss diesem Mann, der sich mir so schnell mit seinen Verletzungen und Schwachstellen zeigte, eine gut proportionierte narzisstische Bestätigung mitgeben, damit er nicht vor seiner eigenen Courage zu sehr erschrickt, wenn er nach der Stunde realisiert, was er schon alles erzählt hat.

Bei der Begrüßung vor der zweiten Stunde strahlt er mich an, sagt, er habe schon sehr auf diesen weiteren Termin gewartet. Ich lese in meinen Notizen von damals nach:
»Nun war mein Vater wieder am Montag da. Wir waren beide mit den Kindern auf dem Spielplatz. Er ging mit seinem Enkel zu einem Schaukelpferd. Er war eindeutig unvorsichtig, der Kleine fiel herunter und weinte heftig. Ich machte meinem Vater wütend eine Szene, aber er konnte nicht zugeben, dass er etwas falsch gemacht hatte. Ich hätte ihn schlagen können.«
In dieser und in den nächsten Stunden beschäftigt uns das Thema, wie er seinem Vater klar und deutlich die Meinung sagen könne, ohne sich völlig zu ereifern oder ihn respektlos zu beleidigen. Er sucht nach Worten, wie er sich in Begegnungen mit seinem Vater konstruktiv aggressiv ausdrücken könne. Im Rollenspiel will er es mit mir üben, was wir auch schließlich tun.

Ich mache nun einen Sprung zur 5. Stunde. Mauro erzählt: »Wenn ich mit meinem Vater über irgendetwas diskutiere, dann weist er meine Argumente ständig ohne Beachtung ab. Von ihm geht eine Kraft aus, die mich abblockt.«

Ich frage nach, wie es ihm in seiner Jugend erging, wenn er vielleicht damals schon mit seinem Vater diskutieren wollte.

Mauro: »Oh ja, das war schlimm, er wusste alles besser, ich machte keinen Stich. Dann, als es wieder einmal so anstrengend in einer Diskussion wurde, ich mich überhaupt nicht verstanden fühlte – ich war damals 14 Jahre alt, ein paar Monate vorher war meine Mutter gestorben, ihre Eltern waren schon längst wieder nach Schweden abgereist –, ja, da habe ich ihm in meiner Wut an den Kopf geschleudert: ›Besser wärst du gestorben!‹«

Mauro wird in dem Moment der Erzählung leiser, stoppt einen Moment, und dann fährt er fort:

»Dann hat er mich verdroschen. Er schlug wild auf mich ein. Er vermöbelte mich nach Strich und Faden. Ich war körperlich kaputt, alles tat weh und ich fühlte mich sehr gedemütigt.«

Ich sehe Tränen in Mauros Augen. Ich atme lauter und sage so etwas wie: »Mein Gott«. Mauro schaut mich an und weint stärker.

Ich zu Mauro: »Die Mama schon verloren und dann diese Gewalt vom Vater. Der dann auch wie verloren. Der hat nichts von Ihrer Trauer über den Verlust der Mutter verstanden. Natürlich kann man als Vater über solch eine Äußerung seines Sohnes erschrocken sein, aber nein, das rechtfertigt überhaupt nicht seine Brutalität.«

Wir sind eine Weile ganz ruhig, ich atme wiederholt tief ein und aus, und er macht mit bei diesem Atmen, es scheint so zu sein, dass das hilft , diese Emotionen zu verdauen. Später höre ich, dass er bisher niemandem davon erzählt hat, weil er sich so sehr wegen dieses demütigenden Geschlagen-Werden geschämt hatte.

Zum Schluss sage ich ihm: »Ich erlebe Sie hier nun sehr mutig und ich bedanke mich für Ihr Vertrauen. Sie werden es mit Ihren Söhnen besser machen!«

Reflexion des Geschehens

Zu weit gehende Parteiergreifung für den wütenden Sohn? Vielleicht erlebt der oder die eine oder andere unter den Leserinnen und Lesern meine Reaktion als eine zu weit gehende Parteiergreifung für den wütenden Sohn, der seinem Vater den Tod wünscht.

In der Arbeit mit schwer traumatisierten Menschen ist es in einem ersten Schritt sehr wichtig, dass in der therapeutischen Begegnung ein Klima für den verletzten Menschen entsteht, in dem er sich aufgefangen und gehalten fühlt. Seine Verletzung und die damit verbundenen Kränkungen müssen aufgefangen und sein affektives Erleben muss angenommen werden, damit eine konstruktive Trauerarbeit möglich wird und schließlich auch eine erfolgreiche Distanzierung von verinnerlichten Anteilen, die vom Täter übernommen wurden. Natürlich war Mauro nach diesen ersten dramatischen Stunden nicht von den Folgen der Traumatisierung *geheilt.*

Meine von mir sehr geschätzte Kollegin Elke Garbe (vgl. Garbe 2015), die mir die therapeutische Methode der »Integration traumaassoziierter Selbstanteile« vermittelt hat, wies mich zu Recht im Anschluss an meinen Vortrag auf der IBK 2021 darauf hin, dass nach meiner Schilderung der ersten dramatischen Stunden der Eindruck entstehen könnte, es gäbe bei solchen Verletzungen wie der des Klienten Mauro eine Art *Wunderheilung* durch mein therapeutisches Vorgehen. Dem ist natürlich nicht so. Es brauchte noch eine länger andauernde Psychotherapie von zwei Jahren, in der es auch gelegentlich zu Sitzungen mit seiner Frau und seinen Kindern kam. Ein wichtiger Teil unserer Zusammenarbeit war die Regulation seines affektiven Erlebens, das ihn u. a immer wieder bei erzieherischen Herausforderungen im Zusammenleben mit den Kindern zu »überfluten« drohte. Vor kurzem, einige Jahre nach unserer ersten Phase der Zusammenarbeit, suchte mich Mauro erneut auf, um einige Konflikte zu besprechen, die sich aufgrund von Schwierigkeiten bei der Arbeit und in der Beziehung mit seiner Frau ergeben hatten.

Zusammenfassung und Fazit

Ich bin überzeugt, dass Männer für einen konstruktiven Prozess der Auseinandersetzung mit dem Thema »Elternschaft, Vaterschaft« und dem Erbe der Erfahrungen aus ihren Herkunftsfamilien, *abgeholt* werden müssen.

Abgeholt werden heißt: flexibles Vorgehen von mir als Psychotherapeut. Ein Stück psychoedukative Arbeit einfließen lassen. Sich auch als jemandem zeigen, der bereit ist, gemeinsam mit seinem Gegenüber nach den Auslösern für schwieriges Verhalten zu suchen, und der seine eigene Affektregulation auch zeigt.

Umgang mit Schamgefühl – Bedeutung der Schamgefühlregulation

Häufig ist die Befürchtung, beschämt zu werden, in der Arbeit mit Vätern ein wichtiges Thema. Deshalb kommt es darauf an, dass ich als Psychotherapeut ein Stück weit vorlebe, wie ich mit der Sorge, beschämt zu werden, umgehe. Ein konstruktiver Umgang mit dieser Sorge ist ein ganz zentrales Thema in den meisten Psychotherapien.

Zu einem genaueren Verständnis dieser Thematik hilft mir Eva Rass' Publikation zentraler Texte von Allan Schore, die unter dem Titel *Schaltstellen der Entwicklung* erschienen ist (Rass 2012). Schores Affektregulationstheorie, welche die modernen Erkenntnisse der Hirnforschung, Entwicklungspsychologie, Psychoanalyse, Biologie und Neurochemie miteinander verbindet, ist recht anspruchsvoll und nicht leicht zu verstehen. Und deshalb sind wir für die Arbeit von Eva Rass und ihre Vermittlung dieser Theorie sehr dankbar (vgl. auch Schore 2007). Was ich von ihr und Schore für meine Arbeit lerne:

Es geht darum, ob das Kind die unvermeidbar auftretende Verlegenheit in der Entwicklung im 2. und 3. Lebensjahr verarbeiten, die Irritation integrieren kann, wenn es aufgrund seiner differenzierteren Wahrnehmung mehr erkennt, dass es nicht alles gleich so toll bauen, schaffen und spielen kann und die Anderen nicht immer alles so gut finden, was man selber will: »Jetzt ist das kleine Kind alleine in einer großen Welt und ist nicht mehr Teil einer fantasierten omnipotenten Einheit aus Mutter und Kind« (Pine 1980, S. 226; zit. n. Rass 2012, S. 63).

In dieser Entwicklungsphase, der sog. Wiederannäherungsphase (Begriff vom M. Mahler, vgl. Rass 2012, S. 62 ff.), kommt es sehr darauf an, dass Bindungspersonen zur Verfügung stehen, die ein starkes Anwachsen der Affekte von Wut und Scham gut regulieren.

Zur Vertiefung dieses Themas muss auch noch die Triangulierungstheorie (guter Überblick bei Grieser 2015) hinzugezogen werden. Dieser Theorie zufolge ist die Erfahrung des Kindes, dass ein Dritter oder eine »Dritte« emotional als sichere Bindungsperson zur Verfügung steht, um z. B. aufwühlende ambivalente Gefühle gegenüber einer Bindungsperson verarbeiten zu können, für die gesunde psychische Entwicklung von entscheidender Bedeutung. Schore, Rass, auch die psychoanalytischen Selbstpsychologen (z. B. Kohut) und andere Experten für narzisstische Störungen sehen als entscheidende Ursache für deren Entstehung die ungenügende Meisterung der Wiederannäherungskrise an (vgl. Rass 2012).

2. Fall: Der einsame, sich verloren fühlende Vater auf der Suche nach Bindung und Beziehungserleben

Manuel, knapp 30 Jahre alt, wird von der Hebamme seiner Frau auf mich aufmerksam gemacht. In Zürich sind im Laufe der letzten Jahre viele Hebammen dafür sensibilisiert, Männer mit postpartalen Verstimmungen zu erkennen! Viele wurden ja früher – und werden es immer noch – eher »übersehen«.

Resignativ, leise verzweifelt, affektiv aufwühlend erzählt er: »Ich habe es ja geahnt. Ich kann keine Freude empfinden über meinen Sohn. Er kommt mir

vor wie ein schwer zu verstehendes Bündel von meistens anstrengenden Reaktionen. Nerviges Schreien hauptsächlich.
Ich habe schon vor der Geburt Bedenken gehabt. Weil ich nie Freude an Kindern hatte, so wie andere Männer aus meinem Bekanntenkreis. Ich wurde damit getröstet, dass käme dann schon, wenn ich den Kleinen dann in meinen Armen halten könne.«
Manuel beschreibt etwas, was man als *Sackgassengefühl* bezeichnen könnte: »Und nun habe ich da etwas, was ich nie wollte. Ich wollte nicht so festgelegt werden, so auf langweiliges Familienleben. Aber meine jetzige Freundin Maria hat es geschafft, dass ich mich doch auf eine verbindliche Partnerschaft eingelassen habe.«
Ich erfahre etwas aus seiner Geschichte, aus seiner Herkunftsfamilie: Eine eineinhalb Jahre jüngere Schwester stürzte in der Adoleszenz in die Drogenszene ab, ist bis heute das Sorgenkind der Familie. Sämtliche Therapien brachten nichts. Die Eltern wären am Anfang zu tolerant gegenüber dem Drogenkonsum gewesen, so Manuel.
Folgende Gedanken gehen mir durch den Kopf: Da gibt es ein großes »Aber« gegenüber der Kleinfamilie. In der können schwierige, missratene Kinder heranwachsen, und natürlich gibt es wohl auch kein großes Vertrauen in Therapien.
Weiter erfahre ich Folgendes: Manuel wollte weg aus familiären Bindungen, die ihn belasten und die ihm die Luft fürs spannende Leben nehmen. Er schaffte das Gymnasium »mit links«, ging nie zu nahe Beziehungen ein. An der Uni machte er einen Abschluss als Jahresbester, aber auch das habe ihm keine tiefergehende Befriedigung gegeben.
Die Aufrechterhaltung eines akzeptablen Selbstwertgefühles, Selbsterlebens, war stark davon abhängig, dass er sehr autonom durchs Leben gehen konnte. Dass er auch viel Zeit für Reisen und Sportarten wie Triathlon hatte.

Zum dritten Termin kam er, für mich überraschend, mit seinem Sohn Alexander. Ich entnehme meinen damaligen Notizen:
Mir kam es so vor, als ob er mir seine Verlassenheitsgefühle zeigen wollte, in die er geraten kann, wenn er mit Alexander allein ist. Er hatte abgepumpte Milch dabei. Fast ein wenig verschwörerisch gaben wir Alexander die Milch, die uns noch warm genug zu sein schien. Das Baby nahm sie, so schien es, auch gerne auf. Aber Alexander und Manuel kamen nicht in einen wirklich liebevoll wirkenden Kontakt miteinander. Ich bemühte mich darum, diesen herzustellen, und für einen kurzen Moment war eine Reaktion in Alexanders Gesicht

zu sehen. Ich zeigte sie Manuel. Ein bisschen emotionale Regung schien er dann doch zulassen zu können.

Auszug aus den Notizen vom vierten Termin: Nun klagt er sich selbst an. Das klang in etwa so: »Dann bin ich halt doch nicht der richtige Mann für Maria, die ich eigentlich liebe. Sie braucht einen Mann, der Freude hat am Vatersein, der sich freut, einen Sohn zu haben. Der Kerl schreit ja nur. Löst wirklich keine Glücksgefühle aus.«
Ich: »Ja, noch ist es gar nicht so einfach zu sehen, wie der kleine Kerl sehr wohl auf Ihre Zuwendung reagiert. Das braucht noch etwas Zeit, bis Alexander Ihnen deutlich Zeichen dafür gibt, dass er Sie wahrnimmt mit Ihrer Zuwendung.«

Auszug aus den Notizen vom fünften Termin: Er beginnt wieder, sich selbst anzuklagen. »Ich bin wohl nicht der richtige Mann für die Maria! Ich muss bereit sein, auf sie zu verzichten!«
Ich merke, dass ich in meiner Ansprache konfrontativer werde. Ich fordere ihn heraus, sich dieser Herausforderung, seine Rolle als Vater einzunehmen, zu stellen – auch wenn es gerade so viel Störendes gibt.
Wir kommen zum Thema »Frustrationstoleranz«. Die hätte er nie gehabt. »War in der Schule auch nicht nötig. Meine nicht ganz so guten Noten in den sprachlichen Fächern habe ich durch sehr gute Noten in den naturwissenschaftlichen Fächern und in Mathe gut ausgleichen können.«
Ich: »Und was ist beim Triathlon? Da brauchen Sie doch viel Frustrationstoleranz, oder? Viel Zähigkeit und Geduld.«
Manuel: »Ja, das ist aber keine richtige Frustrationstoleranz, die ich da brauche. Das ist Hingabe. Da gehe ich drin auf!«
Reflexion meiner Gegenübertragungsgefühle: Manuel »nervt« mich ein Stück, weil er seine starke Unlust, sich auf die Beziehung mit dem ›blöden, nur schreienden Störenfried‹ einzulassen, so betont und dann ganz masochistisch die Schlussfolgerung zieht: »Ich tauge nichts als Vater und muss daher wohl auf die Bindung und Liebe zu Maria verzichten.«
Ich sage in etwa Folgendes: »Sie können es auch als Herausforderung annehmen, diese noch schwer miteinander zu vereinbarenden Anteile in Ihnen doch zu integrieren. Sie wollen so viel wie möglich Autonomie erleben und aber doch die sichere Bindungsbeziehung zu Maria haben.«
Nach der Stunde notiere ich: Ich muss wohl erst einmal für ihn diese Verloren-

heit spüren, dieses Einsamkeitsgefühl des Vaters und auch die Ohnmacht des kleinen Alexander.

Es folgt ein Hausbesuch: Kindsvater Manuel wünscht sich ihn. Ich soll ihn zu Hause »live« beim »Hüten« seines Sohnes sehen und ihm helfen, irgendwie besser mit diesem in Kontakt zu kommen.
Überraschung: auch Alexanders Mutter, Maria, ist da. Sie begrüßt mich sehr freundlich. Sie sei froh, dass wir nun so eine Art Familiengespräch führen könnten. Die Kindsmutter wirkt zuerst ganz stark und scheint bereit zu sein, vieles zu ertragen!
Manuel betont nochmals, wie er das alles in seiner Jugend nie habe haben wollen. Dieses langweilige, »töteliges« (Schweizerdeutsch: langweilig, spießbürgerlich) Familienleben … und nun sitze er hier in dieser »bünzligen« (spießigen) Gegend. Ich schaue mich um und betone dann, dass ich ein schönes, sonniges, gut und praktisch eingerichtetes Wohnzimmer mit schönem Ausblick sehe.
Überraschend kommt von der Kindsmutter Maria die Information: Sie habe sich lange schwergetan mit einer festen Beziehung, mit einer Bindung. »Aber mit diesem Mann, ja, mache ich es«, sagte sie spontan.
Manuel ist gerührt und sagt lächelnd: »Ich will mit dir auch die Bindung.«
Maria erzählt nun , was sie im Gespräch mit ihrer Schwiegermutter über Manuels frühe Kindheit erfahren hat. Manuels Mutter habe nach seiner Geburt eine schwere postpartale Depression erlebt und sei einige Wochen hospitalisiert gewesen. Wir versuchen uns nun gemeinsam vorzustellen, wie das so ein kleiner Sohn wohl erlebt haben könnte, und es gibt Platz in unserer Runde fürs Berührt- und auch Traurigsein.
Wir besprechen auch noch, wie sich die jungen Eltern die bevorstehenden Weihnachtstage stressfreier einrichten und wie sie noch mehr Unterstützung von den Großeltern bekommen könnten.

Kurze Notiz von einem zweiten Hausbesuch in der Familie nach den Feiertagen: Ich treffe den Kindsvater schon an der Tür gut gelaunt an. Dann sehe ich ein lustvoll miteinander kommunizierendes Vater-Sohn-Paar. Die Mutter gesellt sich diskret dazu und scheint diese Männerrunde zu genießen. Der Papa ist glücklich, weil der kleine Alexander die Töne und die Mimik vom Papa begeistert beantwortet.
Im weiteren Gespräch höre ich dann noch, dass es viel weniger Schreiphasen

gibt und dass Alexander besser »am Stück« schläft. Die Kindsmutter: »Ich habe beim letzten Besuch von Ihnen realisiert, dass ich fast schon zu viel Kraft dafür gebraucht habe, Manuel zu verstehen. Ich war selber doch erschöpft. Gut, dass wir als Eltern gemeinsam mit Ihnen gesprochen haben.«

Schlussfolgerungen für Behandlung und Prävention

Auch ein aktives Sich-Einbringen als psychoanalytischer Psychotherapeut ist gefragt! Aufgrund meiner Erfahrungen in der praktischen, therapeutischen Arbeit bin ich heute davon überzeugt, dass ich als ein psychoanalytisch verstehender Psychotherapeut mich auch immer mal wieder aktiv im Interesse der triadischen Entwicklungsräume für die Babys und Kleinkinder einbringen und flexibel auf die Entwicklungsbedürfnissen der verschiedenen Familienmitglieder eingehen muss.

Manuel, der sich leer vorkam und seiner Autonomie beraubt fühlte, hat mein Aufnehmen seines affektiven Erlebens und mich als Resonanzkörper gebraucht (vgl. Bions Containerkonzept; siehe dazu Israel 2007).

Bestätigt wird meine Aufforderung zu mehr Flexibilität in der Kontaktaufnahme mit in Not geratenen Vätern und in der Gestaltung von passenden Behandlungssettings durch die Erwartungen von neurobiologischer Seite an die Psychotherapie. Die Neurobiologin Nicole Strüber (vgl. Strüber 2022) meint im Hinblick auf den Sinn und die Chancen einer Psychotherapie, die neurobiologischen Erkenntnisse führten zu der wohl wichtigsten Forderung an jede Form von Psychotherapie: *Das Erschaffen einer therapeutischen Allianz, eines Vertrauensverhältnisses!* Die emotionalen Erfahrungen von Berührtwerden, Verstandenwerden und Begleitetwerden im Verarbeiten von heftigen Affekten erzeugten ein stoffliches Milieu im Gehirn, das Veränderungen ermögliche.

Als Konsequenzen für die psychoanalytische Psychotherapieausbildung ergibt sich, dass eine Integration von:

- neurobiologischer Forschung,
- Psychoneuroimmunologie,
- und Bindungsforschung

erforderlich ist. Solch ein interdisziplinärer Austausch sorgt für die Weiterentwicklung der verschiedenen Theorien, auf die wir als Referenzsysteme für unsere therapeutische Arbeit zurückgreifen können.

Und eine letzte Schlussfolgerung: *Psychotherapeuten brauchen den Mut zur Emanzipation von zu starren Settingsregeln.* Viele Familien, Eltern, Väter und die von sicheren, guten Bindungssystemen abhängigen Kinder sind darauf angewiesen, dass das hervorragende, differenzierte Wissen der Theorien in flexiblen Beratungs- und Therapiesettings angewendet wird. Deshalb braucht es z.B. die Erweiterung der psychoanalytischen, psychotherapeutischen Ausbildung durch Fortbildungen, die uns Psychotherapeuten dazu befähigen, auch aufsuchende therapeutische Arbeit in Familien mit Babys und Kleinkindern zu leisten.

Literatur

Abelin, E.L. (1986): Die Theorie der frühkindlichen Triangulation. Von der Psychologie zur Psychoanalyse. In: J. Stork (Hrsg.), *Das Vaterbild in Kontinuität und Wandlung.* Stuttgart-Bad Cannstatt: Frommann-Holzboog, S. 45–72.

Brisch, K.H. (Hrsg.) (2021): *Bindung und psychische Störungen. Ursachen, Behandlung und Prävention.* Stuttgart: Klett-Cotta.

Buchholz, M.B. & Gödde, G. (Hrsg.) (2005): *Das Unbewusste in aktuellen Diskursen.* Gießen: Psychosozial-Verlag.

Fraiberg, S., Adelson, E. & Shapiro, V. (1975): Ghosts in the nursery. A psychoanalytic approach to the problems of impaired infant-mother relationships. *Journal of the American Academy of Child Psychiatry,* 14 (3), S. 387–421.

Garbe, E. (2015): *Das kindliche Entwicklungstrauma.*Stuttgart: Klett-Cotta.

Garstick, E. (2013): *Junge Väter in seelischen Krisen.* Stuttgart: Klett-Cotta.

Grieser, J. (2015): *Triangulierung.* Gießen: Psychosozial-Verlag.

Israel, A. (Hrsg.) (2007): *Der Säugling und seine Eltern.* Frankfurt a.M.: Brandes & Apsel.

Ott, M., Singer, M., Brisch, K.H. & Schubert, C. (2021): Körperlich-seelische Berührungen und deren Bedeutung für die psychoneuroimmunologische Entwicklung aus biopsychosozialer Sicht. In: K.H. Brisch (Hrsg.), *Bindung und psychische Störungen. Ursachen, Behandlung und Prävention.* Stuttgart: Klett-Cotta, S. 133–154.

Pine, F. (1980): On the expansion of the affect array: A developmental description. In: R. Lax, S. Bach & J.A. Burland (Hrsg.), *Rapprochement: The critical subphase of separation-individuation.* New York: Jason Aronson, S. 217–233.

Rass, E. (Hrsg.) (2012): *Allan Schore: Schaltstellen der Entwicklung. Eine Einführung in die Theorie der Affektregulation mit seinen zentralen Texten.* Stuttgart: Klett-Cotta.

Rosa, H. (2020): *Resonanz. Eine Soziologie der Weltbeziehung.* Berlin: Suhrkamp.

Roth, G. & Strüber, N. (2014*): Wie das Gehirn die Seele macht.* Stuttgart: Klett-Cotta.

Schore, A. (2007): *Affektregulation und die Reorganisation des Selbst.* Hrsg., mit einem Vorwort versehen u. aus dem Amerikan. übers. von E. Rass. Stuttgart: Klett-Cotta.

Steimer, E. (2005): Ein Beitrag aus der Affektforschung. In: M.B. Buchholz & G. Gödde (Hrsg.), *Das Unbewusste in aktuellen Diskursen.* Gießen: Psychosozial-Verlag, S. 310–334.

Strüber, N. (2022): *Risiko Kindheit.* 3. Aufl. Stuttgart: Klett-Cotta.

ABRAHAM SAGI-SCHWARTZ

Kann ein extremes Trauma weitergegeben werden?

Eine Drei-Generationen-Studie mit Holocaust-Überlebenden und ihren Nachkommen

Einführung

Unsere Disziplin hat von jeher ein Interesse an der Frage bekundet, ob und wie ein Trauma über Generationen hinweg weitergegeben werden kann. Familien, in denen Kinder misshandelt werden, können uns viel über die transgenerationale Weitergabe von Traumata lehren. Fachleute vermuten seit langem, dass Eltern, die als Kinder misshandelt wurden, wiederum die eigenen Kinder misshandeln und dass Muster feindselig-aggressiven Elternverhaltens ganz generell von einer Generation an die nächste weitergegeben werden. Der entsprechende Mechanismus ist von Cicchetti et al. (2000) diskutiert worden: Sie beschreiben ein Modell, das anzeigt, wie Misshandlung über Generationen tradiert wird. Dieses spezielle Trauma wird allerdings innerhalb der Familie, also von Bindungsfiguren bewirkt, denen vertraut wird.

Im vorliegenden Beitrag befassen wir uns dagegen mit den Folgen schwerer Traumata, die Kindern *nicht in ihrer Familie*, sondern von außerfamilialen anonymen und destruktiven gesellschaftlichen Kräften zugefügt werden. Zu diesem Zweck konzentrieren wir uns auf Überlebende des Holocaust und deren Nachkommen. Wir meinen eindeutig sagen zu können, dass der Holocaust das allerschlimmste Unheil war, das jemals von »zivilisierten« Menschen erdacht und anderen Menschen zugefügt wurde, die dem entsetzlichen Massenmord zum Opfer fielen.

Der Holocaust begann in Deutschland mit der berüchtigten »Kristallnacht«, der Nacht vom 9. auf den 10. November 1938, in der etwa 7500 jüdische Geschäfte verwüstet und 400 Synagogen niedergebrannt wurden. Der vielfache Mord an Juden begann in dieser Nacht, verbreitete sich bis 1945 rasch über ganz Europa und führte zur Massenvernichtung und Auslöschung von sechs Millionen Menschen.

Zum tragischen Nachklang dieser grauenhaften Ereignisse zählt, dass die Holocaust-Überlebenden es uns ermöglichen, die bleibenden Folgen massiver Traumata und extrem belastender Erfahrungen zu untersuchen (Carmil & Breznitz 1991). Die Einsichten, die sich aus der vorliegenden Studie über die langfristigen Folgen des Holocaust für die Überlebenden gewinnen lassen, könnten in die notwendige posttraumatische Anpassung der Überlebenden anderer – und jeweils wieder anders verlaufener – Genozide der jüngeren Vergangenheit einfließen.

Da die systematische Vernichtung der Juden schon in den frühen 1940er Jahren begann, ist eine gewisse Dringlichkeit hinsichtlich der Forschung geboten, denn selbst die damals jüngsten Überlebenden, die noch irgendeine Erinnerung an das Geschehen haben, sind heute Mitt- bis Endsiebziger.[13] Wohl gibt es eine reiche Dokumentation zu vielen Aspekten des Holocaust und seinen Folgen, aber das Fenster für empirische Studien »aus erster Hand« mit einer für die Stichprobenbildung jeweils ausreichenden Anzahl von Überlebenden wird rasch kleiner und wird sich in nicht allzu ferner Zukunft für immer schließen. Das gilt umso mehr für Studien, die eine Beobachtung der Überlebenden über einen längeren Zeitraum vorsehen.

Wir nutzten dieses kleinste Intervall, in dem drei Generationen gleichzeitig präsent sind – von der Generation der Überlebenden über die mittlere bis zur Generation der noch jungen Enkel –, um Erkenntnisse zu gewinnen, die ein Licht auf Verletzlichkeit und Resilienz ganz allgemein werfen und sich nicht nur auf den Genozid, sondern auch auf anderweitige traumatische und katastrophale Lebensereignisse anwenden lassen.

In diesem Zusammenhang befassen wir uns mit zwei Hauptfragen:

1. Sind bei Holocaust-Überlebenden auch 60 oder mehr Jahre später noch Spuren der traumatischen Erfahrungen zu erkennen, die sie als Kinder machen mussten?
2. Wurde das Trauma an die nächsten Generationen weitergegeben?

Wir diskutieren in diesem Zusammenhang über »Lücken« in der Weitergabe des Traumas und über das Durchbrechen des traumatischen Zyklus. Die Diskussion fußt auf der programmatischen Forschung, die wir in den zurückliegenden zwei

---

13 Dieser Text wurde erstmals 2015 veröffentlicht.

Jahrzehnten mit drei Generationen von Holocaust-Überlebenden durchgeführt haben und die sowohl persönliche Geschichten als auch psychologische, zwischenmenschliche, genetische, physiologische und epidemiologische Daten einschließt. Da wir uns bei dieser Diskussion immer wieder auf die Bindungstheorie und die Bindungsforschung beziehen, geben wir im folgenden Abschnitt zunächst einen kurzen Überblick über die wichtigsten bindungstheoretischen Konzepte und führen dann das Thema der Weitergabe von Traumata ein, um unsere Erkenntnisse in einen größeren Zusammenhang zu bringen.

Bindung, Bindungssicherheit und -unsicherheit und Traumatransmission

Der Grundgedanke der Bindungstheorie lässt sich wohl am besten mit den Worten von John Bowlby beschreiben, dem Begründer dieser Theorie: »Unter ›Bindungsstreben‹ verstehe ich jegliches Verhalten, das darauf ausgerichtet ist, die Nähe eines vermeintlich kompetenteren Menschen zu suchen oder zu bewahren, ein Verhalten, das bei Angst, Müdigkeit, Erkrankung und entsprechendem Zuwendungs- oder Versorgungsbedürfnis am deutlichsten wird« (Bowlby 1995, S. 36). Nach Bowlby hat das Kind die angeborene Tendenz, sich an eine primäre Bezugsperson zu binden, und dies unabhängig vom je spezifischen kulturellen Zusammenhang. Es handelt sich um eine beständige, langanhaltende emotionale Bindung an eine spezifische Person, und in der Tat sind wir alle, »von der Wiege bis zum Grab, am glücklichsten, wenn unser Leben wie eine Serie von langen oder kurzen Ausflügen um die sichere Basis, die unsere Bezugspersonen bieten, organisiert ist« (Bowlby 1975, zit. n. Holmes 2006, S. 81). Ein Kind, das eine feinfühlige Behandlung von seinen Eltern erfährt, wird wahrscheinlich eine sichere Bindungsbeziehung zu ihnen entwickeln. Wenn die Eltern es dagegen an Feinfühligkeit fehlen lassen, nimmt die Wahrscheinlichkeit einer unsicheren Bindung des Kindes zu. Wir sollten betonen, dass sowohl die sichere als auch die unsichere Bindung als normativ gelten, wobei Längsschnittstudien gezeigt haben, dass die sichere wie die unsichere Bindung sowohl als Schutz- als auch als Risikofaktoren für die spätere Anpassung und Funktionsweise gesehen werden können (siehe z. B. Sagi-Schwartz & Aviezer 2005). Wir besitzen umfangreiche interkulturelle Belege für die Universalität der Bindungstheorie und verfügen über Erkenntnisse, die für viele Kulturen und ethnische Gruppen zutreffen (eine Übersicht findet sich bei Van IJzendoorn & Sagi-Schwartz 2008).

Es kommt allerdings vor, dass die verlässliche Basis und der sichere Hafen gefährdet sind. Anhand der Erkenntnisse der Bindungstheorie können wir die generationenübergreifende Traumatransmission als Teufelskreis und – um Hesse und Main (1999) zu zitieren – als »Schrecken ohne Lösung« beschreiben: Dann hindert das erschrockene oder erschreckende Verhalten der Eltern das Kind daran, Vertrauen zu entwickeln und sich auf die Bezugspersonen zu verlassen; stattdessen wird es sich in desorganisierte Verhaltensweisen zurückziehen. Diese Entwicklung ist sehr charakteristisch für Kinder, die missbraucht und misshandelt wurden (Van IJzendoorn & Bakermans-Kranenburg 2009).

Allerdings gelingt es vielen misshandelten Individuen, den Misshandlungszyklus zu durchbrechen. Um zu verstehen, wie traumatisierte Menschen das überhaupt zustande bringen, untersuchten wir die Transmissionsmuster von Menschen, die im Zweiten Weltkrieg den Holocaust überlebt haben, Mitgliedern normativer Familien, die ein schweres Trauma erlitten. Sie waren als kleine Kinder urplötzlich von den Eltern getrennt worden oder hatten die Eltern überhaupt verloren und sahen sich wie die Menschen in ihrem Umfeld entsetzlichen Erfahrungen und Gräueltaten ausgesetzt (siehe Mozes-Kor 2015).

Wir haben gute Gründe anzunehmen, dass der Verlust eines geliebten Angehörigen psychisch nicht verarbeitet wurde und schließlich zu einem länger anhaltenden Trauma führen musste. Das liegt daran, dass den Holocaust-Überlebenden viele der Trauermechanismen, die es unter normalen Umständen ermöglichen, einen solchen Verlust zu verarbeiten, schlicht nicht zur Verfügung standen. In manchen Fällen hatten sie den Mord an ihren Eltern oder die Auslöschung der ganzen Familie unmittelbar mitansehen müssen. Oft erfuhren die Kinder aber erst viel später vom Tod der Eltern und konnten nicht in Erfahrung bringen, wann und wo deren Leben geendet hatte; zudem gibt es keine Grabstätten bzw. Gräber der geliebten Menschen. Viele Überlebende fühlten sich schuldig, weil sie den Eltern nicht hatten helfen können, selbst aber am Leben geblieben waren, und zugleich waren sie verärgert, weil sie sich alleingelassen fühlten.

Unter solchen entsetzlichen und für unser Gefühl »widernatürlichen« Umständen muss damit gerechnet werden, dass es lange dauern wird, bis die Verlusterfahrung und das Trauma bewältigt sein werden. Im Gegensatz dazu stehen den Menschen, die im normalen Gang ihres Lebens einen Verlust erleiden, alle notwendigen Kennzeichen oder Symbole zur Verfügung, die den Trauerprozess erleichtern: Der Tod ist ein natürliches Geschehen, die Todeszeit ist bekannt, es gibt ein gekennzeichnetes Grab, man muss sich im Zusammenhang mit dem jeweiligen Todesfall nicht schuldig fühlen. Im Rahmen unserer Studie stellt sich die

Frage, ob die Nachwirkungen der grauenhaften Erfahrungen an die folgenden Generationen weitergegeben werden.

Unsere Drei-Generationen-Studie

Auf der Basis der bereits vorhandenen Traumaforschung und der einschlägigen Literatur gingen wir davon aus, dass die schwere Traumatisierung der ersten Generation der Holocaust-Überlebenden an die nächste Generation weitergegeben wurde. Wenn ein Kind in seiner Familie ein Trauma erleidet und keine Bezugsperson hat, an die es sich wenden kann, wird es mit Sicherheit eine desorganisierte Bindung entwickeln. Es würde den Rahmen dieses Beitrags sprengen, wenn wir uns hier ausführlich mit widrigen Erfahrungen in der Familie befassen wollten; wir empfehlen daher allen Interessierten, sich unmittelbar über die von Van IJzendoorn und Bakermans-Kranenburg (2009; vgl. auch Morey & Segerstrom 2015) beschriebenen Folgen von Kindesmisshandlung durch die eigenen Eltern und allgemein über häusliche oder institutionelle Gewalt zu informieren. Die Frage, ob ein extremes Trauma, das seinen Ursprung außerhalb der – normativen – Familie hat, ebenfalls zu einer unsicher-desorganisierten Bindung führt, muss aber noch beantwortet werden.

Unsere Annahme lautet, dass für normative Familien, die ein externes Trauma erleiden, gewisse Merkmale oder Umstände gelten, die ihnen helfen, besser mit den dadurch ausgelösten Angstgefühlen fertigzuwerden. An erster Stelle steht dabei aus bindungstheoretischer Sicht die sichere emotionale Infrastruktur, die bereits vorhanden war, bevor das Trauma, gefolgt von Trennung und Verlust, hereinbrach.

Für ein mit dieser Thematik weniger vertrautes Publikum lassen wir hier zum besseren Verständnis der nachfolgenden Ausführungen zunächst eine kurze Beschreibung zweier klassischer Bindungstests folgen. In der sogenannten »Fremden Situation« (»Strange Situation Procedure«, SSP; Ainsworth et al. 1978) wird das Verhalten des Kindes bei der Wiedervereinigung mit der Mutter nach zwei dreiminütigen Trennungen im Hinblick auf drei Hauptkategorien von Bindung erfasst: Sicher gebundene Kinder (Klassifizierung B) sind möglicherweise traurig oder ärgerlich, wenn die Mutter den Raum verlässt; deren Rückkehr wirkt aber beruhigend auf diese Kinder, und sie zeigen so gut wie kein widerstrebendes oder vermeidendes Verhalten. Vermeidend gebundene Kinder (Klassifizierung A) suchen bei der Rückkehr der Mutter *nicht* Nähe oder Kontakt, sondern zeigen ein vermeidendes Verhalten. Widerstrebend oder ambivalent gebundene Kinder (Klassifizierung C) suchen den Kontakt, streben aber gleichzeitig weg von der Bezugsperson; manchen widerstrebend gebundenen Kindern gelingt es innerhalb der 3-minütigen Wiedervereinigungsphase nicht, sich wieder zu beruhigen. Eine vierte Kategorie, um die es in diesem Kapitel vor allem geht, erfasst die desorganisiert gebundenen Kinder (Klassifizierung D; Main & Solomon 1990). In dieser Kategorie »zeigt das Kind in Gegenwart der Mutter ein desorganisiertes und/oder desorientiertes Verhalten, was auf einen temporären Zusammenbruch der Verhaltensstrategien deutet [...] unter Umständen gefriert das Kind, die Hände in der Luft, in einer Art Trance« (Hesse 1999, S. 399).

Das Adult Attachment Interview (AAI; Erwachsenen-Bindungs-Interview; Hesse 2008) hält die augenblicklichen inneren Repräsentationen der Bindungserfahrungen des einstigen Kindes fest, darunter Erfahrungen von Verlust und Trauma. Fünf Bindungsklassifizierungen sind wie folgt kodiert: (1) sicher: autonom, schlüssig in der Erkundung zurückliegender Erfahrungen, seien sie positiver oder negativer Art (F-Klassifizierung); (2) unsicher: abweisend in Bezug auf zurückliegende Beziehungen zu Bindungsfiguren und auf Bindungserfahrungen (DS-Klassifizierung); (3) unsicher: präokkupiert mit zurückliegenden Erfahrungen und ärgerlich gegenüber Bindungsfiguren (E-Klassifizierung); (4) unsicher: desorientiert wegen ungelöster Verlust- oder traumatischer Erfahrungen (klassifiziert als *U* und in diesem Kapitel das herausragende Thema); (5) unsicher: nicht zu klassifizieren (CC; eine Mischung aus divergierenden inneren Repräsentationen; keine einzelne Repräsentation scheint das Denken der Person bezüglich der Vergangenheit zu dominieren; Hesse 2008).

Wir können uns vorstellen, wie die Ergebnisse ausgesehen hätten, wenn die beiden Bindungstests – die »Fremde Situation« oder das Erwachsenen-Bindungs-Interview – schon in den 1930er Jahren, vor dem Zweiten Weltkrieg und dem Holocaust, zur Verfügung gestanden hätten. Es gibt gute Gründe für die Annahme, dass Kinder und Erwachsene in Amsterdam, Antwerpen, Paris und Berlin im jeweiligen Test damals ähnlich abgeschnitten hätten wie wir dies auch heute für normative Familien feststellen.

Nicht alle Familien wurden unmittelbare Opfer – oder auch nur Augenzeugen – traumatisierender Ereignisse; wir wissen von vielen Familien, die, sei es auf der Flucht oder in einem Versteck, jedenfalls eine Zeitlang beisammenblieben.

In Betracht ziehen müssen wir auch, dass es stützende Systeme gab. Das Trauma des Holocaust wurde Kindern ja nicht von ihren Eltern oder von loyalen

Bindungsfiguren zugefügt, sondern von anonymen destruktiven Kräften. Nach der brutalen Trennung von ihren Eltern waren viele Kinder der Feindseligkeit von SS-Offizieren ausgeliefert, die sie verhörten, um dann zu entscheiden, ob sie als »arisch« – sehr vereinfacht gesagt, als einer Herrenrasse zugehörig – durchgehen konnten.

Kann man unter diesen entsetzlichen Umständen überhaupt von irgendwoher Hoffnung schöpfen? Wir sind der Rolle stützender Elemente nachgegangen – dem Gedanken der Legitimität eines längeren Trauerns, dem Gedanken der kollektiven nationalen Identität, dem Gedanken, vor antisemitistischen Manifestationen geschützt zu sein (Solomon & Chaitin 2007). Einen Halt boten auch die Gedanken an die Aufgabe, die der neuen Generation zugeschrieben wurde (Frankl 1988), die Gedanken an die anderen Überlebenden, an die offiziellen Holocaust-Gedenkstätten und an die ungebrochene Verbundenheit mit nicht mehr lebenden Eltern (Silverman & Nickman 1996).

In der Tat deckten unsere Ergebnisse nur eine begrenzte generationenübergreifende Traumatransmission auf. Deshalb stellt sich die Frage, ob wir die Weitergabe von Traumata beobachten oder vielleicht eher ein posttraumatisches Wachstum (Tedeshi & Calhoun 2004; vgl. auch King & Mitchell 2015). Als wir unsere Studie durchführten, waren die erste und die zweite Generation (die jetzigen Großmütter und Mütter) erwachsen. Um der Frage nach einer generationenübergreifenden Weitergabe des von den Großmüttern erlittenen Traumas aus bindungstheoretischer Sicht nachzugehen, untersuchten wir die mentalen Repräsentationen der frühen, also in den Jahren der Kindheit entstandenen Bindungsbeziehungen sowohl der Überlebenden (der jetzigen Großmütter) als auch von deren Töchtern (den jetzigen Müttern) anhand des AAI. Mit der dritten Generation konnten wir überdies den Test der »Fremden Situation« speziell im Blick auf ein frühes desorganisiertes Bindungsmuster durchführen. Diese besonderen Umstände mündeten in eine einmalige Drei-Generationen-Studie, die sich von anderen Bindungsstudien unterscheidet.

Nach Meinung mancher Holocaust-Forscher (siehe die Übersicht bei Bar-On et al. 1998) könnte das Elternverhalten von Holocaust-Überlebenden davon bestimmt sein, dass sie ihre Kinder dringend brauchen; im Übrigen werden Überlebende auch als ängstlich, konfliktbeladen, verschreckt und erschreckend, hilflos und überfordert und als emotional unzugänglich beschrieben. Könnte das zu Bindungsunsicherheit bzw. zu einem desorganisierten Bindungsverhalten führen? Was lässt sich über das Risiko von Kindern normativer Familien lernen, die in Frieden leben, bis ihre Welt urplötzlich ohne jeden begreiflichen Grund zusammenbricht? Und wie wirkt es sich auf die Bindung von Kindern aus, wenn sie unversehens und anscheinend gegen alle Gesetze der Natur ihre Bindungsfiguren für immer verlieren?

In diesem Zusammenhang befassen wir uns hier mit zwei Fragen. Dabei geht es zunächst um die erste Generation: Wie wirken sich die traumatischen Erfahrungen auf die Überlebenden aus, die aus der Zeit vor dem Holocaust, aus der Zeit des Holocaust selbst und aus der Zeit danach stammen und sich »angesammelt« haben? Anders gefragt: Gilt das Konzept der »sequentiellen Traumatisierung« hier für die erste Generation (Keilson 2005)? Die zweite Frage betrifft sekundäre und tertiäre Schädigungen, also die traumatischen Folgewirkungen von Geschehnissen und Verlusten, die nicht im Leben der zweiten und dritten Generation, sondern allein im Leben der ersten Generation eintraten, die ihre Erfahrungen – in verbaler oder nonverbaler Form – kommuniziert oder vielleicht auch nicht kommuniziert haben (Wiseman et al. 2002). Zusammenfassend fragten wir also, ob eine sequentielle Traumatisierung der ersten Generation zwangsläufig zur generationenübergreifenden Weitergabe (also zur sekundären und tertiären Traumatisierung) führt. Oder könnte es sein, dass wir es hier mit einer »Transmissionslücke« zu tun haben?

Die Holocaust-Forschung ist bezüglich der Frage der generationenübergreifenden Weitergabe traumatischer Erfahrungen noch zu keinem Schluss gekommen. Das mag methodische Gründe haben, also damit zusammenhängen, dass man sich zu stark auf *convenience samples* (= Ad-hoc-Stichproben) und auch auf klinische Stichproben verlassen hat, was die Resultate negativ verzerren kann. Um derartige Ungenauigkeiten zu vermeiden, haben wir uns für ein anderes Vorgehen entschieden, das im Folgenden beschrieben wird. Es zielt darauf, die Wirkungen katastrophaler Trennungserfahrungen, Traumata und Verluste zu untersuchen und zugleich die verborgenen Reserven an menschlicher Widerstandskraft und Resilienz aufzudecken.

Die Methode

Erste Phase

Erste Generation: Wir rekrutierten ein *non-convenience-sample* (eine nicht-zufällige Stichprobe) einstiger Kinder (inzwischen Großmütter), die den Holocaust überlebt hatten, und eine Vergleichsgruppe ohne frühe Holocaust-Erfahrungen (Sagi-Schwartz et al. 2003). Dabei achteten wir darauf, dass die beiden Gruppen, was gewichtigere Lebensereignisse und Belastungen in der Zeit nach dem Zweiten Weltkrieg betraf, gut zueinander passten; es handelte sich also um eine gut kontrollierte Variable. Die Studie wird bei Sagi-Schwartz et al. (2003) detailliert beschrieben. Unsere Erhebungen und Einschätzungen schlossen Beobachtungen – sowohl im Labor als auch im häuslichen Umfeld der Probandinnen –, ferner psychologische Standardtests, halbstrukturierte Interviews und Bestandsaufnahmen sowie physiologische, genetische und epidemiologische Daten ein.

Selbst 55 Jahre nach den Ereignissen fanden wir noch signifikante Unterschiede zwischen den beiden Gruppen, soweit es das Erleben von traumatischem Stress anging. Die Holocaust-Gruppe zeigte erhöhte Marker einer posttraumatischen Belastungsstörung (PTBS), mehr Anzeichen von unbewältigtem Stress und mehr Äußerungen von Angst und traumatischem Stress. Im AAI zeigten diese Menschen, die den Holocaust als Kinder überlebt hatten, auch deutlich mehr »ungelöste« Klassifizierungen (U), was auf ein Trauma in der Folge einer unbewältigten Verlusterfahrung und auf einen damit in Verbindung stehenden Zusammenbruch der (psychischen) Organisation hinweist.

Getrennt davon befassten wir uns mit solchen Überlebenden, die schweren Risiken ausgesetzt gewesen waren, sei es, dass sie den Mord an ihren Eltern unmittelbar miterlebt hatten oder brutal von Vater und Mutter getrennt worden waren. Im AAI zeigte sich bei diesen Überlebenden eine erheblich geringere Trauerauflösung (lack of resolution of mourning, LRM) als bei den Leidensgenossinnen, die den Mord an den Müttern *nicht* beobachtet hatten oder deren Mütter es noch vermocht hatten, die Trennung selbst zu arrangieren. Das Gleiche galt für die Fälle, in denen die Kinder den Verlust des Vaters oder die Trennung von ihm erlebt hatten.

Wir erfassten auch protektive Faktoren, so etwa das Zusammensein mit wichtigen anderen Personen nach dem Verlust der Eltern bzw. der endgültigen Trennung von ihnen. Die kindlichen Überlebenden, denen über längere Zeit ein stützendes System zur Seite stand, taten sich mit der Trauerauflösung anscheinend nicht ganz so schwer wie diejenigen, denen eine solche Unterstützung nicht zuteilwurde, aber der statistische Unterschied war nur marginal signifikant. Möglicherweise erklärt sich dieser sehr geringe Unterschied, der dem Anschein nach auf die schützenden Faktoren zurückzuführen ist, mit Messproblemen oder mit der (mangelnden) Testschärfe; denkbar ist aber auch, dass das Trauma so gewaltig war, dass auch wichtige Bezugspersonen es nicht zu kompensieren vermochten.

Des Weiteren stießen wir bei denjenigen Probandinnen, die als Kinder einen katastrophalen Elternverlust erlitten hatten, auf eine sehr spezifische Erwachsenen-Bindungs-Klassifizierung: In zwei Fällen identifizierten wir bei der erwachsenen Person anhand des AAI ein Fehlen von Bindungsrepräsentationen (absence of attachment representations, AAR) (Koren-Karie et al. 2003). In beiden Fällen hatte die Beziehung zu den Eltern nur in den ersten vier bis fünf Lebensjahren des Kindes bestanden, später ergab sich keine Gelegenheit mehr zur Entwicklung neuer enger Beziehungen. Die Folge des traumatischen Abbruchs der Beziehung zu den Eltern parallel zum durchgehenden Fehlen von stellvertretenden Bindungsfiguren war die irreparable Zerstörung eines bereits etablierten Bindungsmusters und damit die Unfähigkeit, im Erwachsenenleben noch irgendeine Art von sinnvoller Bindung einzugehen. In einem der Fälle wurden die erwachsene Tochter als bindungsabweisend (DS3, eine Unterkategorie der oben beschriebenen Kategorie DS / der distanziert-abweisenden Bindung) und ihr kleines Kind als vermeidend (A2, eine Unterkategorie der oben beschriebenen allgemeinen vermeidenden Kategorie) klassifiziert; im anderen Fall wurde die erwachsene Tochter ebenfalls als bindungsabweisend (DS3), ihr kleines Kind aber als sicher gebunden (B3, eine Unterkategorie der allgemeinen »sicheren« Kategorie B) klassifiziert.

Es gibt mehrere Möglichkeiten, diese extremen Fälle zu interpretieren. Einerseits ist DS3 in der zweiten Generation vielleicht die bestmögliche Anpassungsstrategie – zumindest aber eine Strategie, die einem Muster folgt –, wenn die Mutter keinerlei Bindungsrepräsentationen zeigt. Andererseits stießen wir in einem der beiden Fälle auf die Transmission nun auch an die dritte (vermeidend gebundene) Generation, nicht aber im anderen Fall (dem des sicher gebundenen Enkelkindes). Natürlich können wir aus zwei Fallstudien noch keine abschließenden Erkenntnisse ableiten.

Und schließlich zeigt der Blick auf das Anpassungsverhalten der ersten Generation, dass die einstigen jungen Holocaust-Überlebenden (die heutigen Großmütter) sich in ihrem Eheleben einrichteten, gut mit der Pflege und Versorgung ihrer Kinder zurechtkamen und mit ihrem Ergehen zufrieden waren (Sagi-Schwartz et al. 2003).

Zweite und dritte Generation: Wie die Vertreterinnen der ersten Generation brachten wir auch die Vertreterinnen der zweiten Generation mit Holocaust-Hintergrund mit einer Vergleichsgruppe ohne einen solchen Hintergrund zusammen und führten die gleichen Messungen und Erhebungen durch, die wir auch schon in der Arbeit mit den Frauen der ersten Generation angewandt hatten. Unsere Befunde besagen, dass die zweite Generation sich in Bezug auf Bindungswerte, traumatischen Stress und unbewältigtes Bindungsverhalten nicht von der Kontrollgruppe unterschied; auch fanden wir keine Unterschiede, was Ängste, wahrgenommenes Wohlbefinden, die Pflege und Betreuung der eigenen Mütter und den Umgang dieser Frauen mit den eigenen Kindern (also der dritten Generation) anging (Sagi-Schwartz et al. 2003).

Als Nächstes brachten wir die dritte Generation (kleine Kinder) mit einer Vergleichsgruppe zusammen und unterzogen beide Gruppen dem Test der sogenannten »Fremden Situation« – mit dem Ergebnis, dass die Enkel der Holocaust-Überlebenden sich in ihren Bindungsmustern nicht von der Kontrollgruppe unterschieden (Sagi-Schwartz et al. 2008).

Zweite Phase

Um die sehr langfristigen Wirkungen früh erlittener Traumata zu untersuchen, führten wir die Phase 2 unserer Studie erst elf Jahre später durch – also nahezu 70 Jahre nach dem Holocaust. Diese Phase war auch deshalb wichtig, weil Holocaust-Überlebende im fortgeschrittenen Alter auf neue Herausforderungen treffen. Deshalb testeten wir sowohl die erste als auch die zweite Generation noch einmal auf traumabezogene Wirkungen. Es stellte sich heraus, dass die überlebenden einstigen Kinder (= die Großmütter) ein Mehr an dissoziativer Symptomatik und mehr traumatischen Stress zeigten als die Mitglieder der Kontrollgruppe, die keine Holocaust-Vorgeschichte hatten. Dagegen unterschied sich die zweite Generation (die Generation der Mütter) auch diesmal in keiner Hinsicht – also weder bei den dissoziativen Symptomen noch im psychischen und physischen Gesundheitszustand, im kognitiven Funktionieren, in der Lebenszufriedenheit, im berichteten Lebensstress und in der Anzahl belastender Lebensereignisse – von der Kontrollgruppe (Fridman et al. 2011).

Meta-Analysen

Alles in allem sind wir uns sicher, dass unsere in Israel durchgeführte und sorgfältig kontrollierte Studie sowohl in Phase 1 als auch in Phase 2 kein Anzeichen einer generationenübergreifenden Weitergabe traumatischer Erfahrungen erbringt. Obwohl wir von der Rigorosität unseres Vorgehens überzeugt sind, mussten unsere Ergebnisse aber noch weiter untermauert werden. Das sollte nach unserer Auffassung am besten mittels einer Meta-Analyse erfolgen, einer quantitativen Zusammenfassung aller empirischen Untersuchungen zu einem evidenzbasierten Ergebnis.

Das Gesamtbild, das sich aus den kumulativen Studien ergab, besagt für die erste Generation, dass diese Holocaust-Überlebenden sowohl im *convenience-* als auch im *non-convenience-sample*, verglichen mit den Kontrollpersonen, eine weniger gute Anpassung und eine höhere Prävalenz von posttraumatischem Stress erkennen lassen (Barel et al. 2010). Dieser Effekt trat allerdings bei den nichtrepräsentativen Stichproben (= den *convenience samples*) deutlicher zutage. Gleichzeitig lagen die Holocaust-Überlebenden aber bei einer Reihe von Messgrößen, so etwa bei der physischen Gesundheit und bei den kognitiven Funktionen, nicht weit hinter den Kontrollpersonen zurück. Das spricht für eine bemerkenswerte Resilienz und deckt sich mit den Ausführungen von Bonanno und Mancini (2012) über die Bewältigung von Leid und Trauma und über die Vielzahl von Lösungen, zu denen Menschen in extrem widrigen Situationen gelangen, indem sie sich die heilsame und mildernde Wirkung aller möglichen Aspekte ihres täglichen Lebens zunutze machen.

Was die zweite Generation betrifft, so fanden wir in der ausgewählten Gruppe (= dem »*convenience sample*«) durchweg mehr psychische Probleme, mehr Anzeichen von posttraumatischem Stress und mehr psychopathologische Symptome als in der Kontrollgruppe; für die *nicht-ausgewählte Gruppe* (das *non-convenience sample*) traf das allerdings nicht zu (siehe van IJzendoorn et al. 2003). Bei der Kontrolle der Qualität unseres Forschungsdesigns erschien der ermittelte Effekt daher nur in *convenience-* und klinischen Stichproben; bei den Zufalls- und den nichtklinischen Stichproben fanden wir keinen generationenübergreifenden Effekt. Es könnte also sein, dass es sich bei der sekundären Traumatisierung, wie sie durch Messungen von posttraumatischen Stress-Symptomen, der allgemeinen psychischen Gesundheit und der psychopathologischen Symptomatik aufgedeckt wurde, um ein Artefakt des Designs von Holocaust-Studien handelt, und das wiederum kann gewichtige Implikationen für (unangebrachte und irrige) Schlüsse haben, wie sie sich aus vielen Studien ergeben, die von der intergenerationalen Weitergabe des Traumas an die zweite Generation der Holocaust-Überlebenden ausgehen. Was schließlich die dritte Generation angeht, fanden wir unabhängig von der Art der Stichproben keinerlei Auswirkungen (Sagi-Schwartz et al. 2008).

»Unter die Haut gehende« Auswirkungen

Erste Generation: Wir suchten auch nach langfristigen, einer zweiten Generation zuzurechnenden Wirkungen, die dem neurobiologischen System sozusagen »unter die Haut gegangen« sein mochten, also nach Überresten traumatischer Erfahrungen, die vielleicht nur nach belastenden Ereignissen überhaupt an die Oberfläche kommen. Die Frage lautete, ob latente Langzeitwirkungen einer primären oder sekundären Traumatisierung sich in der Stressregulierung – ermessen anhand der Funktion der HPA-Achse und des Cortisolspiegels – aufspüren lassen würden (siehe dazu die Diskussion in Morey & Segerstrom 2015). Zu diesem Zweck sammelten wir in Phase 2 unserer Studie Speichelproben der Überlebenden, um deren täglichen Cortisol- und Stressreaktivitätsspiegel zu ermitteln. Auf der Suche nach Auswirkungen der Gen-Umwelt-Interaktion nahmen wir mittels Wangenabstrich auch DNA-Proben von der ersten Generation.

In der Literatur wird inzwischen zunehmend über die moderierende Rolle einzelner genetischer Polymorphismen im Zusammenhang mit unterschiedlich besseren und schlechteren Befunden von Personen berichtet, die in ihrem Leben die gleichen positiven oder negativen Erfahrungen machen (Gen-Umwelt-Interaktion; Belsky & Pluess 2013). Entsprechend könnten Holocaust-Überlebende auch unterschiedlich auf die gleichen traumatischen Erfahrungen reagieren, und folglich sollten weitere Einflussfaktoren wie die Gen-Umwelt-Interaktion untersucht werden. Vor diesem Hintergrund kam eine Studie mit ruandischen Bürgerkriegsflüchtlingen zu dem Ergebnis, dass die Deletionsvariante des ADRA2B-Gens im Vergleich zu dem Wildtyp dieses Gens mit dem sehr viel lebhafteren Wiedererinnern der traumatischen Erfahrungen dieser Menschen assoziiert war (De Quervain et al. 2007). In ähnlicher Weise gingen wir dem potentiell moderierenden Einfluss von ADRA2B auf die langfristigen Folgen des Holocaust für das Funktionieren der HPA-Achse der Überlebenden nach und fanden ebenfalls einen Einfluss der Gen-Umfeld-Interaktion auf die täglichen Cortisolspiegel (Fridman et al. 2012). Trägerinnen des Wildtyps von ADRA2B unter den Holocaust-Überlebenden zeigten höhere Stressreaktivitätsspiegel als die Vergleichspersonen; dagegen fand sich insoweit kein Unterschied zwischen Holocaust-Überlebenden und denjenigen Vergleichspersonen, die Deletionsträgerinnen waren. Das gleiche Muster fand sich in Bezug auf die Cortisol-Reaktivität. Auch wenn also beide Gruppen dem gleichen massiven Trauma ausgesetzt waren, scheint das ADRA2B-Gen doch eine wichtige moderierende Rolle im Rahmen der posttraumatischen Stress-Regulationsstörung zu spielen, denn Träger des Wildtypus und Deletionsträger lassen unterschiedliche Cortisol-Spiegel erkennen. Langfristig können Trägerinnen der Deletionsvariante ihre lebhaft erinnerten Erfahrungen vielleicht bewältigt haben, so dass sie heute eine geringere Regulationsstörung erkennen lassen, wie an ihren Cortisolspiegeln ablesbar ist.

Ein weiteres umfassend erforschtes Gen im hier interessierenden Zusammenhang der Gen-Umwelt-Interaktion ist DRD4 (Belsky & Pluess 2013). Unsere DNA-Proben verwiesen auch beim Vergleich der Trägerinnen langer mit den Trägerinnen kurzer DRD4 7-repeat-Allele auf eine Gen-Umwelt-Interaktion: Die Überlebenden mit dem langen Allel kamen auf signifikant höhere Punktwerte als die Überlebenden mit dem kurzen Allel. Wir arbeiteten mit der *Impact of Event Scale (IES)*, einem Instrument zur Erfassung des Schweregrads der posttraumatischen Symptomatik mit den Subskalen »Intrusion« und »Vermeidung« (Horowitz et al. 1979), und mit dem Berkeley-Leiden Adult Attachment Questionnaire for Unresolved Loss and Other Trauma (BLAAQU), der ungelöste innere Zustände und ungewöhnliche Überzeugungen erfasst (Main et al. 1993; Sagi et al. 2002). Verglichen mit Überlebenden, die das kurze DRD4-Allel tragen, zeigten diejenigen mit dem langen Allel im Erwachsenen-Bindungs-Interview eine geringere Trauerauflösung und – ausweislich der Dissociative Experiences Scale DES, die die Häufigkeit dissoziativer Erfahrungen festhält – unwesentlich höhere Dissoziationswerte (Carlson & Putnam 1993). Alle diese Befunde deuten darauf hin, dass das kurze DRD4-Allel die negativen Folgen traumatischer Geschehnisse abschwächt.

Zweite Generation: Wir erkundeten auch »Under the skin«-Effekte für die zweite Generation und sammelten in Phase 2 auch Cortisol und stressbedingtes Cortisol von den Müttern. Beim Vergleich der zweiten Generation mit ihrer Kontrollgruppe erbrachten die täglichen Speichelproben keine erhöhten Cortisolwerte, und die Töchter der Überlebenden zeigten bei der Cortisol-Reaktivität ähnliche Kurven wie die Kontrollpersonen. Insgesamt zeigten sich also in der Cortisol-Reaktivität auf Stress keine sekundären Traumatisierungseffekte (Fridman et al. 2012).

Inspiriert von den Ergebnissen zweier Studien gingen wir auch der Frage nach, ob die Auswirkungen traumatischer Kindheitserfahrungen sich bei den Nachkommen der Betroffenen vielleicht nur unter hochgradig stressvollen Lebensumständen feststellen lassen. In der einen Studie (Solomon et al. 1988) zeigten Soldaten, deren Eltern Holocaust-Überlebende waren, nach dem Libanon-Krieg von 1982 –

einer für alle Beteiligten extremen Erfahrung – mehr Anzeichen einer langfristigen Reaktion auf das Kriegsgeschehen als Soldaten, die keinen Holocaust-Hintergrund hatten. Eine zweite Studie (Baider et al. 2000) kam zu dem Ergebnis, dass Brustkrebs-Patientinnen – also ohnehin sehr stark belastete Individuen –, die Kinder von Holocaust-Überlebenden waren, einen weitaus stärkeren psychischen Distress erkennen ließen als ihre Mit-Patientinnen, die keinen Holocaust-Hintergrund hatten. Auch fanden wir einen interessanten Zusammenhang zwischen Dissoziation in der ersten und der Cortisol-Sekretion in der zweiten Generation (van IJzendoorn et al. 2013): Die tägliche Cortisolreaktion der zweiten Generation fiel nur dann geringer aus, wenn die Überlebenden ein höheres Maß an Dissoziation zeigten.

Wir können also schließen, dass im Fall eines von einem Genozid verursachten Traumas die primäre Traumatisierung »unter die Haut geht«, während die sekundäre Traumatisierung sich offensichtlich auf erwachsene Kinder beschränkt, deren Eltern ein höheres Maß an Dissoziation zeigten. Das Fehlen von Unterschieden zwischen den erwachsenen Kindern von Holocaust-Überlebenden und den Kontrollpersonen, was die Reaktion auf Stress betrifft, entspricht also den metaanalytischen Erkenntnissen. Auch wenn die Überlebenden posttraumatische Symptome zeigen, liefern unverzerrte Stichproben kein Anzeichen dafür, dass sie das Trauma an ihre Kinder weitergegeben hätten. Die Cortisol-Spiegel bestätigen diesen Schluss. Damit hinterlassen der Holocaust und Genozide ganz allgemein ihre Spuren zwar noch viele Jahre nach den traumatischen Ereignissen im Verhalten und im mentalen Befinden der Überlebenden, aber außer unter extrem stressreichen Bedingungen kommt es nicht zur generationenübergreifenden Transmission, wie wir an der Cortisol-Reaktion erkennen können.

Posttraumatisches Wachstum

Prosoziale Tendenzen: Wir erkundeten auch die positive Seite der Medaille. Mehrere Fachleute haben den Gedanken eines leidverursachten Altruismus (Staub & Vollhardt 2008) ins Spiel gebracht, also die Vorstellung, dass Menschen, die schweres Leid erfahren haben, möglicherweise besonders motiviert sind, anderen zu helfen, und zwar nicht *trotz*, sondern eben *wegen* ihrer widrigen Erfahrungen. Andere schlagen vor, Altruismus als *eine* mögliche Manifestation posttraumatischen Wachstums zu begreifen (Tedeshi & Calhoun 2004).

Auf der Grundlage dessen, was bezüglich der Kommunikation von Familien über den Holocaust bekannt ist (Wiseman et al. 2002), fragten wir nach dem tätigen Interesse der erwachsenen Töchter an den Holocaust-Erfahrungen der Mütter (Alkalay et al. 2020). Dabei identifizierten wir zwei Gruppen: die Gruppe derjenigen, die über gute verbale Kenntnisse bezüglich des Holocaust (»high verbal knowledge of the Holocaust« = HVKH; $n = 20$) verfügten, und die Gruppe derjenigen, die wenig darüber wussten und nicht darüber sprachen (»low verbal knowledge of the Holocaust« = LVKH; $n = 22$). Wir nahmen auch diejenigen in unsere Analyse auf, die keinen Holocaust-Hintergrund hatten ($n = 36$), und stuften deren Einfühlungsvermögen und Hilfsverhalten ein (Alkalay et al. 2020). Dabei fanden wir keinen signifikanten Zusammenhang zwischen der jeweiligen Bindungsklassifizierung und der Empathie für die leidgeprüfte Mutter bzw. der Hilfe, die der hilfsbedürftigen Mutter geboten wurde. Dagegen stellten wir fest, dass die Kommunikationsmuster eine Rolle spielten: Töchter mit guten verbalen Kenntnissen bezüglich des Holocaust waren deutlich einfühlsamer und hilfsbereiter als Kontrollpersonen ohne Holocaust-Hintergrund und auch als diejenigen, die wenig darüber wussten.

Lebenserwartung: In einer anderen Studie mit nationalen Daten (Sagi-Schwartz et al. 2013) ging es um die Frage, ob die Erfahrung, einen Genozid wie den Holocaust überlebt zu haben, die Lebenserwartung der Betroffenen verkürzt. Das könnte die anfängliche Überlegung sein, wenn man bedenkt, dass die meisten Überlebenden ja nicht nur das psychosoziale Trauma erfuhren, sondern auch unter schlechter Ernährung, unzureichenden hygienischen und sanitären Bedingungen und dem Mangel an medizinischer und gesundheitlicher Vorsorge litten und damit potentiell schädlichen Folgen für ihren späteren Gesundheitszustand und ihre Lebenserwartung ausgesetzt waren. Daher gingen wir in der erwähnten bevölkerungsweiten retrospektiven Kohortenstudie, basierend auf der Gesamtzahl der aus Polen nach Israel eingewanderten Personen ($N = 55220$), der Frage nach, ob Überlebende eines Genozids ein höheres Risiko haben, jünger zu sterben, als Vergleichspersonen ohne diese Vorgeschichte. Die Daten stammten von der offiziellen Datenbank des National Insurance Institute of Israel für alle Einwanderer aus Polen, die zu Beginn des Zweiten Weltkriegs und des Holocaust (1939) zwischen vier und 20 Jahre alt waren. Die zwischen 1945 und 1950 nach Israel Eingewanderten bildeten die »Holocaust-Gruppe«; diejenigen, die vor 1939 eingewandert und *nicht* dem Holocaust ausgesetzt gewesen waren, bildeten die Vergleichsgruppe.

Das Sterberisiko – ein statistischer Begriff, der in der Epidemiologie und der Biostatistik verwendet wird – wurde durch Cox-Regression ermittelt und zeigte für Holocaust-Überlebende eine um 6,5 Monate längere Lebenserwartung an als für die Vergleichspersonen. Genauer gesagt: Das geringere Sterberisiko galt im Wesentlichen für männliche Personen, die zu Beginn des Holocaust zwischen 10 und 15 Jahre alt (= Heranwachsende) bzw. zwischen 16 und 20 Jahre alt (Spätadoleszente und Jungerwachsene) gewesen waren. Die Lebenserwartung der Heranwachsenden war zehn, die der Spätadoleszenten und Jungerwachsenen 18 Monate länger. Entgegen allen Vermutungen stellten wir also fest, was sich in einem Großteil der einschlägigen Literatur gerade *nicht* andeutet: dass nämlich die Überlebenden des Genozids gute Chancen hatten, länger – und nicht kürzer – zu leben. Was die Frauen angeht, so scheint es, dass ihr üblicher Überlebensvorteil (Leon 2011) gegenüber den Männern über alle Alterskohorten hinweg zwar bestehen blieb, sich aber durch die Erfahrung des Holocaust nicht noch vergrößerte – wir fanden also keinen Unterschied in der Lebenserwartung zwischen weiblichen Holocaust-Überlebenden und Frauen, die dem Holocaust entgangen waren.

Für die längere Lebenserwartung männlicher Holocaust-Überlebender schlugen wir zwei Erklärungen vor: zum einen die differentielle Sterblichkeit während der Zeit des Holocaust, zum anderen das posttraumatische Wachstum im Verbund mit protektiven Faktoren bei den Holocaust-Überlebenden oder in ihrem Nachkriegs-Umfeld (Näheres dazu bei Sagi-Schwartz et al. 2013).

Schlussbemerkung und Ausblick

Im vorliegenden Kapitel wurden zwei große Themen angesprochen; zum einen ging es um die schwächenden Folgen von Trennung, Verlust und katastrophalem Trauma im Kontext des Holocaust, zum anderen um die noch kaum thematisierten Reserven in Form von Resilienz und Durchhaltevermögen. Wir haben gezeigt, dass Holocaust-Überlebende auch 70 Jahre nach den Ereignissen noch immer Zeichen der Traumatisierung erkennen lassen, dass sie in Bezug auf andere Formen der Anpassung aber nicht beeinträchtigt sind. Dagegen halten die zweite und die dritte Generation sich in allen Domänen gut, mit der *einen* Ausnahme, dass die zweite Generation mit extremen Belastungen weniger gut zurechtkommt. Töchter von Holocaust-Überlebenden, die von einer guten verbalen Kenntnis des Holocaust in ihrer Familie berichteten, ließen ein besonderes Maß an Empathie und prosozialem Verhalten gegenüber ihren Müttern erkennen und investierten mehr Zeit in deren psychische Unterstützung als Teilnehmerinnen, die von einer geringen verbalen Kenntnis des Holocaust in ihrer Familie berichteten oder gar keine entsprechende Vorgeschichte hatten.

Die Studie legt den Gedanken nahe, dass der psychologische Gewinn offener familialer Kommunikationsmuster bezüglich des Holocaust im Sinne eines posttraumatischen Wachstums gesehen werden kann, das positive Wirkungen in der zweiten Generation zeitigt, nämlich eine stärkere prosoziale Motivation. Der Gedanke des posttraumatischen Wachstums ging auch in ein Erklärungsmodell für die überraschende und allen Erwartungen zuwiderlaufende Entdeckung ein, dass Holocaust-Überlebende eine längere Lebenserwartung haben als Menschen ohne eine derartige Vorgeschichte.

Die diversen Erkenntnisse, über die wir hier berichtet haben, sprechen für die Resilienz der Menschen, die als Kinder dem Holocaust-ausgesetzt waren, ihn überlebten und Jahrzehnte später effizient mit den Folgen ihrer Exposition gegenüber Trauma und Verlust umgehen. Diese Menschen haben es vermocht, ihre Kinder vor den eigenen schrecklichen Erfahrungen zu schützen, auch wenn sie selbst noch immer an den Folgen des Holocaust leiden. Den möglichen Erklärungen für diese bemerkenswerte Resilienz muss noch nachgegangen werden. Auch wenn wir uns hier an einer Reihe vorläufiger Deutungen versucht haben – die Frage bleibt drängend, zumal angesichts des Fehlens einer transgenerationalen Weitergabe.

Zukünftige Studien über extreme Erfahrungen und die posttraumatische Symptomatik werden den Schutz- und Risikofaktoren, die dabei im Spiel sind, weiter nachgehen. Wir sagten bereits, dass für normative Familien gewisse Kennzeichen gelten, die die Folgen äußerer Widrigkeiten abschwächen können, so etwa der Umstand, dass sie von jeher eine solide und sichere emotionale Infrastruktur besaßen. Auch waren nicht alle Familien selbst oder als Augenzeugen traumatisierenden Ereignissen ausgesetzt. Wir wissen von vielen Familien, die sich versteckten und auch auf der Flucht oder in ihrem Versteck vereint blieben. Hilfreich war wohl auch der Gedanke, dass Böses ja nicht von den Eltern oder von vertrauenswürdigen Bindungsfiguren kam, sondern von brutalen unmenschlichen Tätern, die nicht zur Familie gehörten.

Wir haben von Quellen der Unterstützung gesprochen, von der Legitimität eines längeren Trauerns, von der kollektiven nationalen Identität, vom Schutz vor antisemitistischen Manifestationen (Solomon & Chaitin 2007), von Hinweisen auf die Aufgabe der neuen Generation (Frankl 1988), von der Unterstützung durch die Mit-Überlebenden, von der Einrichtung von Holocaust-Gedenkstätten und von der anhaltenden Verbundenheit mit den verstorbenen Eltern (Silverman & Nickman 1996). Wir überlegten, dass all das ein starkes Gefühl von Hoffnung wecken und posttraumatisches Wachstum ermöglichen könnte. Weitere Mechanismen mögen mit der Epigenetik von Traumata (McGowan et al. 2009) oder mit Gen-Umwelt-Interaktionen zu tun haben, die dem Auftauchen von posttraumatischen Stressreaktionen zugrunde liegen (Belsky & Pluess 2013). Alle diese Erklärungsversuche bedürfen der weiteren wissenschaftlichen Erforschung, wobei zukünftige Studien insbesondere der bereits thematisierten Heterogenität der Traumareaktionen nachgehen sollten (Bonanno & Mancini 2012).

Dank: An den Forschungsprojekten, auf denen dieser Text beruht, waren die nachstehend genannten Personen aktiv beteiligt: Sarit Alkalay, Efrat Barel, Ayala Fridman, Tirtsa Joels, Nina Koren-Karie, Shai Linn, Miri Scharf und Hadas Wiseman (University of Haifa, Israel); Marian J. Bakermans-Kranenburg und Marinus H. van IJzendoorn (Universität Leiden, Niederlande); Karin Grossmann und Klaus E. Grossmann (Universität Regensburg).

Literatur

Ainsworth, M. D. S., Blehar, M. C., Waters, E. & Wall, S. (1978): *Patterns of attachment: A psychological study of the strange situation.* Hillsdale: Erlbaum.

Alkalay, S., Sagi-Schwartz, A. & Wiseman, H. (2020): Increased empathy and helping behavior toward the mother in adult daughters of Holocaust survivors. *Traumatology, 26* (1), S. 84–95; doi: 10.1037/trm0000211.

Baider, L., Peretz, T., Hadani, P. E., Perry, S., Avramov, R. & De Nour, A. K. (2000): Transmission of response to trauma? Second generation Holocaust survivors' reaction to cancer. *American Journal of Psychiatry, 157,* S. 904–910.

Barel, E., van IJzendoorn, M. H., Sagi-Schwartz, A. & Bakermans-Kranenburg, M. J. (2010): Surviving the Holocaust: A meta-analysis of the long-term sequelae of a genocide. *Psychological Bulletin, 136,* S. 677–698.

Bar-On, D., Eland, J., Kleber, R. J., Krell, R., Moore, Y., Sagi, A., et al. (1998): Multigenerational perspectives of coping with the Holocaust experience: On the developmental sequelae of trauma across generations. *International Journal of Behavioral Development, 22,* 315–338.

Belsky, J. & Pluess, M. (2013): Beyond risk, resilience and dysregulation: Phenotypic plasticity and human development. *Development and Psychopathology, 25,* S. 1243–1261.

Bonanno, G. A. & Mancini, A. D. (2012): Beyond resilience and PTSD: Mapping the heterogeneity of responses to potential trauma. *Psychological Trauma, 4,* S. 74–83.

Bowlby J. (1975): *Bindung. Eine Analyse der Mutter-Kind-Beziehung.* München: Kindler.

Bowlby, J. (1995): *Elternbindung und Persönlichkeitsentwicklung. Therapeutische Aspekte der Bindungstheorie.* Heidelberg: Dexter.

Carlson, E. B. & Putnam, F. W. (1993): An update on the dissociative experiences scale. *Dissociation*, 6, S. 16–27.
Carmil, D. & Breznitz, S. (1991): Personal trauma and world view – Are extremely stressful experiences related to political attitudes, religion beliefs, and future orientation? *Journal of Traumatic Stress*, 4, S. 393–405.
Cicchetti, D., Toth, S. L. & Maughan, A. (2000): An ecological-transactional model of child maltreatment. In: A. Sameroff, M. Lewis & S. Miller (Hrsg.), *Handbook of developmental psychopathology*. 2. Aufl. New York: Kluwer Academic/Plenum Publishers, S. 689–722.
De Quervain, D. J. F., Kolassa, I. T., Ertl, V., Onyut, P. L., Neuner, F., Elbert, T., et al. (2007): A deletion variant of the a2b-adrenoceptor is related to emotional memory in Europeans and Africans. *Nature Neuroscience*, 10, S. 1137–1139.
Frankl, V. E. (1988): *Der unbewußte Gott. Psychotherapie und Religion*. 7., veränd. Aufl. München: Kösel.
Fridman, A., Bakermans-Kranenburg, M. J., Sagi-Schwartz, A.,& van IJzendoorn, M. H. (2011): Coping in old age with extreme childhood trauma: Aging Holocaust survivors and their offspring facing new challenges. *Aging and Mental Health*, 15, S. 232–242.
Fridman, A., Bakermans-Kranenburg, M. J., Sagi-Schwartz, A. & van IJzendoorn, M. H. (2012): Genetic moderation of cortisol secretion in Holocaust survivors: The role of ADRA2B. *International Journal of Behavioral Development*, 36, S. 79–84.
Hesse, E. (1999): The adult attachment interview: Historical and current perspectives. In: J. Cassidy & P. Shaver (Hrsg.), *Handbook of attachment: Theory, research and clinical applications*. New York: Guilford Press, S. 395–433.
Hesse, E. (2008): The adult attachment interview: Protocol, method of analysis, and empirical studies. In: J. Cassidy & P. Shaver (Hrsg.), *Handbook of attachment: Theory, research and clinical applications*. 2. Aufl. New York: Guilford Press, S. 552–598.
Hesse, E. & Main, M. (1999): Second generation effects of unresolved trauma in nonmaltreating parents: Dissociation, frightening and threatening parental behavior. *Psychoanalytic Inquiry*, 19, S. 481–540.
Holmes, J. (2006): *John Bowlby und die Bindungstheorie*. München: Ernst Reinhardt.
Horowitz, M. J., Wilner, N. & Alvarez, W. (1979): Impact of event scale: A measure of subjective stress. *Psychosomatic Medicine*, 4, S. 209–218.
Keilson, H. (2005): *Sequentielle Traumatisierung bei Kindern*. Gießen: Psychosozial-Verlag (Neudruck der Ausg. Stuttgart: Enke 1979)..
King, L. A. & Mitchell, G. L. (2015): Lost possible selves and personality development. In: K. E. Cherry (Hrsg.), *Traumatic stress and long-term recovery. Coping with disasters and other negative life events*, Heidelberg u. a.: Springer Cham, S. 309–326.
Koren-Karie, N., Sagi-Schwartz, A. & Joels, J. (2003): Absence of attachment representations (AAR) in the adult years: The emergence of a new AAI classification in catastrophically traumatized Holocaust child survivors. *Journal of Attachment and Human Development*, 5, S. 381–397.
Leon, D. A. (2011): Trends in European life expectancy: A salutary view. *International Journal of Epidemiology*, X, S. 1–7.
Main, M. & Solomon, J. (1990): Procedures for identifying infants as disorganized/disoriented during the Ainsworth Strange Situation. In: M. T. Greenberg, D. Cicchetti & E. M. Cummings (Hrsg.), *Attachment in the preschool years: Theory, research and intervention*. Chicago: University of Chicago Press, S. 121–160.

Main, M., van IJzendoorn, M. H. & Hesse, E. (1993): Unresolved/unclassifiable responses to the Adult Attachment Interview: Predictable from unresolved states and anomalous beliefs in the Berkeley-Leiden Adult Attachment Questionnaire. Paper, vorgestellt bei *Adolescent attachment organization: Findings from the BLAAQ self- reportinventory, and relations to absorption and dissociation.* Symposium, abgehalten beim 60th Anniversary Meeting of the Society for Research in Child Development, New Orleans, LA, März 1993.

McGowan, P., Sasaki, A., D'Alessio, A. C., Dymov, S., Labonté, B., Szyf, M. et al. (2009): Epigenetic regulation of the glucocorticoid receptor in human brain associates with childhood abuse. *Nature Neuroscience,* 12, S. 342–348.

Morey, J. N. & Segerstrom, S. C. (2015): Physiological consequences. Early hardship and health across the life span. In: K. E. Cherry (Hrsg.), *Traumatic stress and long-term recovery. Coping with disasters and other negative life events,* Heidelberg u. a.: Springer Cham, S. 151–176.

Mozes-Kor, E. (2015): Triumph over tragedy. The healing power of foregiveness. In: K. E. Cherry (Hrsg.), *Traumatic stress and long-term recovery. Coping with disasters and other negative life events,* Heidelberg u. a.: Springer Cham, S. 419–430.

Sagi-Schwartz, A. & Aviezer, O. (2005): Correlates of attachment to multiple caregivers in Kibbutz children from birth to emerging adulthood: The Haifa Longitudinal Study. In: K. E. Grossmann, K. Grossmann & E. Waters (Hrsg.), *Attachment from infancy to adulthood.* New York: Guilford Press, S. 165–197.

Sagi, A., van IJzendoorn, M. H., Joels, T. & Scharf, M. (2002): Disorganized reasoning in Holocaust survivors: An attachment perspective. *American Journal of Orthopsychiatry,* 72, S. 194–203.

Sagi-Schwartz, A., van IJzendoorn, M. H., Grossmann, K. E., Joels, T., Grossmann, K., Scharf, M.,et al. (2003): Attachment and traumatic stress in female Holocaust child survivors and their daughters, *American Journal of Psychiatry,* 160, S. 1086–1092.

Sagi-Schwartz, A., van IJzendoorn, M. H. & Bakermans-Kranenburg, M. J. (2008): Does intergenerational transmission of trauma skip a generation? No meta-analytic evidence for tertiary traumatization with third generation of Holocaust survivors. *Attachment and Human Development,* 10, S. 105–121.

Sagi-Schwartz, A., Bakermans-Kranenburg M. J., Linn S. & van IJzendoorn, M. H. (2013): Against all odds: Genocidal trauma is associated with longer life-expectancy of the survivors. *PLoS One,* 8 (7), e69179; doi: 10.1371/journal.pone.0069179.

Silverman, P. R. & Nickman, S. L. (1996): Children's construction of their dead parents. In: D. Klass, P. R. Silverman & L. Nickman (Hrsg.), *Continuing bonds: New understandings of grief.* Washington, D. C.: Taylor & Francis, S. 73–86.

Solomon, Z. & Chaitin, J. (2007): *Childhood in the shadow of the Holocaust, survived children and second generation.* Tel Aviv: Hakibbutz Hameuchad [Hebräisch].

Solomon, Z., Kotler, M. & Mikulincer, M. (1988): Combat related post-traumatic stress disorder among 2nd-generation Holocaust survivors – Preliminary findings. *American Journal of Psychiatry,* 145, S. 865–868.

Staub, E. & Vollhardt, J. (2008): Altruism born of suffering: The roots of caring and helping after victimization and other trauma. *American Journal of Orthopsychiatry,* 78, S. 267–280.

Tedeshi, R. G. & Calhoun, L. G. (2004): *Posttraumatic growth: Conceptual foundation and empirical evidence.* Philadelphia: Lawrence Erlbaum.

Van IJzendoorn, M. H. & Bakermans-Kranenburg, M. J. (2009): Attachment security and disorganization in maltreating families and orphanages. In: R. E. Tremblay, M. Boivin & R. D. Peters (Hrsg.), *Encyclopedia on early childhood development* [online]. Montreal: Centre of Excellence for Early Childhood Development and Strategic Knowledge, Cluster on Early Child Development, https://www.child-encyclopedia.com/maltreatment-child/according-experts/attachment-security-and-disorganization-maltreating-families (Zugriff: 2. 5. 2022).

Van IJzendoorn, M. H. & Sagi-Schwartz, A. (2008): Cross cultural patterns of attachment: Universal and contextual dimensions. In: J. Cassidy & P. R. Shaver (Hrsg.), *Handbook of attachment.* 2. Aufl. New York: Guilford Press, S. 880–905.

Van IJzendoorn, M. H., Bakermans-Kranenburg, M. J. & Sagi-Schwartz, A. (2003): Are children of Holocaust survivors less well-adapted? No meta-analytic evidence for secondary traumatization. *Journal of Traumatic Stress, 16,* S. 459–469.

Van IJzendoorn, M. H., Fridman, A., Bakermans-Kranenburg, M. J., & Sagi-Schwartz, A. (2013): Holocaust survivors' dissociation moderates offspring level of cortisol. *Journal of Loss and Trauma, 18,* S. 64–80.

Wiseman, H., Barber, J. P., Raz, A., Yam, I., Foltz, C. & Livne-Snir, S. (2002): Parental communication of Holocaust experiences and interpersonal patterns in offspring of Holocaust survivors. *International Journal of Behavioral Development, 26,* S. 371–381.

Dieser Beitrag erschien zuerst als: Sagi-Schwartz, A. (2015): »Does Extreme Trauma Transfer? The Case of Three Generations of the Holocaust«. In: Cherry, K. (Hrsg.), Traumatic Stress and Long-Term Recovery. *Springer, Cham. https://doi-org.ezproxy.haifa.ac.il/10.1007/978-3-319-18866-9_8 © Springer International Publishing Switzerland 2015. Mit freundlicher Erlaubnis.*

CHRISTIANE ZIEGLER, MIRIAM A. SCHIELE UND KATHARINA DOMSCHKE

Patho- und Therapieepigenetik psychischer Erkrankungen

Epigenetische Mechanismen wie DNA-Methylierung oder Histonmodifikationen sind bio-chemische Veränderungen an der DNA oder ihrer Raumstruktur. Sie steuern die Genfunktion, werden durch Umweltfaktoren beeinflusst und sind zeitlich dynamisch. In dieser Übersichtsarbeit wird der aktuelle Forschungsstand zur Rolle der Epigenetik in der Pathogenese psychischer Erkrankungen exemplarisch für Schizophrenie, Depression, Angsterkrankungen und posttraumatische Belastungsstörung zusammengefasst. Weiterhin werden epigenetische Modifikationen unter einer pharmako- und psychotherapeutischen Behandlung dargestellt. Epigenetische Mechanismen nehmen eine zentrale Scharnierfunktion an der Schnittstelle zwischen Genen und Umwelt und damit im Vulnerabilitäts-Stress-Modell psychischer Erkrankungen ein. Zukünftig könnten epigenetische Profile im Sinne eines »precision medicine«-Ansatzes als Marker des Erkrankungsrisikos und des Therapieansprechens nutzbar werden und mögliche »druggable targets« darstellen.

Hintergrund: Phänotypische Heterogenität, eine individuelle lebensgeschichtliche Verankerung und ein häufig fluktuierender Krankheitsverlauf in Episoden oder Phasen kennzeichnen die meisten psychischen Erkrankungen. Diese plastischen Charakteristika sprechen gegen einfache, wenige und statische Risikofaktoren in der Pathogenese dieser Erkrankungen. Tatsächlich zeichnen sich psychische Erkrankungen in ihrer Entstehung durch komplexe Gen-Umwelt-Interaktionen im Sinne eines Vulnerabilitäts-Stress-Modells aus (Uher & Zwicker 2017).

Etliche Fragen in diesem Vulnerabilitäts-Stress-Modell psychischer Erkrankungen sind allerdings noch offen:

1. Bis heute gelang es Kandidatengenstudien und genomweiten Assoziationsstudien nicht, die aus Zwillingsstudien für die jeweiligen Erkrankungen errechne-

ten Heritabilitäten mit der entsprechenden Zahl von Risikogenen zu unterlegen (»missing heritability«).
2. Das »Wie« der Interaktion zwischen genetischen Risikofaktoren und Umwelteinflüssen ist nicht ausreichend verstanden. Über welche Mechanismen fungiert Stress als fluider Auslöser psychischer Erkrankungen vor dem Hintergrund statischer genetischer Risikofaktoren?
3. Umgekehrt ist noch unzureichend geklärt, über welche Prozesse wirksame medikamentöse oder psychotherapeutische Behandlungsverfahren in das Vulnerabilitäts-Stress-Modell eingreifen, um eine komplexe Risikofaktorkonstellation in Richtung Resilienz zu modifizieren.

Die vergleichsweise junge Forschungsrichtung der Epigenetik kann hier möglicherweise zur Klärung beitragen.

Epigenetik: Definition und Basisbegriffe

Der Begriff »Epigenetik« umfasst – wie das griechische Präfix »epi« impliziert – biologische Mechanismen und chemische Modifikationen »auf«, d. h. an der DNA oder deren Raumstruktur, ohne die DNA-Sequenz selbst zu verändern (Schuebel et al. 2016). Im Folgenden sollen drei epigenetische Mechanismen exemplarisch beschrieben werden.

DNA-Methylierung

Unter dem Begriff der DNA-Methylierung versteht man die Anlagerung einer Methylgruppe (CH_3) an Cytosin-Basen in der DNA-Sequenz, vermittelt durch DNA-Methyltransferasen (DNMTs). Die DNMT1 (»maintenance methyltransferase«) ist dabei für die Übertragung bereits bestehender Methylierungsmuster auf neu synthetisierte DNA-Bereiche zuständig. DNMT3a und DNMT3b sind für die *de-novo*-Methylierung nichtmethylierter, naiver DNA-Sequenzen verantwortlich.

Die DNA-Demethylierung erfolgt indirekt über Enzyme der sog. Growth-arrest-and-DNA-damage-45(Gadd45)-Proteinfamilie mittels einer Basenextinktionsreparatur (BER), die methylierte durch unmethylierte Cytosin-Basen ersetzt. Alternativ erfolgt durch »*Ten-eleven-translocation*« (TET)-Proteine eine Oxidation der Methylgruppe in eine Hydroxymethylgruppe (CH_2-OH), wodurch hydroxymethylierte Cytosin-Basen (5hmC) entstehen. Diese werden anschließend ebenfalls durch die BER erkannt und durch unmethylierte Cytosin-Basen ersetzt (Abb. 1).

Cytosin-Guanin(CpG)-Dinukleotide kommen gehäuft in Promotoren, also den regulatorischen Bereichen der DNA, in Form sog. CpG-Inseln vor. Eine Vielzahl an CpG-Inseln in regulatorischen Bereichen liegt in demethyliertem Zustand vor, um eine ungehinderte Expression der jeweiligen Gene zu ermöglichen. Eine Methylierung der CpG-Dinukleotide in regulatorischen Genpromotorbereichen hingegen führt zu einer Reduktion oder gar Inaktivierung der Expression des betroffnen Gens (»gene silencing«).

Histonmodifikationen

Histonproteine (H2A, H2B, H3, H4) ermöglichen die Kondensierung des 2 m langen DNA-Stranges in den Zellkern, welcher einen Durchmesser von lediglich 6 µm aufweist, über eine Wicklung der DNA um Komplexe aus Histonproteinen (»Nukleosom«). Die N-terminalen Enden der Histone bilden den Angriffspunkt für epigenetische Modifikationen wie Acetylierung, Methylierung und Phosphorylierung, die funktionell hochrelevant sind. So macht z. B. eine Acetylierung der Aminosäure Lysin (»Lys«; »K«) im N-Terminus der Histone durch Histonacetyltransferasen (HATs) die DNA für andere Proteine zugänglich, wodurch die Genexpression oder Replikation des betroffenen Bereiches ermöglicht werden. Eine Entfernung der Acetylgruppen durch Histondeacetylasen (HDACs) hingegen führt zu einer Inaktivierung der Genexpression durch die Herstellung einer geschlossenen, kondensierten Chromatinstruktur (Abb. 1).

Nichtkodierende RNAs

Nichtkodierende RNAs sind RNA-Moleküle, die zwar keine Informationen für die Bildung eines Proteins tragen, aber wichtige Funktionen bei der posttranskriptionalen Expressionsregulation erfüllen. Unter diesen nichtkodierenden RNAs fungieren *microRNAs* (miRNAs) als posttranskriptioneller Regulator der Genexpression, indem sie durch das Binden an spezifische Erkennungssequenzen in Ziel-mRNAs die Translation in ein funktionelles Protein verhindern können.

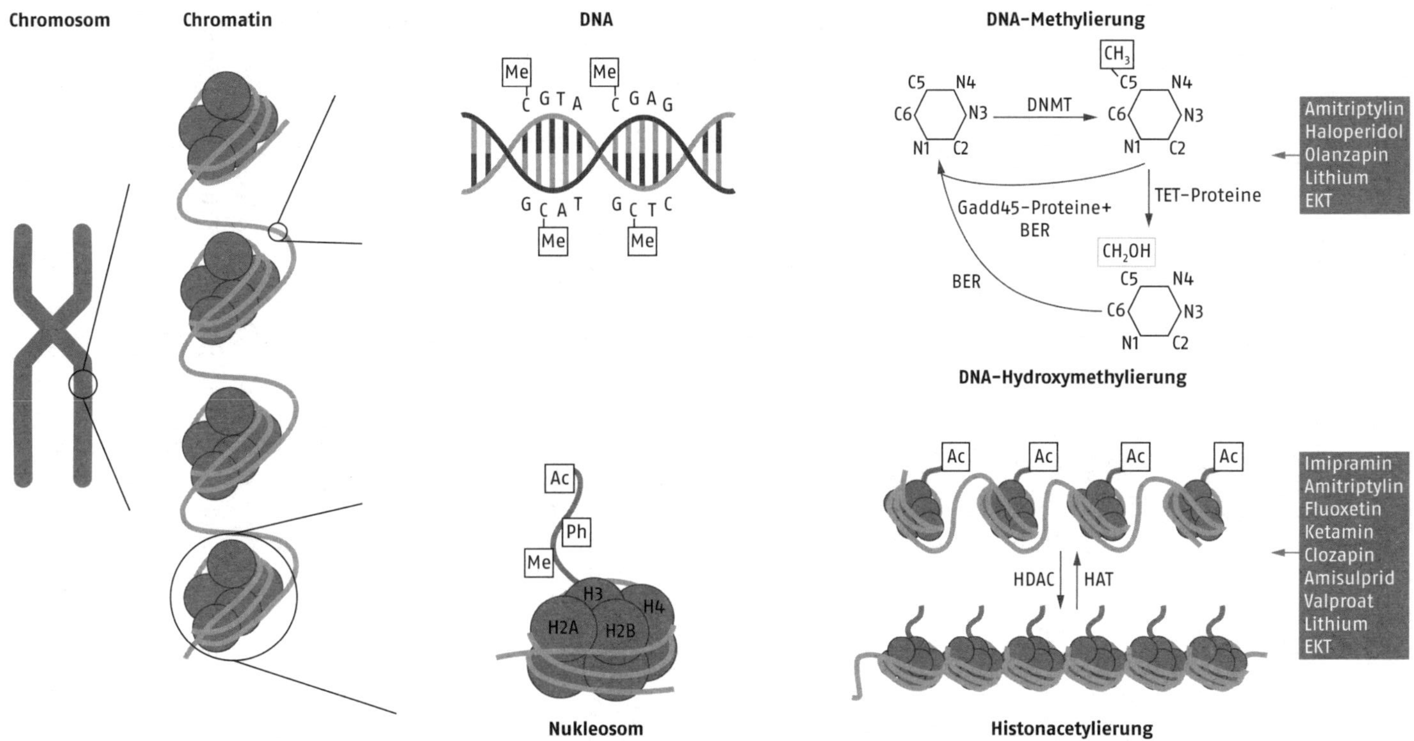

Abb. 1: Epigenetische Mechanismen und Einfluss therapeutischer Interventionen
A: *Adenin,* Ac: *Acetylierung,* BER: *Basenexzisionsreparatur (Basenaustauschreparatur),* C2,5,6: *Kohlenstoffatome an den Positionen 2, 5 und 6,* C: *Cytosin,* CH_2OH: *Hydroxymethylgruppe,* CH_3: *Methylgruppe,* DNMT: *DNA-Methyltransferase,* EKT: *Elektrokonvulsionstherapie,* G: *Guanin,* Gadd45-Proteine: *»Growth-arrest-and-DNA-damage-45«-Proteine,* H3A: *Histon 2A,* H2B: *Histon 2B,* H3: *Histon 3,* H4: *Histon 4,* HAT: *Histonacetyltransferasen,* HDAC: *Histondeacetylasen,* Me: *Methylierung,* N1,3,4: *Stickstoffatome an den Positionen 1, 3, und 4,* Ph: *Phosphorylierung,* T: *Thymin,* TET-Proteine: *»Ten-eleven-translocation«-Proteine*

Epigenetische Mechanismen in der Krankheitsentstehung

Die oben beschriebenen epigenetischen Mechanismen könnten also über die Steuerung der Transkriptionsrate von Genen eine zugrunde liegende genetische Risikofaktorkonstellation zum Tragen kommen oder umgekehrt die Wirkung von Resilienz-Genen vorherrschen lassen (Abb. 2). Tatsächlich wird zunehmend deutlich, dass eine Vielzahl psychischer Erkrankungen mit Alterationen z. B. der DNA-Methylierung oder von Histonmodifikationen einhergeht.

Weiterhin ist mittlerweile bekannt, dass einige monogenetische neuropsychiatrische Erkrankungen, die u. a. mit psychischen Symptomen imponieren, auf Mutationen in Genen, die für die epigenetische Maschinerie kodieren, zurückzuführen sind. So liegen z. B. dem *Rett-Syndrom* Mutationen im Methyl-CpG-Binding-Protein 2(*MeCP2*)-Gen zugrunde, Mutationen in Genen der Histonmethyltransferase KMT2D bzw. der Histondemethylase KDM6A wurden dem *Kabuki-Syndrom* ursächlich zugeschrieben. Weitere monogenetische Erkrankungen der epigenetischen Maschinerie sind z. B. das Rubinstein-Taybi-Syndrom oder das Kleefstra-Syndrom (zur ausführlicheren Darstellung siehe Iwase et al. 2017).

Angesichts der Fülle der epigenetischen Literatur können im Folgenden lediglich exemplarische Befunde zu DNA-Methylierungsmustern bei Schizophrenie, Depression, Angsterkrankungen und posttraumatischer Belastungsstörung (PTBS) dargestellt werden. Für eine ausführliche Übersicht über die verschiedenen epigenetischen Mechanismen auch bei anderen Krankheitsentitäten sowie in Tiermodellen psychischer Erkrankungen verweisen wir auf die entsprechenden Übersichtsarbeiten (z. B. Nestler et al. 2016; Sweatt & Tamminga 2016; Millan 2014; Abdolmaleky et al. 2015).

Genomweite Untersuchungen der Methylierung (»epigenome-wide association study«, EWAS) bei Patienten mit Schizophrenie deuten auf eine global verringerte DNA-Methylierung im Vergleich zu gesunden Probanden hin. Veränderte DNA-Methylierungsmuster fanden sich spezifisch in Genen, welche bereits auf pharmakologischer und genetischer Ebene mit dieser Erkrankung in Verbindung gebracht wurden, wie z. B. in den *GABRB2-, DLG4-, DISC1-, HLA*-C- oder *CALHM1*-Genen. In einer Vielzahl von Kandidatengenstudien wurden veränderte DNA-Methylierungsmuster am *RELN-, BDNF-* und *COMT*-Gen sowie an Genen verschiedener *Serotonin- und Glutamatrezeptoren* berichtet (siehe Teroganova et al. 2016).

EWAS bei Patienten mit Depression deuten auf eine höhere Varianz und verringerte Stabilität von DNA-Methylierungsmustern hin, wobei hier den *DGKH-,*

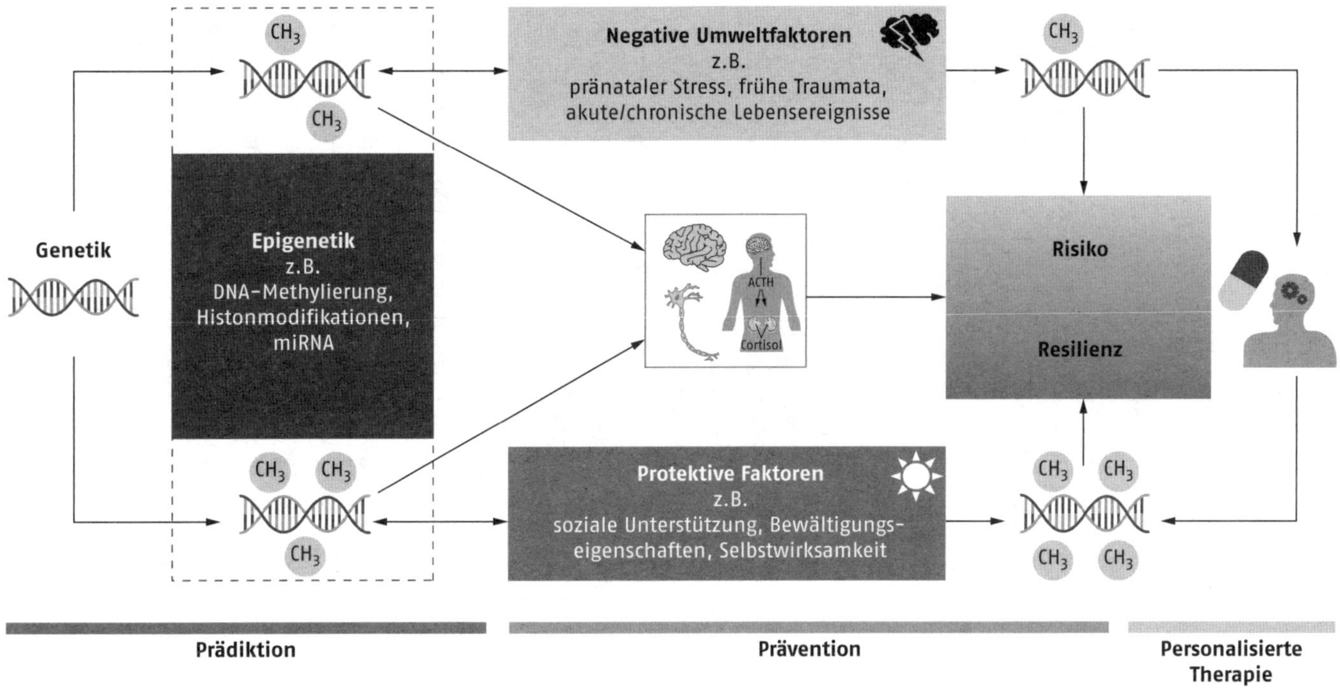

Abb. 2: Epigenetische Mechanismen im Spektrum von Risiko und Resilienz
ACTH: *Adrenocorticotropes Hormon*, CH_3: *Methylgruppe*, miRNAs: *microRNAs*

GSK3B- und *SGK1*-Genen eine besondere Relevanz zuzukommen scheint. Auf Kandidatengenebene wurden veränderte, meist erhöhte DNA-Methylierungsmuster vor allem an Genen des serotonergen Systems (*SLC6A4, MAOA*), der *HPA-Achse* (Hypothalamus-Hypophysen-Nebennierenrinden-Achse; *NR3C1, FKBP5*) und des »brain-derived neurotrophic factor« (*BDNF*) bei depressiven Patienten beschrieben (siehe Bakusic et al. 2017). Bei Patienten mit Panikstörung zeigten sich auf genomweiter Ebene global verringerte DNA-Methylierungsmuster im Vergleich zu Gesunden. Verschiedene Kandidatengenstudien deuten auf eine erhöhte DNA-Methylierung der *OXTR-, BDNF-, NET-* und *NR3C1*-Gene bei Patienten mit gemischten Angsterkrankungen, Panikstörung und generalisierter Angsterkrankung hin. Eine verringerte DNA-Methylierung der *MAOA-, GAD1-* und *CRHR1*-Gene bzw. des *OXTR*-Gens wurde bei Patienten mit Panikstörung bzw. sozialer Phobie berichtet (siehe Schiele & Domschke 2018).

Bei Patienten mit PTBS implizierten bisherige EWAS vor allem Gene, welche in die Immunantwort und Inflammationsprozesse involviert sind. Auf Kandidatengenebene wurde eine Vielzahl von Genen beschrieben, deren veränderte DNA-Methylierung in Interaktion mit traumatischen Ereignissen das Risiko für die Entstehung einer PTBS zu erhöhen scheint. Darunter finden sich verschiedene Gene der HPA-Achse (*NR3C1, FKBP5, ADCYAP1R1*), der *Neurotransmitterregulation* (*SLC6A4, SLC6A3, COMT*) oder der Immunantwort (*IL18, H19*), aber auch repetitive genomische Elemente wie *LINE-1* und *Alu* (siehe Zannas et al. 2015).

(Epi)Gen-Umwelt-Interaktionen im Risiko-Resilienz-Spektrum

Umwelteinflüsse wie stressbehaftete Ereignisse oder Traumata, aber auch Sport, Ernährung, Konsumgewohnheiten, Umweltnoxen, soziale Interaktionen, soziodemographische Faktoren etc. können auf molekularer Ebene zu epigenetischen Veränderungen führen. Solche Veränderungen sind jedoch nicht statisch, sondern stellen vielmehr einen dynamischen, zeitlich flexiblen und damit potenziell reversiblen Prozess als Reaktion auf die individuelle Umwelt dar (siehe Kanherkar et al. 2014; Klengel & Binder 2015). Diese Dynamik in der Reaktion auf Umwelteinflüsse verdeutlichen vor allem Befunde aus Tiermodellen. Beispielsweise wurden epigenetische Veränderungen z. B. in stressassoziierten Genen wie dem Glukokortikoidrezeptor (GR; *Nr3c1*)-Gen im Zusammenhang mit akutem bzw. chronischem experimentellem Stress während verschiedener Entwicklungsstadien (z. B. präkonzeptionell, pränatal, postnatal) beobachtet.

Analog wurden auch in Humanstudien die Zusammenhänge epigenetischer Marker mit Umwelteinflüssen untersucht. So weist z.B. die Peri/postnatal Epigenetic Twins Study (PETS), eine longitudinale australische Kohortenstudie mit 250 Zwillingspaaren, darauf hin, dass sich – hauptsächlich aufgrund geteilter (maternaler) Umwelteinflüsse, genetischer Faktoren und nichtgeteilter intrauteriner Umwelteinflüsse – epigenetische Muster von Zwillingen bereits bei Geburt unterscheiden und sich ein Drittel des Epigenoms im Verlauf der ersten 18 Lebensmonate dynamisch verändert (Loke et al. 2013). Weiterhin scheinen Kindheitstraumata oder auch rezente negative Lebensereignisse sowohl mit global alterierten DNA-Methylierungsmustern assoziiert zu sein als auch in Bezug auf spezifische Gene – z.B. *FKBP5, NR3C1, OXTR, MAOA, GAD1* – mit einer veränderten Methylierung einherzugehen (zur Übersicht siehe Schiele & Domschke 2018).

Die allelabhängige DNA-Methylierung des Gens für FKBP5, ein wesentlicher Regulator der GR-Sensitivität, gilt in Verbindung mit frühem Trauma als derzeit am besten belegter epigenetischer Mechanismus für PTBS und Depression und wurde auf verschiedenen neurobiologischen und neuropsychologischen Ebenen näher charakterisiert (Klengel et al. 2013; Tozzi et al. 2018, zur ausführlicheren Übersicht siehe Pape & Binder 2014). Umgekehrt scheinen aber auch positive Lebensereignisse zu einer Veränderung von Methylierungsmustern beizutragen. Während z.B. eine geringere Methylierung des *MAOA*-Gens mit einer höheren Zahl negativer Lebensereignisse, welche innerhalb von 12 Monaten vor Studieneinschluss erlebt wurden, in Verbindung gebracht werden konnte, ging der Anteil positiver Lebensereignisse reziprok mit einer erhöhten Methylierung einher (Domschke et al. 2012).

Die Vermittlung zwischen umweltbezogenen Stressoren und epigenetischen Veränderungen ist dabei erst beginnend verstanden. Erste Hinweise deuten auf eine Vermittlung durch Glukokortikoide (Kortisol) hin, welche in Reaktion auf einen Stressor ausgeschüttet werden und in der Zelle an Glukokortikoid-Rezeptoren (GR) binden. Darüber kann eine Vielzahl epigenetischer Modifikationen ausgelöst werden, indem GR als Transkriptionsfaktoren im Nukleus fungieren (siehe Zannas & Chrousos 2017).

Epigenetische Marker und Mechanismen der Therapie

Analog zu pharmakogenetischen Studien wurde auch das Potenzial epigenetischer Marker als Prädiktoren für ein Therapieansprechen untersucht. Bei Depression, bipolarer Störung, PTBS, Schizophrenie, Aufmerksamkeitsdefizit-/Hyperaktivitätsstörung (ADHS) oder der Borderline-Persönlichkeitsstörung scheinen sich z. B. *SLC6A4-*, *BDNF-*, *APBA3-* und *MCF2*-Methylierungsmuster im Blut sowohl bezüglich einer medikamentösen als auch einer psychotherapeutischen Behandlung als Responsemarker herauszubilden, während das Ansprechen auf Elektrokonvulsionstherapie (EKT) vom Methylierungsstatus des *P11*-Promotors abzuhängen scheint.

Aus Tierstudien oder *In-vitro*-Versuchen liegt weiterhin eine Vielzahl von Hinweisen vor, dass die gängigen in der Therapie psychischer Erkrankungen eingesetzten Medikamente wie z. B. Trizyklika, SSRIs (»selective serotonin reuptake inhibitors«), Monoaminoxidase(MAO)-Hemmer, Valproat, Lithium oder Antipsychotika sowie biologische Stimulationsverfahren wie EKT über ihre bekannten biochemischen Wirkmechanismen hinaus zusätzlich epigenetische Prozesse modulieren. Auch über eine erfolgreiche *psychotherapeutische Intervention* scheinen epigenetische Risikomuster modifiziert und gegebenenfalls sogar wieder normalisiert werden zu können, wie dies für die DNA-Methylierung des *MAOA*-Gens bei Panikstörung und Höhenphobie bzw. des *FKBP5*-Gens bei Kindern mit Angsterkrankungen gezeigt werden konnte (z. B. Schiele et al. 2018; Ziegler et al. 2016; Roberts et al. 2015, Abb. 1 und im Detail Tab. 1). Allerdings liegen z. T. widersprüchliche und regionenspezifische Befunde vor, was angesichts der Vielzahl epigenetischer Mechanismen, die miteinander interagieren, zahlreiche Zielgene betreffen und in unterschiedlichen Geweben aktiv werden, nicht überraschend ist und einer weitergehenden Untersuchung bedarf.

Tab. 1: Epigenetische Mechanismen in der Therapie psychischer Erkrankungen

Wirkstoffklasse/ Wirkmechanismus	Substanz/ Therapieverfahren	Histonmodifikationen	DNA-Methylierung
Trizyklische Antidepressiva	Imipramin	HDAC5 ⇓, H3-Acetylierung ⇑	–
	Amitriptylin	HDAC ⇓, H3-Acetylierung ⇑	DNMT ⇓, DNA-Methylierung ⇓

Wirkstoffklasse/ Wirkmechanismus	Substanz/ Therapieverfahren	Histonmodifikationen	DNA-Methylierung
Selektive Serotonin-wiederaufnahme-hemmer	Fluoxetin	HDAC2 ⇑, H3K9-Trimethylierung ⇑, H3-Acetylierung ⇑	MeCP2, MBD1 ⇑
	Escitalopram	–	DNMT1 ⇓, DNMT3A ⇓, *P11*-DNA-Methylierung ⇓
Monoamin-oxidase-hemmer	Phenelzin, Tranylcypromin	LSD1 ⇓, H3K4-Methylierung ⇑	–
Glutamat-antagonist	Ketamin	HDAC/HDAC5 ⇓, HDAC5-Phosphorylierung ⇑	DNMT ⇓, *BDNF*-DNA-Methylierung ⇓
Antipsychotika	Haloperidol	H3S10-Phosphorylierung ⇑, H3K14-Acetylierung/ Phosphoacetylierung ⇑	Globale DNA-Methylierung ⇑, DNMT1, DNMT3A, DNMT3B, MBD2 ⇑
	Clozapin	Mll1 ⇑, H3K4-Trimethylierung ⇑ *(GAD67)*, Histonacetylierung ⇑	*Gadd45-beta*-DNA-Methylierung ⇓
	Olanzapin	–	Genomweite DNA-Methylierung ⇑
	Amisulprid/ Sulpirid	HDAC ⇓, H3K9-, H3K14-Acetylierung ⇑ *(RELN, GAD67)*	*RELN*-DNA-Methylierung ⇓
	Risperidon	H3-Phosphoacetylierung ⇑	–
	Lurasidon	HDAC1/2/5 ⇑	–
Stimmungs-stabilisierer	Valproat	HDAC 1/2 ⇓, H3/H4-Acetylierung⇑, H3K9-, H3K14-Acetylierung ⇑	DNMT1/3A ⇓, *RELN-*, *GAD67-*, *GLT1*-DNA-Methylierung ⇓
	Lithium	H3-Acetylierung/ Phosphoacetylierung ⇑	Globale DNA-Methylierung ⇓
Aldehyd-dehydro-genase-hemmer	Disulfiram	Lysin-spezifische Demethylasen ⇓	MGMT ⇓
Stimulanzien	Methamphetamin	H3K4-Di-/Trimethylierung ⇑	–

Tab. 1: *Fortsetzung*

Wirkstoff-klasse/ Wirkmecha-nismus	Substanz/ Therapie-verfahren	Histonmodifikationen	DNA-Methylierung
Biologische Stimulations-verfahren	Elektrokon-vulsionsthe-rapie	H3/H4-Acetylierung ⇑	DNA-Methylierung ⇓
Psycho-therapie	Kognitive Verhaltens-therapie	–	*MAOA*-, *SLC6A4*-DNA-Methylierung ⇑, *FKBP5*-DNA-Methylierung ⇓
	Dialektisch-behaviorale Therapie	–	*BDNF*-DNA-Methylierung ⇑

Ausführliche Darstellung in Boks et al. 2012; Boyadjieva & Varadinova 2012
BDNF: *»brain-derived neurotrophic factor«*, DNMT: *DNA-Methyltransferase*, FKBP5: *»FK506 binding protein 5«*, GAD67: *Glutamat-Decarboxylase 67*, Gadd45-beta: *»growth arrest and DNA-damage-inducible, beta«*, GLT1: *Glutamattransporter-1*, H3K4: *Histon 3, Lysin 4*, H3K9: *Histon 3, Lysin 9*, H3K14: *Histon 3, Lysin 14*, H3S10: *Histon 3, Serin 10*, HDAC: *Histon-Deacetylase*, LSD1: *Lysin-spezifische Demethylase 1*, MAOA: *Monoaminoxidase A*, MBD1/2: *»methyl-CpG-binding domain protein 1/2«*, MeCP2: *»methyl-CpG-binding protein 2«*, MGMT: *06-Methylguanin-DNA-Methyltransferase*, Mll1: *»mixed-lineage leukemia 1« (H3K4-spezifische Histonmethyltransferase)*, RELN: *Reelin*, SLC6A4: *Serotonintransporter*

Fazit, Fortschritte und Fallstricke

Epigenetische Mechanismen nehmen eine Scharnierfunktion an der Schnittstelle zwischen Genetik und Umwelt, zwischen »nature« und »nurture«, ein und können damit einen *»missing link«* im Vulnerabilitäts-Stress-Modell psychischer Erkrankungen darstellen. Eine Vielzahl von Studien deutet in der Tat auf eine entscheidende Rolle von z. B. DNA-Methylierung oder Histonmodifikationen in der Ätiologie psychischer Erkrankungen hin. Auch wenn die Erkenntnisse der epigenetischen Forschung auf dem Gebiet psychischer Erkrankungen derzeit noch keinen direkten Nutzen in der täglichen klinischen Praxis haben, so bringen sie doch das Verständnis von psychischen Erkrankungen sowohl in Fachkreisen als auch für betroffene Patienten und Angehörige entscheidend weiter.

Die mit der aktuellen Befundlage auf dem Feld der Epigenetik verknüpfte Botschaft ist, dass psychische Erkrankungen zwar eine moderate bis hohe genetische Grundlage haben, diese den Einzelnen aber angesichts der Plastizität der epigenetischen Regulation nicht determiniert. Zwar kann eine genetische Prädisposition über z. B. stressverursachte epigenetische Veränderungen »angeschaltet«, reziprok über therapeutische Interventionen oder resilienzstärkende Umweltkonstellationen aber unterdrückt werden. Zudem besteht die Hoffnung, in Zukunft epigenetische Informationen für personalisierte präventive wie therapeutische Interventionen nutzbar machen zu können (siehe Abb. 2).

Trotz dieser ersten vielversprechenden Befunde bedarf es weiterer intensiver Forschungsbemühungen, um die Funktion epigenetischer Mechanismen bei psychischen Erkrankungen noch besser zu verstehen. Zunächst gilt es, die funktionelle Relevanz epigenetischer Modifikationen auf Transkriptions- und Translationsebene im Detail zu definieren. Während der Mechanismus, über den DNA-Methylierung die Transkription von Genen steuert, relativ gut verstanden ist, scheint die funktionelle Auswirkung von Histonmodifikationen komplizierter. Zudem werden über die Kandidatengenebene und epigenomweite Ansätze hinaus zunehmend *Next-generation-sequencing(NGS)-basierte Ansätze* notwendig werden, um bislang unentdeckte relevante epigenetische Risikomuster zu identifizieren.

Eine weitere Herausforderung betrifft die Frage, inwiefern epigenetische Modifikationen, die in beim Menschen zugänglichen peripheren Materialien wie Blut, Speichel oder Mundschleimhautzellen (»buccal swabs«) identifiziert werden, repräsentativ für solche im zentralen Nervensystem sind. Diesem *»tissue issue«* wird methodisch durch z. B. Vergleiche von DNA-Methylierungsmustern in Blut und Hirngewebe bei Mäusen, Ratten und Rhesusaffen bzw. Vergleiche zwischen den Spezies begegnet, die eine gewisse Korrelation zwischen Peripherie und Zentralnervensystem (ZNS) nahelegen. Vergleiche peripherer Methylierung mit der Aktivität des jeweiligen Zielproteins im Gehirn, welche über Positronenemissionstomographie (PET) dargestellt werden kann, lieferten ebenfalls Hinweise auf systemisch detektierbare epigenetische Alterationen bei psychischen Erkrankungen. Allerdings berechtigen diese Studien nur indirekt dazu, epigenetische Signaturen in peripherem Gewebe als Indikatoren für zentrale Vorgänge anzunehmen, nachdem epigenetische Prozesse gewebs- und sogar zellspezifisch sind. So unterscheiden sich z. B. Neurone und Gliazellen bezüglich der DNA-Methylierungsmuster, und neuronale DNA-Methylierung zeigt im Gegensatz zu derjenigen nichtneuronaler Zellen eine höhere Dynamik in Abhängigkeit von Umweltfaktoren (Iwamoto et al. 2011). Das Abbilden epigenetischer Prozesse im Gehirn wie z. B. die Darstellung der Histondeacetylase(HDAC)-Aktivität mittels [11C]Martinostat im PET (Wey et al. 2016) oder »single-cell epigenomics« (Kelsey et al. 2017) stellen hier zukunftsweisende Ansätze dar.

Schließlich geht die integrative Betrachtung genetischer Varianten und der Gesamtheit epigenetischer Modifikationen auf genomweiter Ebene mit einer großen *bioinformatischen Herausforderung* einher. Diese hohe kombinatorische Variabilität – zumal in Synopse mit der individuellen phänotypischen Ausprägung sowie unter Einbezug der Vielzahl der die Epigenetik beeinflussenden Umweltfaktoren wie z.B. Alter, Ethnizität, Stress, Rauchen, Body-Mass-Index (BMI), Sport, Alkohol, Ernährung, Geschlechtshormone, Medikamente, Umweltnoxen oder Drogen – trägt der Heterogenität und der hohen Komplexität psychischer Erkrankungen Rechnung. Ansätze des Maschinenlernens und des *»computational modeling«* können dabei helfen, individuelle Krankheitsmodelle vor dem Hintergrund komplexer Risikofaktorkonstellationen zu identifizieren. Tierstudien legen zudem eine mögliche transgenerationale Vererbung epigenetischer Muster nahe, welche durch verschiedene Mechanismen über die väterliche wie auch die mütterliche Keimbahn erfolgen kann (siehe Klengel et al. 2016; Gapp & Bohacek 2018). Auch erste Befunde beim Menschen weisen auf eine transgenerationale Bedeutung der Epigenetik hin, wobei das »Ob« und »Wie« der transgenerationalen Transmission »epigenetischer Narben« noch abschließend zu klären ist.

Epigenetische Muster könnten in Zukunft als periphere Biomarker des Erkrankungsrisikos und damit als Indikatoren dafür dienen, welche Personen im Sinne einer *indizierten Prävention* von gezielten Maßnahmen in den kritischen »windows of vulnerability« der Kindheit oder Adoleszenz profitieren würden. Epigenetische Marker könnten weiterhin als Prädiktoren für das Ansprechen auf bestimmte therapeutische Interventionen zur Implementierung einer individualisierten Präzisionsmedizin beitragen.

Schließlich kann das bessere Verständnis epigenetischer Auswirkungen von bereits jetzt erfolgreich in der Behandlung psychischer Erkrankungen eingesetzten Pharmaka zur Entwicklung *innovativer Substanzen* führen, die spezifisch epigenetische Mechanismen targetieren. So verspricht z.B. S-Adenosylmethionin als Methylgruppendonor relativ breite Anwendungsmöglichkeiten bei neuropsychiatrischen Erkrankungen (Sharma et al. 2017). Bei der Schizophreniebehandlung wird eine mögliche Effektivität spezifischer HDAC2-Inhibitoren propagiert (Kurita et al. 2012). Im Mausmodell liegen erste Hinweise auf einen antidepressiven Effekt von DNMT-Inhibitoren wie 5-Aza-2'-Deoxycytidine vor (Sales et al. 2011). Bei demenziellen Erkrankungen befindet sich ein LSD-1-Inhibitor, ORY-2001, nach erfolgreichen Tierstudien bereits in der klinischen Prüfung (Buesa et al. 2015). Allerdings stellt neben der Blut-Hirn-Schrankengängigkeit auch die noch nicht gegebene Gewebs-, Zell- und Genspezifität solcher Substanzen eine große Herausforderung dar, nachdem eine systemische, d.h. »off-target«-Wirkung auf somatischer Ebene unabsehbare Nebenwirkungen haben könnte. Neue Techniken wie CRISPR-dCas9 könnten hier spezifische Werkzeuge darstellen, wie dies bereits in Mausneuronen für die gezielte Demethylierung des *Bdnf*-Gens gezeigt werden konnte (Liu et al. 2016).

Trotz aller derzeit noch bestehenden Limitationen und Caveats stellt die epigenetische Forschung also einen vielversprechenden Weg in Richtung eines erweiterten biopsychosozialen Krankheitsmodells sowie innovativer und individualisierter Ansätze in der Behandlung psychischer Erkrankungen dar (vgl. Frieling & Tadić 2013).

Fazit für die Praxis

- Psychische Erkrankungen gehen mit epigenetischen Veränderungen einher, jedoch ist nicht abschließend geklärt, ob diese ursächlich für oder bedingt durch die Erkrankungen sind.
- Eine Vielzahl an Medikamenten zur Therapie psychischer Erkrankungen sowie biologische Stimulationsverfahren oder Psychotherapie können epigenetische Prozesse modulieren, wobei die zugrunde liegenden Wirkmechanismen noch zu klären sind.
- Derzeit ist die klinische Bedeutung epigenetischer Forschung auf das verbesserte Verständnis psychischer Erkrankungen beschränkt, das aber bei der Vermittlung der Krankheitsentstehung im Rahmen von Psychoedukation hilfreich sein kann.
- Zukünftig ist denkbar, dass prädiktive epigenetische Profile hinsichtlich Erkrankungs- und Rückfallrisiko bzw. Therapieansprechen generiert werden können, welche die individualisierte Anwendung präventiver/therapeutischer Maßnahmen im Sinne eines Precision-medicine-Ansatzes ermöglichen könnten.

Literatur

Abdolmaleky, H.M., Zhou, J.R. & Thiagalingam, S. (2015): An update on the epigenetics of psychotic diseases and autism. *Epigenomics*, 7, 427–449.

Bakusic, J., Schaufeli, W., Claes, S. & Godderis, L. (2017): Stress, burnout and depression: A systematic review on DNA methylation mechanisms. *J Psychosom Res*, 92, 34–44.

Boks, M. P., de Jong, N. M., Kas, M. J,. Vinkers, C. H., Fernandes, C., Kahn, R. S., Mill, J. & Ophoff, R. A. (2012): Current status and future prospects for epigenetic psychopharmacology. *Epigenetics,* 7, 20–28.
Boyadjieva, N. & Varadinova, M. (2012): Epigenetics of psychoactive drugs. *JPharm Pharmacol,* 64, 1349–1358.
Buesa, C., Mascaró, C., Rotllant, D., Griñan-Ferré, C., Pallàs, M. & Maes, T. (2015): The dual lsd1/maob inhibitor ory2001 prevents the development of the memory deficit in samp8 mice through induction of neuronal plasticity and reduction of neuroinflammation. *Alzheimers Dement,* 11: P905.
Domschke, K., Tidow, N., Kuithan, H., Schwarte, K., Klauke, B., Ambree, O., Reif, A., Schmidt, H., Arolt, V., Kersting, A., Zwanzger, P. & Deckert, J. (2012): Monoamine oxidase A gene DNA hypomethylation – a risk factor for panic disorder? *Int J Neuropsychopharmacol,* 15, 1217–1228.
Frieling, H. & Tadić, A. (2013): Value of genetic and epigenetic testing as biomarkers of response to antidepressant treatment. *Int Rev Psychiatry,* 25, 572–578.
Gapp, K. & Bohacek, J. (2018): Epigenetic germline inheritance in mammals: Looking to the past to understand the future. *Genes Brain Behav,* 17: e12407.
Iwamoto, K., Bundo, M., Ueda, J., Oldham, M. C., Ukai, W., Hashimoto, E., Saito, T., Geschwind, D. H. & Kato, T. (2011): Neurons show distinctive DNA methylation profile and higher interindividual variations compared with non-neurons. *Genome Res,* 21, 688–696.
Iwase, S., Berube, N. G., Zhou, Z., Kasri, N. N., Battaglioli, E., Scandaglia, M. & Barco, A. (2017): Epigenetic etiology of intellectual disability. *J Neurosci,* 37, 10773–10782.
Kanherkar, R. R., Bhatia-Dey, N. & Csoka, A. B. (2014): Epigenetics across the human lifespan. *Front Cell Dev Biol,* 2, 1–19.
Kelsey, G., Stegle, O. & Reik, W. (2017): Single-cell epigenomics: Recording the past and predicting the future. *Science,* 358, 69–75.
Klengel, T., Mehta, D., Anacker, C., Rex-Haffner, M., Pruessner, J. C., Pariante, C. M., Pace, T. W., Mercer, K. B., Mayberg, H. S., Bradley, B., Nemeroff, C. B., Holsboer, F., Heim, C. M., Ressler, K. J., Rein, T. & Binder, E. B. (2013): Allele-specific FKBP5 DNA demethylation mediates gene-childhood trauma interactions.*NatNeurosci,* 16, 33–41.
Klengel, T. & Binder, E. B. (2015): Epigenetics of stress-related psychiatric disorders and gene x environment interactions. *Neuron,* 86, 1343–1357.
Klengel, T., Dias, B. G. & Ressler, K. J. (2016): Models of intergenerational and transgenerational transmission of risk for psychopathology in mice. *Neuropsychopharmacology,* 41, 219–231.
Kurita, M., Holloway, T., Garcia-Bea, A., Kozlenkov, A., Friedman, A. K., Moreno, J. L., Heshmati, M., Golden, S. A., Kennedy, P. J., Takahashi, N., Dietz, D. M., Mocci, G., Gabilondo, A. M., Hanks, J., Umali, A., Callado, L. F., Gallitano, A. L., Neve, R. L., Shen, L., Buxbaum, J. D., Han, M. H., Nestler, E. J., Meana, J. J., Russo, S. J. & Gonzalez-Maeso, J. (2012): HDAC2 regulates atypical antipsychotic responses through the modulation of mGlu2 promoter activity. *Nat Neurosci,* 15, 1245–1254.
Liu, X. S., Wu, H., Ji, X., Stelzer, Y., Wu, X., Czauderna, S., Shu, J., Dadon, D., Young, R. A. & Jaenisch, R. (2016): Editing DNA methylation in the mammalian genome. *Cell.* 167, 233–247.

Loke, Y.J., Novakovic, B., Ollikainen, M., Wallace, E.M., Umstad, M.P., Permezel, M., Morley, R., Ponsonby, A.L., Gordon, L., Galati, J.C., Saffery, R. & Craig, J.M. (2013): The Peri/postnatal Epigenetic Twins Study (PETS). *Twin Res Hum Genet,* 16, 13–20.

Millan, M.J. (2014): The epigenetic dimension of Alzheimer's disease: Causal, consequence, or curiosity? *Dialogues Clin Neurosci,* 16, 373–393.

Nestler, E.J., Pena, C.J., Kundakovic, M., Mitchell, A. 6 Akbarian, S. (2016): Epigenetic basis of mental illness. *Neuroscientist,* 22, 447–463.

Pape, J.C. & Binder, E.B. (2014): Psychological trauma as risk for delayed psychiatric disorders: Epigenetic mechanisms. *Nervenarzt,* 85, 1382–1389.

Roberts, S., Keers, R., Lester, K.J., Coleman, J.R., Breen, G., Arendt, K., Blatter-Meunier, J., Cooper, P., Creswell, C., Fjermestad, K., Havik, O.E., Herren, C., Hogendoorn, S.M., Hudson, J.L., Krause, K., Lyneham, H.J., Morris, T., Nauta, M., Rapee, R.M., Rey, Y., Schneider, S., Schneider, S.C., Silverman, W.K., Thastum, M., Thirlwall, K., Waite, P., Eley, T.C. & Wong, C.C. (2015): HPA axis related genes and response to psychological therapies: Genetics and epigenetics. *Depress Anxiety,* 32, 861–870.

Sales, A.J., Biojone, C., Terceti, M.S., Guimaraes, F.S., Gomes, M.V. & Joca, S.R. (2011): Antidepressant-like effect induced by systemic and intra-hippocampal administration of DNA methylation inhibitors. *Br J Pharmacol,* 164, 1711–1721.

Schuebel, K., Gitik, M., Domschke, K. & Goldman, D. (2016): Making sense of epigenetics. *Int J Neuropsychopharmacol,* 19 (11): pyw58.

Schiele, M.A. & Domschke, K. (2018): Epigenetics at the crossroads between genes, environment and resilience in anxiety disorders. *Genes Brain Behav,* 17, e12423.

Schiele, M.A., Ziegler, C., Kollert, L., Katzorke, A., Schartner, C., Busch, Y., Gromer, D., Reif, A., Pauli, P., Deckert, J., Herrmann, M.J. & Domschke, K. (2018): Plasticity of functional MAOA gene methylation in acrophobia. *Int J Neuropsychopharmacol,* 21 (9), 822–827; doi: 10.1093/ijnp/pyy050.

Sharma, A., Gerbarg, P., Bottiglieri, T., Massoumi, .L, Carpenter, L.L., Lavretsky, H., Muskin, P.R., Brown, R.P., Mischoulon, D., as Work Group of the American Psychiatric Association Council on Research (2017): S-Adenosylmethionine (SAMe) for neuropsychiatric disorders: A clinician-oriented review of research. *JClin Psychiatry,* 78: e656–e667.

Sweatt, J.D. & Tamminga, C.A. (2016): An epigenomics approach to individual differences and its translation to neuropsychiatric conditions. *Dialogues Clin Neurosci,* 18, 289–298.

Teroganova, N., Girshkin, L., Suter, C.M. & Green, M.J. (2016): DNA methylation in peripheral tissue of schizophrenia and bipolar disorder: A systematic review. *BMC Genet,* 17, 1–15.

Tozzi, L., Farrell, C., Booij, L., Doolin, K., Nemoda, Z., Szyf, M., Pomares, F.B., Chiarella, J., O'Keane, V. & Frodl, T. (2018): Epigenetic changes of FKBP5 as a link connecting genetic and environmental risk factors with structural and functional brain changes in major depression. *Neuropsychopharmacology,* 43, 1138–1145.

Uher, R. & Zwicker, A. (2017): Etiology in psychiatry: Embracing the reality of poly-gene-environmental causation of mental illness. *World Psychiatry,* 16, 121–129.

Wey, H.Y., Gilbert, T.M., Zurcher, N.R., She, A., Bhanot, A., Taillon, B.D., Schroeder, F.A., Wang, C., Haggarty, S.J., Hooker, J.M. (2016): Insights into neuroepigenetics through human histone deacetylase PET imaging. *Sci Transl Med,* 8, 351ra106.

Zannas, A.S. & Chrousos, G.P. (2017): Epigenetic programming by stress and glucocorticoids along the human lifespan. *Mol Psychiatry,* 22, 640–646.

Zannas, A. S., Provencal, N. & Binder, E. B. (2015): Epigenetics of posttraumatic stress disorder: Current evidence, challenges, and future directions. *Biol Psychiatry,* 78, 327–335.
Ziegler, C., Richter, J., Mahr, M., Gajewska, A., Schiele, M. A., Gehrmann, A., Schmidt, B., Lesch, K. P., Lang, T., Helbig-Lang, S., Pauli, P., Kircher, T., Reif, A., Rief, W., Vossbeck-Elsebusch, A. N., Arolt, V., Wittchen, H. U., Hamm, A. O., Deckert, J. & Domschke, K. (2016): MAOA gene hypomethylation in panic disorder-reversibility of an epigenetic risk pattern by psychotherapy. *Transl Psychiatry,* 6: e773.

Die Beitrag ist zuerst erschienen in Der Nervenarzt, *2018, 89, 1303–1314. Der Wiederabdruck erfolgt mit freundlicher Genehmigung von Springer Medizin Verlag GmbH.*

FLAVIA-ELVIRA BOGORIN UND CHRISTIAN GRÜNHAUS

Prävention bringt's

Der gesellschaftliche und ökonomische Mehrwert von Programmen mit Präventivcharakter anhand von drei Fallbeispielen

Prävention im Kontext Früher Hilfen

Was sind Frühe Hilfen und welche Ziele verfolgen diese?

Die Kinderrechtskonvention der Vereinten Nationen (vgl. UNICEF 1989) legt den Grundstein für Grundrechte zum Schutz der Kinder, auf denen aufbauend auch Frühe Hilfen implementiert werden. In diesem Zusammenhang verfolgen Frühe Hilfen das zentrale Ziel, förderliche Entwicklungsbedingungen für Säuglinge und Kleinkinder in ihren Familien zu schaffen und zu stärken, um ihnen von Anfang an ein möglichst gesundes und gewaltfreies Aufwachsen zu ermöglichen – so geht es aus dem *Leitbild Frühe Hilfen* des Nationalen Zentrums Frühe Hilfen in Deutschland hervor (NZFH 2016).

Konkret wird diese Aufgabe in Deutschland von der Bundesstiftung Frühe Hilfen übernommen. In ihren konkreten Aktivitäten legt die Stiftung besonderes Augenmerk auf werdende und junge Eltern, da die ersten Lebensmonate und -jahre als für die Entwicklung von Kindern besonders bedeutsam betrachtet werden (BMFSFJ 2022). Auch in Österreich versteht man unter Frühen Hilfen das Gesamtkonzept von Maßnahmen zur Gesundheitsförderung bzw. gezielten Frühintervention in der Schwangerschaft und in den ersten Lebensjahren des Kindes (BSGPK 2022). Diese Werte verkörpern den grundlegenden Präventionsgedanken, der sich in weiterer Folge in den evaluierten Programmen in unterschiedlicher Form wiederfindet.

Bewertung des Nutzens von Programmen mit Präventivcharakter. Einblicke in die Fachliteratur

Die Fachliteratur aus dem Bereich der Frühen Hilfen zeigt, dass eine Frühförderung von Kindern und Säuglingen eine wichtige Zukunftsinvestition sowohl für die Kinder selbst als auch für die Gesellschaft darstellt, wie wir im Folgenden näher darlegen wollen. Die Bindungstheorie und -forschung zeigt: Insbesondere die frühe, auf einer sicheren Bindung beruhende Beziehung zwischen Eltern und Kind ist für eine gesunde körperliche und psychische Entwicklung des Kindes ausschlaggebend. Positive Langzeitwirkungen einer sicheren Bindung konnten beispielsweise in Bezug auf die Sozialkompetenzen und das soziale Verhalten der Kinder (Groh et al. 2014) sowie auf die Entwicklung eines positiven Selbstkonzepts (Goodvin et al. 2008) der Kinder und mit Bezug auf deren Resilienz festgestellt werden. Die erhöhte Resilienz und Problemlösungskompetenz der Kinder kann auf eine ausgeprägte Emotions- und Stressregulationsfähigkeit (Waters & Thompson 2016; Groh & Narayan 2019) zurückgeführt werden..

Auch aus ökonomischer Sicht haben sich Investitionen in frühe Interventionen zur Förderung einer gesunden Entwicklung von Kindern, insbesondere von Kindern aus benachteiligten sozialen Umfeldern, als wirksamer erwiesen als spätere Interventionen. Solche Investitionen wirken sich insgesamt positiv auf Wirtschaft und Gesellschaft aus (Heckman 2006). Bachmann et al. (2019) weisen nach, dass Jugendliche, die schlechter gebunden sind und ein antisoziales Verhalten aufweisen, im Vergleich zu besser an soziale Normen angepassten gleichaltrigen Jugendlichen ein deutlich höheres Risiko haben, im späteren Leben negativere Ergebnisse, etwa bezogen auf Bildung und Gesundheit, zu erzielen. Dies führt zu höheren öffentlichen Kosten, da solche Jugendlichen eine umfangreiche gesundheitliche, soziale und wirtschaftliche Unterstützung benötigen.

Allgemeinere präventive Maßnahmen, die in der frühen Kindheit durchgeführt werden, sind zwar nicht ausdrücklich in der Bindungstheorie verankert, zeigen aber ebenfalls umfangreichen kurz-, mittel- und langfristigen Nutzen für die direkt Begünstigten, der auf makroökonomischer Ebene hochgerechnet werden kann. Laut Petanovitsch & Schmid (2012) führt die frühkindliche Betreuung und Förderung beispielsweise zu besseren schulischen Leistungen und einem besseren Sozialverhalten der Kinder. Solche individuellen Effekte haben auch Auswirkungen auf die Gesellschaft, da beispielsweise ein höheres Bildungsniveau makroökonomische Vorteile mit sich bringen kann. Fritschi und Oesch (2008) untersuchten den ökonomischen Nutzen der frühkindlichen Bildung und kamen zu dem Schluss, dass sie den späteren Bildungsverlauf stark beeinflusst. Konkret konnten sie feststellen, dass frühkindliche Bildung die Wahrscheinlichkeit eines höheren Bildungsabschlusses und damit eines höheren Einkommens im späteren Leben erhöht, was einen größeren Beitrag zur wirtschaftlichen Gesamtleistung darstellt.

Während mehrere Kosten-Nutzen-Analysen zur Bewertung der wirtschaftlichen Auswirkungen primärpräventiver Maßnahmen durchgeführt wurden (Petanovitsch & Schmid 2012; Fritschi & Oesch 2008), wurde die Methode der SROI-Analyse unseres Wissens nach in diesem Bereich nur selten angewandt. Im vorliegenden Beitrag werden drei Fallbeispielen von SROI-Analysen, die Programme mit Präventivcharakter untersuchen, vorgestellt.

Social Return on Investment (SROI) als Form der umfassenden Wirkungsanalyse

Gesellschaftliche Wirkungsanalysen unterscheiden sich stark in der Art der Herangehensweise und Breite der berücksichtigten Wirkungen und es bestehen unterschiedliche Traditionen der Wirkungsmessung und -analyse mit jeweils eigener Logik und eigenen Methoden (Schober & Rauscher 2014). Je größer die Notwendigkeit ist, Effizienz und Effektivität nachzuweisen, umso wichtiger werden ökonomische Evaluationen (Drummond et al. 2015; Yates & Marra 2016), bei denen Aufwand und (Opportunitäts-)Kosten inkludiert werden. Viele ökonomische Wirkungsanalysen verfolgen allerdings einen makroökonomischen Fokus mit Konzentration auf wenige Indikatoren und intendierte Wirkungen und berücksichtigen selten mehrere Stakeholder.

Die SROI-Analyse ist ein breiter Wirkungsanalyseansatz, der umfassend Stakeholder sowie intendierte und unintendierte Wirkungen auf Basis eines Wirkungsmodells einbezieht und einen Bezug zu den eingesetzten Ressourcen herstellt (Then et al. 2017; Schober & Then 2015). Konzeptionell basiert die SROI-Analyse auf einem Wirkungsmodell, das eine Organisation, ein Unternehmen oder ein Projekt im Fokus hat, in welches Ressourcen investiert werden, mit denen über erbrachte Leistungen Wirkungen erzielt werden. Abb. 1 gibt diese Logik wieder. Die Leistungen bei einem Stakeholder führen zu Bruttowirkungen, die, bereinigt um den sogenannten Deadweight, in Nettowirkungen überführt werden. Deadweight, auch als Contrafactual (Morgan & Winship 2015) oder Programmeffekt (Rossi et al. 2015) bezeichnet, zieht Wirkungen ab, die auch ohne die Intervention eingetreten wären. Das Alternativszenario ist hierbei die Inexistenz der Intervention (ceteris paribus). Der letzte Schritt ist die Monetarisierung der Wirkungen, bei der den nicht-monetären Effekten ein Geldwert zugerechnet wird (Schober 2015), was in ökonomischen Analysen von Nicht-Markt-Gütern, wie beispielsweise bei ökologischen Externalitäten,[14] häufiger gemacht wird (Mendelsohn & Olmstead 2009).

Der Vorteil der Bewertung in Geldeinheiten ist die Möglichkeit der Verrechnung und Aggregation unterschiedlicher Wirkungen. Dies ist notwendig, um letztlich eine Verhältniskennzahl, den SROI-Wert, zu errechnen, der die Summe der Netto-Wirkungen auf die Investitionen bezieht. Kritik an der SROI-Analyse besteht aufgrund ihrer utilitaristischen Herangehensweise und bezüglich der Kommensuration (Espeland & Stevens 1998) über die Monetisierung,[15] die immer eine gewisse Wertung beinhaltet (Maier et al. 2015). Zudem ist es eine relativ ressourcenaufwendige Herangehensweise (Yates & Marra 2016).

Akzeptiert man eine Bewertung anhand des Nutzens, also die utilitaristische Sichtweise, hat ausreichend Ressourcen und findet einen passenden methodischen Zugang, offenbaren sich die Vorteile der SROI-Analyse. So werden viele Wirkungen bei mehreren Stakeholdern inkludiert, gemessen, bewertet und aggregiert in einer gut verständlichen Kennzahl verdichtet, die den gesellschaftlichen Mehrwert einer Intervention darstellt. Es wird Komplexität aufgebaut und anschließend gut kommunizierbar auf das Essentielle reduziert. Konkrete Anwendungsmöglichkeiten für die Methode der SROI-Analyse werden nachfolgend anhand von drei Fallbeispielen veranschaulicht.

Gesamtgesellschaftlicher Mehrwert von frühkindlichen Interventionen mit Präventivcharakter: Drei Fallbeispiele von SROI-Analysen

Im Rahmen des vorliegenden Beitrags wird der gesellschaftliche und ökonomische Mehrwert von Programmen mit Präventivcharakter anhand von drei Fallbeispielen abgebildet. Dafür kommt die Methode der SROI-Analyse zum Einsatz (Schober & Then 2015).

---

14 »Externalitäten« bezeichnen positive oder negative externe Effekte, mit unbezahlten Auswirkungen auf Unbeteiligte, die nicht in ökonomische Entscheidungen einbezogen werden.

15 »Kommensuration über die Monetarisierung« bedeutet in diesem Zusammenhang eine Aggregation unterschiedlicher Wirkungen über die Verrechnung der in Geldeinheiten dargestellten Wirkungen.

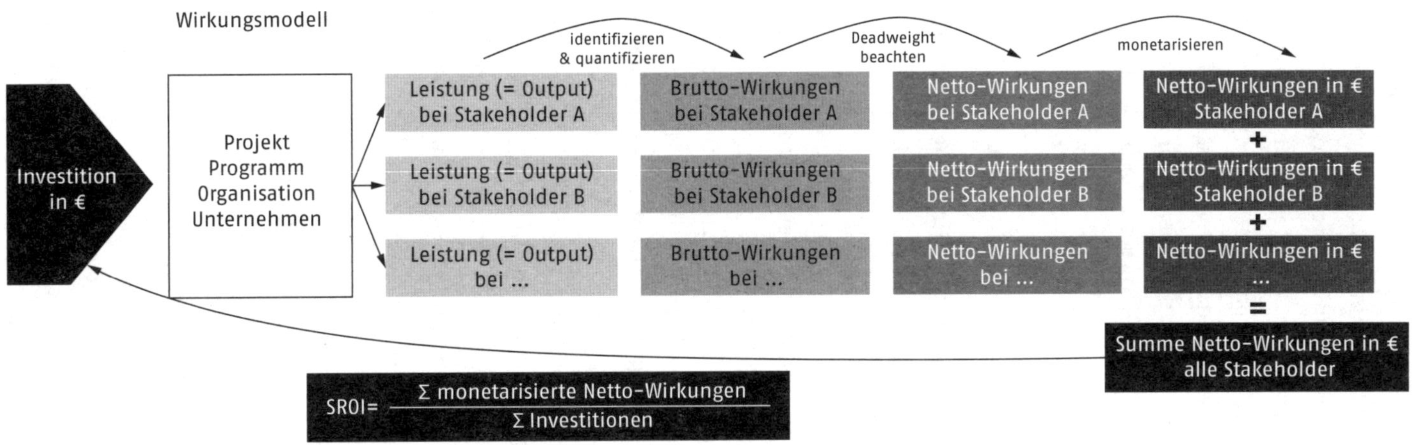

Abb. 1: Logik einer SROI-Analyse (Then et al. 2017, S. 15, leicht adaptiert)

Das erste Fallbeispiel ist die Analyse des Programms »SAFE® – Sichere Ausbildung für Eltern« ; sie zeigt die gesamtgesellschaftliche Bedeutung eines bindungsorientierten Präventionsprogramms im Vergleich zu einem, das die Bindungsförderung nicht zum expliziten Ziel hat (Bogorin et al. 2021a, 2021b). Das zweite Fallbeispiel veranschaulicht den ebenfalls stark präventiven Charakter des Angebots »Grow Together« sowie den daraus resultierenden Langzeitnutzen (Pervan-Al Soqauer et al. 2016). Das dritte Fallbeispiel fokussiert auf zwei Mutter-Kind-Einrichtungen und zeigt – obwohl dieses Angebot nicht primär auf Prävention abzielt –, wie Prävention ein bedeutsamer Nebeneffekt sein kann (Schober et al. 2017).

SROI-Analyse des Programms »SAFE® – Sichere Ausbildung für Eltern«

Studiendesign, konzeptioneller Rahmen und methodisches Vorgehen

SAFE® steht für »Sichere Ausbildung für Eltern« und ist ein bindungsorientiertes Primärpräventionsprogramm, das sich an werdende Mütter und Väter, unabhängig vom individuellen Risikostatus, vor der Geburt ihres Kindes richtet. Es bietet Beratung in Einzel- sowie Gruppensettings während der Schwangerschaft und während des ersten postnatalen Jahres und verfolgt das Ziel, eine gute Beziehungsentwicklung zwischen Eltern und ihrem Neugeborenen zu unterstützen sowie weiter zu fördern. Im Rahmen des Programms werden SAFE®-Kurse von ausgebildeten SAFE®-Mentor(inn)en in strenger Anlehnung an das SAFE®-Konzept angeboten. Die Ausbildung von SAFE®-Mentor(inn)en richtet sich an Facharbeitskräfte, qualifiziert in medizinischen, sozialen oder psychologischen Berufen, wie beispielsweise Ärztinnen und Ärzte aus Gynäkologie, Pädiatrie oder Psychiatrie, Hebammen, Psychotherapeutinnen und -therapeuten, (Sozial-)Pädagog(inn)en, Kinderkrankenpfleger(inne)n oder Erzieher(inne)n (Brisch 2022; Brisch 2017; Bogorin et al. 2021a).

Das SAFE®-Programm wurde mittels einer SROI-Analyse hinsichtlich seiner ökonomischen und gesellschaftlichen Wirkungen in Deutschland und Österreich evaluiert, um die gesamtgesellschaftliche Bedeutung des Programms aufzuzeigen (Bogorin et al. 2021a). Im Folgenden gehen wir ausschließlich auf die in Deutschland durchgeführte Hauptanalyse näher ein.

Der Input sowie die Aktivitäten, Outputs und Wirkungen des SAFE®-Programms wurden anhand von acht ausgewählten Modellkursen, die im Zeitraum von 2006 bis 2019 stattgefunden haben, eruiert. Dies bildete die Grundlage für das hypothetische Wirkungsmodell, das aus einzelnen Wirkungsketten für die identifizierten Stakeholdergruppen besteht, wie aus der in Abb. 1 dargestellten grundlegenden SROI-Logik hervorgeht. Mit »Stakeholder« gemeint sind all jene Interessengruppen, die besonders von den Leistungen und damit verbundenen Wirkungen des SAFE®-Programms profitieren bzw. betroffen sind. Aufgrund der Komplexität und des Umfangs der Wirkungen aufseiten der Eltern und Kinder wurden zur besseren Strukturierung für diese beiden Stakeholdergruppen umfassende mehrstufige Wirkungsketten entwickelt (Bogorin et al. 2021a).

Im Anschluss wurde das hypothetische Modell empirisch verifiziert. Die nachgewiesenen Wirkungen wurden in ihrer Intensität quantifiziert sowie monetär bewertet und auf Programmebene in Form eines SROI-Wertes aggregiert.

Zur Überprüfung der hypothetischen Wirkungen wurden qualitative teilstrukturierte Leitfadeninterviews mit zentralen Stakeholdern wie etwa Eltern, SAFE®-Mentor(inn)en, Psychotherapeut(inn)en und Vertreter(inne)n des SAFE®-Teams durchgeführt. Die Mentor(inn)en wurden zusätzlich noch mittels einer Online-Umfrage befragt. Darüber hinaus wurden für die vorliegende Studie auch Erkenntnisse aus der einschlägigen Literatur sowie sekundärstatistische Daten herangezogen. Eine weitere wichtige Datenquelle waren die Finanzdaten der einzelnen ausgewählten SAFE®-Modellkurse. Diese Daten veranschaulichen die Inputseite, d. h. alle finanziellen Ressourcen, die die Durchführung der SAFE®-Kurse ermöglichten (Bogorin et al. 2021a).

Die Leistungs- und Outputindikatoren wurden hauptsächlich auf Basis von Sekundärdaten aus einer vom SAFE®-Team durchgeführten randomisierten Kontrollstudie berechnet (Walter et al. 2019), indem sie anteilig auf die SAFE®-Modellkurse angewendet wurden. Diese Indikatoren wurden dann für die Quantifizierung der Wirkungen verwendet, die für die wichtigsten Stakeholdergruppen, die SAFE®-Eltern und ihre Kinder, ermittelt wurden. Die Studie wurde als Längsschnittstudie angelegt und vergleicht SAFE® mit Eltern, die an GUSTA teilnahmen, und deren Kindern über fünf Messzeitpunkte im Zeitraum von der Kursteilnahme bis zum Grundschulalter. GUSTA steht für »Guter Start« und ist ebenfalls ein Präventionsprogramm, das genauso intensiv durchgeführt wird wie das SAFE®-Programm. Der Hauptunterschied besteht darin, dass GUSTA nicht nach der Bindungstheorie und dem bindungsorientierten Ansatz konzipiert wurde (Trost & Landers 2017, S. 22 f.). Aus diesem Grund dient GUSTA als Kontrollgruppe zur SAFE®-Interventionsgruppe (Bogorin et al. 2021a).

Der SROI-Wert umfasst nur jene Anteile der Wirkungen, die durch die Aktivitäten des SAFE®-Programms entstehen und daher nicht auf andere ähnliche Programme, die zumindest teilweise als Ersatz für SAFE® dienen könnten, zurückgeführt werden können. Dies wurde dadurch sichergestellt, dass die Wirkungen immer auf Basis eines Alternativszenarios betrachtet wurden. Im vorliegenden Fall wurde als Alternativszenario für die Hauptstakeholder, nämlich die Eltern und ihre Kinder, die Nicht-Existenz von SAFE® als bindungsorientiertes Präventionsprogramm angenommen. Unter Berücksichtigung der bereits vorhandenen Daten der SAFE®-Längsschnittstudie (Walter et al. 2019) wird angenommen, dass in diesem Fall das nicht-bindungsorientierte Präventionsprogramm GUSTA für die betreuten Personen als Ersatzangebot für das SAFE®-Programm fungieren könnte. Die vorliegenden Ergebnisse zeigen somit die Unterschiede zu einem nicht-bindungsorientierten Präventionsprogramm auf. Der gesellschaftliche Mehrwert gegenüber einer Situation, in der keinerlei Präventionsintervention existiert, wäre entsprechend deutlich höher. Zur Ermittlung des Deadweights aller anderen Stakeholder wurde angenommen, dass das zu evaluierende SAFE®-Programm nicht existiert, während alle anderen Parameter unverändert bleiben. Für alle Stakeholder werden die Wirkungen, die dem Deadweight zugeschrieben werden, konsequent von den monetarisierten Bruttowirkungen abgezogen, um nur die direkt aus dem SAFE®-Programm resultierenden Nettowirkungen in die Bewertung einfließen zu lassen (Bogorin et al. 2021a).

Zentrale Ergebnisse der Hauptstakeholder und Gesamtbetrachtung

Die Ergebnisse der SROI-Analyse zeigen, dass die SAFE®-Eltern und ihre Kinder den Großteil des monetär bewerteten Mehrwerts des SAFE®-Programms auf sich vereinen. Während die Eltern die Hauptempfänger der im Rahmen des SAFE®-Programms durchgeführten Aktivitäten sind, sind ihre Kinder die Hauptnutznießer dieser Aktivitäten. Neben den unmittelbaren sind auch die mittel- und langfristigen Wirkungen von großer Bedeutung. Insbesondere die frühkindliche Entwicklungsphase, die bereits während der Schwangerschaft beginnt, ist für eine gesunde körperliche und seelische Entwicklung der Kinder entscheidend (Brisch 2022). Je früher die Betreuung beginnt, desto langfristiger und nachhaltiger sind die positiven Wirkungen für die Eltern, aber auch im weiteren Lebensverlauf der Kinder. Als Präventionsprogramm setzt SAFE® bereits in der Schwangerschaft an und ist daher besonders wirksam (Bogorin et al. 2021a).

Für die Berechnung des Nutzens der SAFE®-Kinder und Säuglinge wurden Daten der SAFE®-Längsschnittstudie herangezogen, um das Ausmaß sowie die Dauer der Wirkungen zu ermitteln. Da für diesen Stakeholder eher mittel- bis langfristige Wirkungen relevant sind, wurde insbesondere mit Daten des fünften Messzeitpunkts gerechnet, d.h. als die Kinder im Grundschulalter waren. Für einige Berechnungsschritte wurden die Daten des vierten Messzeitpunkts, d.h. am Ende des Kurses, verwendet. Für Wirkungen, die über den fünften Zeitpunkt hinaus hochgerechnet wurden, wurden begründete Annahmen getroffen.

Es sei darauf hingewiesen, dass im Fall von Säuglingen und Kindern die Quantifizierung der Auswirkungen sehr sorgfältig vorgenommen wurde, da zwei Ebenen der Quantifizierung berücksichtigt wurden. Erstens wurde der Nutzen nur jenem Anteil von SAFE®-Kindern zugeschrieben, die im Vergleich zu GUSTA am Ende des Kurses eine sichere Bindung oder eine sichere Bindungsrepräsentation im Grundschulalter hatten. Zusätzlich wurden je nach Wirkung weitere spezifische Quantifizierungsindikatoren verwendet, die den Zusatznutzen des SAFE®-Programms noch genauer in Bezug auf die einzelnen, konkreten Wirkungen beleuchten. Die Quantifizierung der Wirkung ist somit doppelt abgesichert. Auch die Berechnungen zur Ermittlung der Wirkungen der SAFE®-Eltern basieren auf Daten der Längsschnittstudie. Aufgrund der differenzierten Befunde für Eltern (Walter et al. 2019) wurden die Wirkungen für Mütter und Väter getrennt berechnet (Bogorin et al. 2021a).

Im Folgenden wird der SROI-Berechnungsweg, einschließlich der Quantifizierungs- und Monetarisierungsansätze für die Wirkung »verbesserte kognitive Funktionen (z.B. IQ, Gedächtnis, Lernen, Sprache)«, die den SAFE®-Kindern und Geschwisterkindern zugute kommt, exemplarisch dargestellt. Diese Wirkung wurde mittels direkter Marktpreise, und zwar mittels einer Veränderung im Faktoreinkommen,[16] monetarisiert (Schober 2015). Konkret wurde das Arbeitseinkommen herangezogen und davon ausgegangen, dass die verbesserten kognitiven Funktionen es den Kindern ermöglichen, ein höheres Bildungsniveau zu erreichen, weshalb der durchschnittliche Verdienstaufschlag bei Abiturabschluss im Vergleich zu fehlendem Berufsabschluss als Proxy-Indikator für die monetäre Bewertung verwendet wurde. Da es sich hierbei um eine lang anhaltende Wirkung handelt, wurde sie auf die durchschnittliche Dauer des Arbeitslebens in Deutschland bezogen. Die monetarisierte Bruttowirkung wurde anschließend um einen kumulierten Deadweight reduziert, der sich aus dem allgemeinen Quantifizierungsindikator »Sichere Bindungsrepräsentation von Kindern im Grundschulalter«, kombiniert mit den spezifischen Indikatoren, die sich auf die IQs der Kinder im Zusammenhang mit normalem Sprach- und Arbeitsverständ-

16 Unter Faktoreinkommen versteht man in der Ökonomie das Einkommen der grundlegenden Produktionsfaktoren: Arbeit, Kapital sowie Grund und Boden

nis sowie mit normalem wahrnehmungsgebundenem logischem Denken und normaler Verarbeitungsgeschwindigkeit beziehen, zusammensetzt. Auch hier liegt der Fokus auf dem Zusatznutzen von SAFE®-Kindern im Vergleich zur GUSTA (Bogorin et al. 2021a).

Das SAFE®-Programm hat vereinzelt auch negative Auswirkungen auf die Eltern. Diese Wirkungen wurden ebenfalls in die SROI-Berechnungen einbezogen, um ein ganzheitliches Bild über den Einfluss des SAFE®-Programms zu geben. Obwohl das Gruppensetting meist als positive Ressource wahrgenommen wurde, hat es in Einzelfällen die Eltern auch psychisch belastet. Diese negative Wirkung wurde über Schadenskosten, einen weiteren kostenbasierten Ansatz, monetarisiert (Schober 2015). Konkret wurde der monetäre Wert der Wirkung über den Proxy-Indikator der durchschnittlichen Erschwerniszulage nach dem Tarifvertrag für den öffentlichen Dienst ermittelt, der auf die von den betroffenen Eltern als belastend empfundene Zeit bei Gruppenterminen bezogen wurde (Bogorin et al. 2021a).

Die in der Analyse inkludierten Stakeholder sowie deren Inputs, Hauptwirkungen und monetarisierter Mehrwert sind Tabelle 1 zu entnehmen.

Die Investitionen in das SAFE®-Programm werden abschließend dem monetarisierten Mehrwert von SAFE® gegenübergestellt. Die monetär bewerteten Wirkungen der acht ausgewählten SAFE®-Modellkurse belaufen sich auf rund 3,0 Millionen Euro. Der größte Nutzen ergibt sich für Kinder und Säuglinge, gefolgt von ihren Eltern und Geschwistern. Diese drei Stakeholder vereinen insgesamt 94 % des gesamten Mehrwerts auf sich. So profitieren die Kinder und Säuglinge vor allem langfristig von einem verbesserten allgemeinen körperlichen und geistigen Gesundheitszustand. Den Eltern werden eher unmittelbare Auswirkungen zugeschrieben, wie z. B. Wissenszuwachs und ein verbessertes Gefühl der Sicherheit im Umgang mit ihren Kindern. Die übrigen Wirkungen werden größtenteils den SAFE®-Mentoren und dem SAFE®-Team zugeschrieben, die z. B. von der Erweiterung ihres Horizonts durch die Entwicklung eines besseren Verständnisses für das Thema der Eltern-Kind-Bindung profitieren. Der Staat und die Sozialversicherungsträger verzeichnen ebenfalls Wirkungen, meist wirtschaftlicher Art, wie z. B. Einnahmen aus Steuern oder Sozialversicherungsbeiträgen, diese unterliegen aber auch einem vergleichsweise hohen Deadweight. Dem gesamten monetarisierten Mehrwert stehen Investitionen von rund 161 000 Euro gegenüber. Stellt man die Gesamtinvestitionen in den SAFE®-Modellkursen der Summe der monetarisierten Wirkungen gegenüber, ergibt sich ein SROI-Wert von 18,68. Das bedeutet, dass jeder investierte Euro Wirkungen im monetarisierten Gegenwert von 18,68 Euro schafft. Die Investitionen kommen also mehr als 18-mal als positive soziale Wirkung auf die Gesellschaft als Ganzes zurück (Bogorin et al. 2021a).

Tab. 1: Investitionen und monetarisierter Mehrwert des SAFE®-Programms, Gesamtbetrachtung der acht ausgewählten Modellkurse in Deutschland (Bogorin et al. 2021a)

Stakeholder	Investitionen in SAFE		Wirkungen und monetarisierter Mehrwert von SAFE		Anteil am Gesamtmehrwert
Kinder und Säuglinge	Zeit	–	Z. B. gesundes Selbstwertgefühl; weniger aggressives Verhalten; kreative Problemlösung; bessere psychische Gesundheit	€ 2 068 852	69,0 %
Eltern	Kostenbeiträge SAFE-Kurse	€ 33 836	Z. B. besserer Umgang mit eigenen Bedürfnissen; Entwicklung der Fähigkeit, sich Hilfe zu holen; Sicherheitsgefühl; Wissenserwerb	€ 511 788	17,1 %
Geschwisterkinder	–	–	Gleiche, etwas schwächere Wirkungen wie die direkt an SAFE beteiligten Kinder und Säuglinge	€ 232 126	7,7 %
SAFE-Mentor(inn)en	Kostenbeiträge Ausbildung der Mentor(inn)en	€ 41 875	Z. B. Horizonterweiterung; positives Gefühl; Know-how-Gewinn; Nutzen des zusätzlichen Wissens im privaten und hauptberuflichen Kontext	€ 104 380	3,5 %
SAFE-Team	–	–	Ähnliche Wirkungen wie die SAFE-Mentor(inn)en, zusätzlich z. B. Publikationsmöglichkeiten und Spezialisierung	€ 76 901	2,6 %
Lieferant(inn)en	Produkte Dienstleistungen	–	Zusätzliche Aufträge	€ 2845	0,1 %
Staat und Sozialversicherung	–	–	Z. B. zusätzliche Steuern und Abgabeeinnahmen; zusätzliche Beiträge zur Sozialversicherung	€ 2093	0,1 %
Fördergeber, Sponsoren und Spender	Förderungen	€ 72 295	Stakeholder wird nur inputseitig berücksichtigt		
Kooperationspartner	Förderungen	€ 12 540	Stakeholder wird nur inputseitig berücksichtigt		
SROI		€ 160 546		€ 2 998 986	18,68

SROI-Analyse von »Grow Together – Für einen guten Start ins Leben«

Eine weitere SROI-Analyse, die unter Beteiligung der beiden Autor(inn)en dieses Beitrags durchgeführt wurde, evaluierte die sozialen und ökonomischen Wirkungen von »Grow Together – Für einen guten Start ins Leben« (Pervan-Al Soqauer et al. 2016). Grow Together ist ein sozialpädagogisches Unterstützungsprogramm zur Begleitung von Familien in schwierigen Lebenssituationen während der ersten beiden Lebensjahre der Kinder. Daher findet sich auch hier der Ansatz der Frühe Hilfen wieder (Pervan-Al Soqauer et al. 2016).

Das Ziel der SROI-Analyse war, den gesamtgesellschaftlichen Mehrwert des Programms »Grow Together« sichtbar zu machen und, wo sinnvoll möglich, monetär zu bewerten. Wie im Fall der ersten Fallstudie wurde auch bei der SROI-Analyse von »Grow Together« stakeholderbasiert vorgegangen. Die Analyse beruht auf einem Wirkungsmodell, bestehend aus empirisch verifizierten Wirkungsketten der einbezogenen Stakeholder. Sie erfolgte auf Basis von Erkenntnissen aus qualitativen teilstrukturierten Leitfadeninterviews sowie aufgrund der vorliegenden Evidenz in der Fachliteratur. Bei der Bewertung der Wirkungen wurde ebenfalls immer ein Alternativszenario berücksichtigt. Angenommen, dass das »Grow Together«-Angebot ersatzlos entfiele, wurden Alternativangebote, die den Leistungsumfang von »Grow Together« zumindest teilweise ersetzen könnten, ermittelt und für die Berechnung des Deadweights herangezogen. Für die Quantifizierung und Monetarisierung der Wirkungen wurden überwiegend Sekundärdaten verwendet. Dabei lag der Fokus auf der Bewertung des mittel- und langfristigen Mehrwerts der Kinder und Säuglinge, der sich aufgrund der frühen Intervention als lang anhaltend und nachhaltig herausstellt (Pervan-Al Soqauer et al. 2016). Tabelle 2 gibt, unterteilt nach Stakeholdern, einen Überblick über die getätigten Investitionen sowie die Hauptwirkungen und den monetarisierten Mehrwert des Programms »Grow Together«.

Tab. 2: Investitionen und monetarisierter Mehrwert des Programms »Grow Together«, Gesamtbetrachtung (Pervan-Al Soqauer et al. 2016)

Stakeholder	Investitionen in Grow Together		Wirkungen und monetarisierter Mehrwert von Grow Together		Anteil am Gesamtmehrwert
Kinder und Säuglinge	Zeit	-	Z. B. verbessertes Sozialverhalten; langfristige familiäre Stabilität; psychisches Wohlbefinden	€ 6 612 200	80,8 %
Stadt Wien	Förderungen	€ 40 000	Z. B. Einsparung von Folgekosten für Gesundheitsleistungen; erweiterte Möglichkeit für Betreuung; Erfüllung des Versorgungsauftrages (bei Klientinnen & Kindern berücksichtigt)	€ 775 311	9,5 %
Sozialversicherungsträger	Therapiezuschuss Wiener Gebietskrankenkasse (WGKK)	€ 2 398	Ähnliche Wirkungen wie die Stadt Wien, zusätzlich auch zusätzliche Sozialversicherungsbeiträge	€ 754 626	9,2 %
Klientinnen	Zeit, Vertrauen	-	Z. B. Strukturierung der Zeit; Entlastung im Alltag; verbesserte Beziehung/Bindung zum Kind	€ 254 580	3,1 %
Zuweisende Stellen	Vermittlung an Grow Together, Ressourcen	-	Z. B. Möglichkeit, Betroffene adäquaten Stellen zuweisen zu können; Ausbau des Frühe-Hilfen-Netzwerks	€ 34 320	0,4 %
Hauptberufliche Mitarbeitende	Zeit, Fähigkeiten, erworbenes Wissen	-	Z. B. feste Beschäftigung und fixes Erwerbseinkommen; positives Gefühl, etwas Gutes zu tun	€ 8039	0,1 %
Bund	Förderungen	€ 40 000	Z. B. Erfüllung des Versorgungsauftrags; zusätzliche Steuern- und Abgabeneinnahmen	€ 1484	0,0 %
Arbeitsmarktservice AMS[17]	Eingliederungshilfe	€ 5334	Z. B. Einsparung von Arbeitslosengeld; zusätzliche Beiträge zur Arbeitslosenversicherung (wurde nicht monetär bewertet)	-	-
Spender(innen)	Förderungen	€ 65 429	Z. B. gutes Gefühl (wurde nicht monetär bewertet)	-	-

17 AMS ist das österreichische Pendant der Agentur für Arbeit in Deutschland bzw. der regionalen Arbeitsvermittlungszentren in der Schweiz.

Tab. 2: *Fortsetzung*

Stakeholder	Investitionen in Grow Together		Wirkungen und monetarisierter Mehrwert von Grow Together		Anteil am Gesamtmehrwert
Grow Together	Auflösung von Verbindlichkeiten aus Zweckswidmung; Zinserträge	€ 218 277	Betriebsergebnis: finanzieller Verlust	– € 252 360 (=Betriebsergebnis; € 34 083 Verlust)	–3,1 %
SROI		€ 371 437		€ 8 188 200	22,04

Bei der Betrachtung des stakeholderspezifischen Mehrwerts zeigt sich, dass die Kinder und Jugendlichen mit einem Anteil von 80,8 % mit Abstand die Hauptnutznießer der Intervention sind. Ausschlaggebend dafür sind insbesondere die mittel- und langfristig hochgerechneten Wirkungen. Die Kinder profitieren beispielsweise von einem stabilen familiären Umfeld, das sich positiv auf ihre Beziehung zu den Eltern sowie auf ihr psychisches Wohlbefinden auswirkt.

Die nächstbedeutenden Stakeholdergruppen aus Sicht des Anteils am Gesamtmehrwert sind die Stadt Wien und die Sozialversicherungsträger, denen Anteile von 9,5 % bzw. 9,2 % zugute kommen. Diese beide Stakeholder profitieren hauptsächlich durch Kostenersparnissen für Gesundheitsleistungen, die durch den präventiven Ansatz von »Grow Together« nicht benötigt werden. Wird der Gesamtmehrwert auf die Gesamtinvestitionen von »Grow Together« bezogen, ergibt sich ein SROI-Wert von 22,04. Die monetarisierten Wirkungen sind somit mehr als 20-mal so hoch wie die getätigten Investitionen. Folglich erweist sich das Programm »Grow Together« ebenfalls als besonders wirkungsvoll, insbesondere unter Einbeziehung von mittel- und langfristigen Wirkungen (Pervan-Al Soqauer et al. 2016).

SROI-Analyse der Mutter-Kind-Einrichtungen des Kolpingwerks

Das dritte Fallbeispiel stellt die ökonomischen und gesellschaftlichen Wirkungen von zwei vom Kolpingwerk betriebenen Mutter-Kind-Einrichtungen (MUKIs) dar. In den MUKIs finden Frauen, die beispielsweise durch Armut, drohende

Obdachlosigkeit oder Gewalt in der Paarbeziehung in Not geraten, sowie ihre Kinder Unterstützung. Dieses Angebot adressiert Kinder mit einer breiteren Altersspanne und ist folglich nicht ausschließlich den Frühe Hilfen zuzuordnen, wobei es aber auch präventive Elemente enthält. Das Besondere am vorliegenden MUKI-Konzept ist der intergenerationale Austausch, da die MUKIs in zwei Altenwohn- und Pflegeheime integriert sind (Schober et al. 2017).

Auch hier fand die Methode der SROI-Analyse Anwendung. Methodisch und konzeptionell wurde ähnlich wie bei den anderen beiden Fallbeispielen vorgegangen. Zu Beginn wurden stakeholderspezifische Wirkungsketten erarbeitet, die dann zu einem Wirkungsmodell zusammengeführt wurden. Für die monetäre Bewertung der identifizierten Wirkungen wurde ebenfalls ein Alternativszenario konstruiert und Primär- sowie Sekundärdaten wurden herangezogen (Schober et al. 2017). Die Investitionen sowie Hauptwirkungen und der monetarisierte Mehrwert pro Stakeholdergruppe der MUKIs sind Tabelle 3 zu entnehmen.

Tab. 3: Investitionen und monetarisierter Mehrwert der beiden Kolping-Mutter-Kind-Einrichtungen, Gesamtbetrachtung (Schober et al. 2017)

Stakeholder	Investitionen in die MUKIs		Wirkungen und monetarisierter Mehrwert der MUKIs		Anteil am Gesamtmehrwert
Bewohnerinnen	Finanzielle Mittel, Zeit	€ 78 841	Z. B. Stabilisierung der Wohnsituation; finanzielle Stabilisierung; Strukturierung des Alltags; Verbesserung der Mutter-Kind-Beziehung	€ 1 550 005	44,2 %
Kinder	Zeit	–	Z. B. verbesserter Gesundheitszustand; Persönlichkeitsbildung; Bildung neuer Freundschaften	€ 905 095	25,8 %
Stadt Wien	Förderungen	€ 10 744	Z. B. Einsparungspotential: Kostenreduktion; erweiterte Möglichkeit für Betreuung	€ 851 510	24,3 %
Senior(inn)en	Zeit	–	Z. B. intergenerationaler Austausch; Spaß und Abwechslung	€ 99 180	2,8 %
Hauptberufliche Mitarbeitende	Zeit, Fähigkeiten, Fertigkeiten	–	Z. B. zusätzlich verfügbares Erwerbseinkommen; höhere Sensibilisierung für sozial schwache Familien; positives Gefühl	€ 93 893	2,7 %
Vernetzungspartner	Vermittlung an MUKIs, Zeit, Wissen, Vertrauen	–	Z. B. Zugang zu den Bewohnerinnen; Arbeitserleichterung in Form von Zeitersparnis	€ 34 989	1,0 %

Tab. 3: *Fortsetzung*

Stakeholder	Investitionen in die MUKIs		Wirkungen und monetarisierter Mehrwert der MUKIs		Anteil am Gesamt-mehrwert
Sozialver-sicherungs-träger	Zuschüsse	-	Z. B. zusätzliche Sozialversicherungs-beiträge aufgrund der Integration der Bewohnerinnen in den Arbeitsmarkt, für Mitarbeitende	€ 29 333	0,8 %
AMS	-	-	Z. B. Einsparung von Arbeitslosengeld aufgrund der Integration der Bewoh-nerinnen in den Arbeitsmarkt	€ 18 947	0,5 %
Bund	-	-	Z. B. zusätzliche Steuer- und Abgabeneinnahmen	€ 5 541	0,2 %
Fonds Sozia-les Wien (FSW)[18]	Finanzielle Mittel	€ 580 423	Z. B. Erfüllung des Versorgungsauf-trags; Möglichkeit, Betroffene zu adäquaten Einrichtungen zuweisen zu können (wurde nicht monetär bewertet)	-	-
Spender	Finanzielle Mittel	€ 4 790	Z. B. gutes Gefühl (wurde nicht monetär bewertet)	-	-
Allgemeine Bevölkerung	Sonstige Einnahmen	€ 10 834	Stakeholder wurde nur inputseitig berücksichtigt		
Kolpingwerk Österreich	-	-	Betriebsergebnis: finanzieller Verlust	- € 84 246	−2,4 %
SROI		€ 685 632		€ 3 504 247	5,11

Der größte Mehrwert entsteht mit einem Anteil von 44,2 % für die Bewohnerinnen, denen allgemein die Stabilisierung der persönlichen Situation durch die Zurverfügungstellung eines vorübergehenden Wohnplatzes in den MUKIs sowie durch das Erlernen eines verantwortungsvollen Umgangs mit Finanzen zugute kommt. Dies stellt einen wesentlichen Unterschied zu den ersten beiden Fallbeispielen dar, wo die Kinder die Hauptnutznießer der Aktivitäten waren. Der zweit-

18 Der FSW wurde nach dem Wiener Landes-Stiftungs- und Fondsgesetz errichtet und ist eine gemeinnützige Organisation der Stadt Wien, die selbst und über beauftragte Partnerunternehmen Leistungen der Pflege und Betreuung, Behindertenhilfe, Wohnungslosenhilfe, Schuldnerberatung sowie Grundversorgung für geflüchtete Menschen übernimmt.

und drittgrößte Mehrwert entsteht bei den Kindern und der Stadt Wien mit Anteilen von 25,1 % bzw. 24,3 %. Die Kinder profitieren indirekt von einer stabilen Wohnumgebung und familiären Situation, der präventive positive Effekt nimmt aber mit zunehmendem Alter ab. Die Stadt Wien zieht den größten Nutzen aus Einsparungen von Fremdunterbringungskosten, wenn Kindesabnahmen vermieden werden können, wodurch der präventive Charakter der MUKIs ebenfalls zum Ausdruck kommt. Allerdings nehmen die frühkindlichen Interventionen im Vergleich zu den anderen Fallstudien hier lediglich einen untergeordneten Stellenwert ein, weshalb im Rahmen der SROI-Analyse der MUKIs auch weniger mittel- und langfristige Wirkungen beobachtet werden konnten. Dies schlägt sich auch in dem vergleichsweise niedrigeren SROI-Wert nieder. Durch die Gegenüberstellung der gesamten Investitionen zur Summe der monetär bewerteten Wirkungen ergibt sich ein SROI-Wert von 5,11. Dies bedeutet, dass jeder investierte Euro Wirkungen im monetarisierten Gegenwert von 5,11 Euro schafft (Schober et al. 2017).

Conclusio und Diskussion

Zusammenfassend gesagt, konnte gezeigt werden, wie bedeutsam Präventionsprojekte aus Perspektive des gesellschaftlichen Mehrwerts sind. Hierbei gehen ökonomischer Mehrwert sowie soziale und gesundheitliche Wirkungen Hand in Hand. Die SROI-Analyse ist ein gut geeignetes Tool, um aufzuzeigen, wie facettenreich der Mehrwert solcher Programme sein kann.

Projekte mit präventivem Charakter zeichnen sich insbesondere dadurch aus, dass sie langanhaltende und nachhaltige Wirkungen haben. Dabei werden oft vergleichsweise wenig Ressourcen benötigt, um großen Nutzen zu erzielen. Ein Grund dafür ist, dass gezielte Interventionen, die zum optimalen Zeitpunkt geleistet werden – wie etwa in den ersten zwei Lebensjahren der Kinder, die für deren frühkindliche Entwicklung ausschlaggebend sind –, bedeutende Wirkungen hinsichtlich Intensität, Breite und Dauer auslösen. Dies kommt in SROI-Analysen zum Ausdruck, indem die identifizierten Wirkungen, wo sinnvoll und nachweisbar, auf längere Zeit hochgerechnet werden.

Darüber hinaus ist es mittels der Methode der SROI-Analyse möglich, zwischen unterschiedlichen Stakeholdern und deren Wirkungen zu unterscheiden. Hierbei wird deutlich, wo besonders wertvolle Wirkungen entstehen und wer besonders viel an Mehrwert abbekommt. Zudem zeigen SROI-Analysen auch auf, wie die Investitionen im Verhältnis zu dem erzeugten Nutzen stehen, und zwar ebenfalls stakeholderspezifisch. Wie aus den drei Fallbeispielen hervorgeht, haben die Hauptfinanciers nicht zwingend auch den höchsten Anteil am Gesamtmehrwert.

Die SROI-Analyse bietet folglich eine wesentliche Strukturierungshilfe für die erfassten Wirkungen und ermöglicht es, diese nach Stakeholdern, aber auch nach Intensität, Breite und Dauer zu differenzieren. Gleichzeitig bietet diese Analyseform auch die Möglichkeit, Komplexität zu reduzieren und die Inputseite sowie den unterschiedlichsten Nutzen der Aktivitäten zur hochaggregierten Spitzenkennzahl des SROI-Wertes zusammenzufassen. Dadurch können sehr komplexe Sachverhalte sofort erfasst werden. Die Evaluation von Präventionsprogrammen mittels der Methode der SROI-Analyse veranschaulicht die vielseitigen Anwendungsmöglichkeiten der Methode besonders gut, da diese Programme ein breites Spektrum an unterschiedlich ausgeprägten Wirkungen bei einer Vielzahl von Stakeholdern auslösen.

Literatur

Bachmann, C., Beecham, J., O'Connor, T., Scott, A., Briskman, J. & Scott, S. (2019): The cost of love: Financial consequences of insecure attachment in antisocial youth. *The Journal of Child Psychology and Psychiatry,* 60 (12), S. 1343–1350; doi: 10.1111/jcpp.13103.

Bogorin, F., Grünhaus, C. & Rauscher, O. (2021a): *Gesellschaftlicher und ökonomischer Mehrwert des SAFE – »Sichere Ausbildung für Eltern«-Programms mittels einer Social Return on Investment (SROI)-Analyse. Studienbericht.* Wien: Kompetenzzentrum für Nonprofit-Organisationen und Social Entrepreneurship der Wirtschaftsuniversität Wien. Im Internet: https://short.wu.ac.at/SROI_SAFE_DE_2021 (Zugriff: 6.4.2022).

Bogorin, F., Grünhaus, C. & Rauscher, O. (2021b): *Gesellschaftlicher und ökonomischer Mehrwert des SAFE – »Sichere Ausbildung für Eltern«-Programms mittels einer Social Return on Investment (SROI)-Analyse. Kurzbericht zur Zusatzanalyse des Programms in Österreich.* Wien: Kompetenzzentrum für Nonprofit-Organisationen und Social Entrepreneurship der Wirtschaftsuniversität Wien. Im Internet: https://short.wu.ac.at/SROI_SAFE_AT_2021 (Zugriff: 6.4.2022).

Brisch, K. (Hrsg.) (2017): *SAFE® – Sichere Ausbildung für Eltern.* 2. Aufl. München: LMU [59-seitige Broschüre].

Brisch, K. (2022): *SAFE® – Sichere Ausbildung für Eltern.* 11. Aufl. Stuttgart: Klett-Cotta.

Bundesministerium für Familie, Senioren, Frauen und Jugend (BMFSFJ) (2022): *Bundesstiftung Frühe Hilfen.* (Hintergrundinformation Kinder- und Jugendschutz).Im Internet: https://www.bmfsfj.de/bmfsfj/themen/kinder-und-jugend/kinder-und-jugendschutz/bundesstiftung-fruehe-hilfen/bundesstiftung-fruehe-hilfen-80722 (Zugriff: 6.4.2022).

Bundesministerium für Soziales, Gesundheit, Pflege und Konsumentenschutz (BSGPK) (2022): *Frühe Hilfen.* Im Internet: https://www.sozialministerium.at/Themen/Gesundheit/Eltern-und-Kind/Fr%C3%BChe-Hilfen.html (Zugriff: 6.4.2022).

Drummond, M., Sculpher, M., Claxton, K., Stoddart, G. & Torrance, G. (2015): *Methods for the economic evaluation of health care programmes*. 4. Aufl. Oxford u. a.: Oxford University Press.
Espeland, W. & Stevens, M. (1998): Commensuration as a social process. *Annual Review of Sociology*, 41 (1), S. 313–343; https://doi.org/10.1146/annurev.soc.24.1.313.
Fritschi, T. & Oesch, T. (2008): *Volkswirtschaftlicher Nutzen von frühkindlicher Bildung in Deutschland. Eine ökonomische Bewertung langfristiger Bildungseffekte bei Krippenkindern*. Bern: BASS – Büro für Arbeits- und Sozialpolitische Studien BASS AG (im Auftrag der Bertelsmann Stiftung). Im Internet: https://www.buerobass.ch/fileadmin/Files/2008/volkswirtschaftlicher_nutzen_fruehkindlicher_bildung_deutschland_bericht_d.pdf (Zugriff: 6.4.2022); Kurzfassung unter: https://www.bertelsmann-stiftung.de/fileadmin/files/Projekte/Laendermonitoring_Fruehkindliche_Bildungssysteme/BASS_Studie_Kurzfassung081211.pdf (Zugriff: 6.4.2022).
Goodvin, R., Meyer, S., Thompson, R. & Hayes, R. (2008): Self-understanding in early childhood. Associations with child attachment security and material negative affect. *Attachment and Human Development*, 10 (4), S. 433–450; http://dx.doi.org/10.1080/14616730802461466.
Groh, A. & Narayan, A. (2019): Infant attachment insecurity and baseline physiological activity and physiological reactivity to interpersonal stress: A meta-analytic review. *Child Development*, 90 (3)., S. 679–693; https://doi.org/10.1111/cdev.13205.
Groh, A., Fearon, R., Bakermans-Kranenburg, M., van IJzendoorn, M., Steele, R. & Roisman, G. (2014): The significance of attachment security for children's social competence with peers: A meta-analytic study. *Attachment & Human Development*, 16 (2), S. 103–136; doi: 10.1080/14616734.2014.883636.
Heckman, J. (2006): Skill formation and the economics of investing in disadvantaged children. *Science*, 312 (5782), S. 1900–1902; doi: 10.1126/science.1128898.
Maier, F., Schober, C., Simsa, R. & Millner, R. (2015): SROI as a method for evaluation research. Understanding merits and limitations. *VOLUNTAS: International Journal of Voluntary and Nonprofit Organisations*, 26 (5), S. 1805–1830; http://dx.doi.org/10.1007/s11266-014-9490-x.
Mendelsohn, R. & Olmstead, S. (2009): The economic valuation of environmental amenities and disamenities: Methods and applications. *Annual Review of Environment and Resources*, 34, S. 325–347; https://doi.org/10.1146/annurev-environ-011509-135201.
Morgan, S. & Winship, C. (2015): *Counterfactuals and causal inference: Methods and principles for social research*. 2. Aufl. Cambridge: Cambridge University Press.
Nationales Zentrum Frühe Hilfen (NZFH) (2016): *Leitbild Frühe Hilfen. Beitrag des NZFH-Beirats. Köln:* NZFHin der Bundeszentrale für gesundheitliche Aufklärung (BZgA). Im Internet: https://www.fruehehilfen.de/fileadmin/user_upload/fruehehilfen.de/pdf/Publikation_NZFH_Kompakt_Beirat_Leitbild_fuer_Fruehe_Hilfen.pdf. (Zugriff: 6.4.2022).
Pervan-Al Soqauer, I., Schober, C., Bogorin, F. & Vaceková, G. (2016): *Studie zum gesellschaftlichen Mehrwert von Grow Together – Für einen guten Start ins Leben, mittels einer Social Return on Investment (SROI)-Analyse. Studienbericht*. Wien: NPO & SE Kompetenzzentrum der Wirtschaftsuniversität Wien. Im Internet: https://short.wu.ac.at/sroi-grow (Zugriff: 6.4.2022).

Petanovitsch, A. & Schmid, K. (2012): *Zum Nutzen frühkindlicher Betreuung und Förderung. Ökonomische, soziale und pädagogische Effekte frühkindlicher Betreuung, Bildung und Erziehung. Kurzexpertise.* Wien: Institut für Bildungsforschung der Wirtschaft.

Rossi, P., Lipsey, M. & Henry, G. (2015): *Evaluation: A systematic approach.* Los Angeles u.a.: Sage.

Schober, C. (2015): Wie können Wirkungen monetarisiert werden? In: C. Schober & V. Then (Hrsg.), *Praxishandbuch Social Return on Investment.* Stuttgart: Schäffer-Poeschel, S. 125–160.

Schober, C. & Rauscher, O. (2014): Alle Macht der Wirkungsmessung? In: A. Zimmer & R. Simsa (Hrsg.), *Forschung zu Zivilgesellschaft, NPOs und Engagement. Quo vadis?* Wiesbaden: Springer, S. 261–282.

Schober, C. & Then, V. (Hrsg.) (2015): *Praxishandbuch Social Return on Investment. Wirkung sozialer Investitionen messen.* Stuttgart: Schäffer-Poeschel.

Schober, C., Bogorin, F., Rauscher, O. & Burger, V. (2017): *Studie zum gesellschaftlichen und ökonomischen Mehrwert der Kolping Mutter-Kind-Einrichtungen mittels einer Social Return on Investment (SROI)-Analyse.* Wien: Kompetenzzentrum für Nonprofit Organisationen und Social Entrepreneurship der Wirtschaftsuniversität Wien. Im Internet: https://short.wu.ac.at/sroi-muki (Zugriff: 6.4.2022).

Then, V., Schober, C., Rauscher, O. & Kehl, K. (2017): *Social Return on Investment Analysis. Measuring the impact of social investment.* Cham: Palgrave Macmillan; https://doi.org/10.1007/978-3-319-71401-1.

Trost, K. & Landers, S. (2017): Entwicklung einer gesunden Eltern-Kind-Beziehung. Konzept und Erkenntnisse aus der SAFE®-Evaluationsstudie. In: K. H. Brisch (Hrsg.), *Bindung und emotionale Gewalt.* Stuttgart: Klett-Cotta, S. 19–24.

UNICEF (1989): *Konvention über die Rechte des Kindes.* (Kinderrechtskonvention). Köln: Deutsches Komitee für UNICEF e. V. Im Internet: https://www.unicef.de/blob/194402/3828b8c72fa8129171290d21f3de9c37/d0006-kinderkonvention-neu-data.pdf (Zugriff: 6.4.2022).

Walter, I., Landers, S., Quehenberger, J., Carlson, E. & Brisch, K. H. (2019): The efficacy of the attachment-based SAFE® prevention program: A randomized control trial including mothers and fathers. *Attachment and Human Development,* 21 (5), S. 510–531; doi: 10.1080/14616734.2019.1582599.

Waters, S. & Thompson, R. (2016): Children's perceptions of emotion regulation strategy effectiveness: Links with attachment security. *Attachment and Human Development,* 18 (4), S. 354–372; https://psycnet.apa.org/doi/10.1080/14616734.2016.1170051.

Yates, B. & Marra, M. (2016): Social return on investment (SROI). Problems, solutions … and is SROI a good investment? *Evaluation and Program Planning, 64,* S. 136–144; https://doi.org/10.1016/j.evalprogplan.2016.11.009.

Zimmer, A. & Simsa, R. (Hrsg.) (2014): *Forschung zu Zivilgesellschaft, NPOs und Engagement. Quo vadis?* Wiesbaden: Springer.

KARL HEINZ BRISCH

Trauma-Resilienz zwischen den Generationen

Einleitung

Aus einer Reihe von Längsschnittstudien sind die negativen, oft lebenslangen Folgen traumatischer Erfahrungen bekannt (Pinto et al. 2021; Solomon & Zerach 2020). Nicht selten entwickeln sich aus frühen schwerwiegenden Bindungstraumatisierungen aus der Kindheit chronische posttraumatische Belastungsstörungen, die Menschen in ihrer psychischen, sozialen und körperlichen Entwicklung ein ganzes Leben lang – trotz Begleitung und Therapie – extrem beeinträchtigen können (Thumfart et al. 2022).

Manche Menschen stehen nach einer akuten Traumatisierung gleichsam »wie Phönix aus der Asche« wieder auf und es entwickelt sich bei ihnen sogar aus den stressvollen Erfahrungen ein sog. »posttraumatisches Wachstum« (Gleeson et al. 2021; Tian et al. 2020; Turunen et al. 2014). Gibt es solche erworbenen psychischen Widerstandskräfte (Resilienz) auch nach chronischen, kollektiven Traumatisierungen – wie nach Kriegen – mit vielen Verlusterfahrungen, extremen und langfristigen traumatischen Gewalterfahrungen, Folter, Flucht und Vertreibung, Genozid (Sagi-Schwartz et al. 2013)? Wie könnten wir diese Entwicklung von Resilienz erklären? Welche – sogar kollektiven – Resilienzen entwickeln sich aus welchen Konstellationen, die eventuell auch noch als Ressourcen in die nächsten Generationen quasi »vererbt« werden und das Überleben und sogar die Weiterentwicklung von Nationen ermöglichen?

Geschichte der Resilienz

Die Geschichte der Resilienz geht auf die Forschung über die Entwicklung von Säuglingen zurück, also auf die Entwicklungspsychologie. Zu den bekanntesten Arbeiten gehört die frühe Längsschnittstudie von Emmy Werner von der Hawaii-Insel Kauai; deren Ergebnisse zeigen, dass die Erfahrung einer Beziehung zu einer frühen Bindungsperson über einen längeren Zeitraum für den Rest des Lebens zu einem Resilienzfaktor werden kann (Grossmann 2003; Werner 2007a, Werner 2007b; Werner et al. 1971). Diese Bindungspersonen müssen nicht Vater oder Mutter sein, sondern können auch andere Personen sein, zu denen das Kind eine sichere Bindung entwickeln kann, etwa Erzieherinnen und Erzieher, Lehrer und Lehrerinnen oder auch Nachbarinnen und Nachbarn. Auf Basis einer solchen frühen Erfahrung von emotionaler Sicherheit und Vertrauen (Brisch 2022) entwickelt sich offensichtlich ein psychischer Resilienzfaktor, der es möglich macht, auch im späteren Leben erfahrene Traumatisierungen, wie etwa einen Tsunami und einen Vulkanausbruch, und ebenso interpersonelle traumatische Bedrohungen, wie Gewalterfahrungen in Beziehungen, ohne größere Schäden zu überleben. Eine solche Resilienz kann, trotz traumatischer Erfahrungen, einen gesunden Entwicklungsverlauf über die weitere Lebenszeit ermöglichen (Shevell & Denov 2021).

Erwachsene können dann auf ihre früheren Resilienzerfahrungen jederzeit zurückgreifen und so auch schwerwiegende, von außen kommende Bedrohungen, aber auch intrapsychische Krisen, die durch extreme psychische Belastungen entstehen können, leichter bewältigen. Sie können es vermeiden, die traumatischen selbsterlebten Erfahrungen an ihre Kinder weiterzugeben, weil sie aufgrund ihrer Resilienz Möglichkeiten haben, den traumatischen Stress ausreichend gut zu verarbeiten. Zudem können sie auch bei ihren Kindern Resilienzerfahrungen auslösen, die dann bei den Nachkommen verankert werden und für eine positive familiäre Resilienzgeschichte sorgen mögen (Shevell & Denov 2021).

Längsschnittstudien zeigen, dass die intergenerationale Weitergabe offensichtlich sowohl über *inter*psychische als auch über *intra*psychische Prozesse erfolgen kann; neuere Studien (siehe die Beiträge von Jawaid und Mansuy, von Entringer sowie Kolassa und Co-Autorinnen in diesem Buch) zeigen zudem, dass eine solche Weitergabe auch mit epigenetischen Veränderungen verbunden ist, die offensichtlich schon während der Schwangerschaft entstehen. Es ist von großer Bedeutung, dass auf diese Weise nicht nur die traumatischen Erfahrungen eines Familienmitglieds an ein weiteres in der nächsten Generation weitergegeben werden können (Sauvé et al. 2021), sondern auch Erfahrungen von Resilienz, wie Längsschnittstudien zeigen, unter bestimmten Bedingungen zu einer transgenerationalen Resilienz führen können (Jawaid & Mansuy 2019; Lehrner & Yehuda 2018; Narayan et al. 2019; Waller 2017).

Die Frage der Resilienz ist auch in Antonovskys Konzept der Salutogenes angesprochen (Antonovsky 1997). Neben verschiedenen anderen scheint der *sense of coherence* ein ganz entscheidender Wirkfaktor zu sein, um salutogenetische Effekte zu erzielen (Fossion et al. 2015; Kazlauskas et al. 2017; Korotkov 1998; Mc Gee et al. 2018). Das Konzept bzw. die Theorie im Zusammenhang mit dem Wirkfaktor *sense of coherence* kann hier nicht ausführlich dargestellt werden: Ein entscheidender Faktor ist jedenfalls, dass die Beteiligten bestimmten Prozessen, auch traumatischen Erfahrungen, einen »Sinn« geben können. Eine traumatische Erfahrung – auch psychisch – zu überleben, trotz einer solchen Erfahrung aktiv wirken zu können, Selbsteffektivität zu behalten und der Ohnmacht aus einer hochbelasteten traumatischen Situation zu entkommen, scheint eine wichtige Bedingung zu sein, dem gesamten Geschehen einen Sinn zu geben. Dies kann grundlegende, psychische Effekte von Stabilisierung und Resilienz zur Folge haben (Almedom 2005).

Individuelle Resilienz

Grundsätzlich bedeutet »Trauma«, dass ein Individuum durch ein plötzliches oder längerdauerndes und unvorhersehbares Ereignis mit einem so großen Stress konfrontiert wird, dass es von Todesangst überwältigt wird und dem individuellen Gefühl zu sterben ausgesetzt ist. Die Ohnmacht, die Hilflosigkeit, die Ausweglosigkeit und das Gefühl der Todesbedrohung sind für ein individuelles Trauma charakteristisch (Rießbeck 2021).

Bindungsressourcen können sehr hilfreich sein, um eine Entwicklung anzustoßen, durch die ein Trauma bewältigt werden und der bzw. die Betroffene sich wieder neu stabilisieren kann; der Rückgriff auf innerlich gut verankerte sichere Bindungserfahrrungen gibt emotionale Beruhigung, Stabilität und eröffnet neue Ressourcen der Selbsteffektivität zur Bewältigung eines Traumas (Ferrajão & Elklit 2021; Hoffman 2020). Hieraus können neue körperliche, soziale, seelische und auch systemische Verhaltensweisen und Ressourcen entstehen, die aus einem individuellen Trauma geradezu erwachsen sind und als »individuelle Resilienz« bezeichnet werden können. Solche neuen Ressourcen können, wie vorne angedeutet, von einem Individuum auch an die Nachkommen weitergegeben werden. Hierzu werden inzwischen verschiedene Mechanismen diskutiert, die auf der einen Seite individuelle psychische Transformationsprozesse beinhalten (Dozio et al. 2020; Möhler 2020; Tuscher & Day 2019). Es können aber auch epigenetische Faktoren hinzukommen, wie die Beiträge von Jawaid und Mansuy, Entringer sowie Kolassa und ihren Co-Autorinnen in diesem Buch zeigen.

Ein Beispiel für individuelle Resilienz: Für mich war es ein besonders berührendes Erlebnis, als ich 1997 erstmals Henri Parens in Ulm traf. Relativ bald entwickelte sich zwischen uns Vertrauen und er begann, mir im Detail von seiner jüdischen Kindheit in Polen zu berichten, von der Flucht nach Belgien mit seiner Mutter, dann nach Südfrankreich, der schrecklichen Zeit der Todesangst in verschiedenen Internierungslagern in Südfrankreich. Als 12-Jähriger floh er aus einem dieser Lager und auf einem der letzten Schiffe mit Kindertransporten kam er in die USA und wurde so gerettet. Dort fand er in einer Familie Aufnahme. Während er dem Nazi-Terror entkommen konnte, wurden seine Mutter und viele Angehörige seiner Familie in Auschwitz von den Nazis ermordet.

Parens studierte zunächst Musik, dann Medizin, wurde Psychoanalytiker und widmete seine ganze Forschungskraft der Frage, wie menschliche destruktive Aggressivität und maligne Vorurteile entstehen und welche Möglichkeiten der Prävention bestünden. Seine Studienergebnisse zeigten, dass massive Missachtung und Vernachlässigung früher basaler kindlicher Bedürfnisse zur Entwicklung von feindseligem, aggressivem Verhalten ursächlich beitragen können. Er entwickelte ein Präventionsprogramm, um Eltern, Erzieherinnen und Erzieher sowie Lehrer und Lehrerinnen für die grundlegenden Bedürfnisse von Kindern zu sensibilisieren. Es erwies sich, dass das Ausmaß der aggressiven Symptomatik bei Kindern und Jugendlichen messbar abnahm, wenn man Bezugspersonen von Kindern schulte! Es wäre also möglich, aggressive Entwicklungen, die sogar zu kriegerischen destruktiven Entwicklungen führen könnten, durch frühzeitige Prävention zu verhindern, so die Idee und Hoffnung von Henri Parens.

Parens wurde ein angesehener und renommierter Psychoanalytiker, Forscher und Autor vieler Publikationen und war bis ins hohe Alter beruflich weiter sehr aktiv. Voller Stolz berichtete er mir immer wieder von seiner Frau, seinen Kindern und zahlreichen Enkelkindern, die – trotz seiner traumatischen Lebensgeschichte – ein normales, erfolgreiches Leben führen konnten, und davon, dass die Mitglieder der gesamte Familie sehr eng miteinander verbunden seien. Dass er seine traumatischen Erfahrungen hatte bewältigen können, sah er darin begründet, dass er eine so sichere Bindung zu seiner Mutter gehabt und dies ihm »sehr viel emotionale Stärke« (Resilienz) mit auf den Lebensweg gegeben hatte, zudem in der Unterstützung vonseiten vieler liebenswerter Menschen auf seinem weiteren Lebensweg.

Henri Parens wurde für mich einer der wichtigen Mentoren auf meinem Weg. Er hatte mir berichtet, dass im Rahmen seiner Präventionsarbeit mit Lehrerinnen und Lehrern manchmal auch eine Mutter mit ihrem Baby in eine Schulklasse kam, damit die Lehrer und Schülerinnen und Schüler lernen sollten, wie eine gesunde, feinfühlige Mutter-Kind-Interaktion sich gestalten würde, und auf diese Weise das Erlernen von Empathie stattfinden konnte. Ich habe, in enger Kooperation mit Parens, diese Idee aufgegriffen und daraus das Präventionsprojekt »B.A.S.E. – Babywatching« entwickelt. Hierbei kommt eine Mutter oder ein Vater 1 Mal pro Woche mit ihrem (seinem) Baby in eine Kindergartengruppe oder in eine Schulklasse, und die Kinder müssen – angeleitet von den im B.A.S.E.-Programm ausgebildeten Pädagogen – die Eltern-Kind-Interaktion beobachten. Dies führt während eines Schuljahrs zu einer signifikanten Zunahme an kognitiver und emotionaler Empathie bei den Kindern, und das Ausmaß an aggressiven Verhaltensstörungen nimmt bei ihnen entsprechend ab. Die Kinder übertragen ihre neu erworbene Empathiefähigkeiten auf ihr Miteinander im Alltag (Brisch & Hollerbach 2018). Besonders berührend war es für Parens und mich, als ich eine Einladung erhielt, »B.A.S.E. – Babywatching« als Präventionsprogramm im Tantur Ecumenical Institute bei Jerusalem durchzuführen und zu unterrichten, wobei sich der Kreis der Teilnehmer sowohl aus israelischen als auch aus palästinensischen Pädagoginnen und Pädagogen zusammensetzte.

Henri Parens starb am 19. Februar 2022 im Altern von 93 Jahren. Sein Leben ist ein gutes Beispiel dafür, dass frühe sichere Bindungserfahrungen eine so starke Resilienz im Individuum »verankern« können, dass – trotz grauenvoller, unermesslicher Traumatisierungen – eine Lebensentwicklung mit sehr viel *sense of coherence* möglich wird. Als ich Henri Parens, nach unserer allerersten Begegnung, sagte, es zeige so viel Sinn und leuchte sofort ein, dass er – nach dem Überleben des Holocausts – sein ganzes Leben dem Thema »Entstehung und Prävention von destruktiver Aggressivität und maligen Vorurteilen« gewidmet habe, sah er mich mit großen Augen an und meinte nach einer langen Pause: »Oh mein Gott, du hast recht, so habe ich das noch nie gesehen!« (vgl. Parens 2007) Ich bin mir sicher, dass die Resilienz von Henri Parens in seinen Kindern und Enkelkindern weiterlebt, und auch ich, als nach dem Ende des Zweiten Weltkriegs geborener Deutscher, habe – durch seine Warmherzigkeit, Güte und Weisheit als Mentor und Mensch – eigene resiliente Anteile in mir für meine präventive Arbeit und meinen Lebensweg »verankern« können.

Kollektive Resilienz

Kollektive Resilienz kann in Bezug auf Ereignisse relevant sein, die als überwältigende Bedrohungen etwa aufgrund von Naturereignissen von größeren Gruppen von Menschen, einem Kollektiv, einer Gesellschaft erlebt wurden, so dass eine große Zahl von Menschen kollektiv von demselben Ereignis traumatisiert wurde. Neben den Naturkatastrophen gibt es aber auch kollektive Traumata, deren Ursachen von Menschen »gemachte« Geschehnisse (man-made desasters) sind; hierzu zählen besonders Krieg (Atallah 2017), Vertreibung, Genozid.

Die naturbedingten kollektiven Traumatisierungen können im Wesentlichen durch kollektive Anstrengungen, kollektive Bindungen und Bewältigungsmechanismen verarbeitet werden (Catani et al. 2010), während die durch menschliche Gewalt bewirkten kollektiven Traumatisierungen schwieriger zu bewältigen sind; denn in unseren psychischen bindungsorientierten Vorstellungen ist es nicht repräsentiert, dass Menschen selbst zur Ursache einer traumatischen Bedrohung werden können. Das Bindungsparadigma beinhaltet grundsätzlich, dass Menschen bei einer kollektiven Bedrohung von anderen Menschen geschützt werden.

Genau dieses Paradigma wird durch von Menschen gemachte kollektive Traumatisierungen gewissermaßen auf den Kopf gestellt, es kommt zu einem Paradoxon: Menschen, die eigentlich im Sinne der Bindungstheorie andere Gruppen und Kollektive schützen, werden zu einer Quelle von extremer, lebensbedrohlicher Gefahr, die sogar einen Genozid bedeuten kann. So sind wir immer wieder neu überrascht und geschockt, wenn etwa ein Volk ein anderes mit kriegerischer Aggressivität überfällt.

Diese Form der Bedrohung – etwa der kriegerischen Aggressivität – ist kaum oder schwer zu bewältigen. Oft bleibt auch nach dem Ende der Kriegshandlungen bzw. einem Friedensschluss ein Rest von Angst, dass die andere Gruppe, das andere Land, der Staat sich erneut gewalttätig und damit kollektiv traumatisierend verhalten könnte. Aus diesem Grunde sind Aussöhnungsprozesse nach kollektiven Traumatisierungen durch Krieg und Genozid so schwer auf den Weg zu bringen, wie langjährige Forschungsarbeiten nach dem Zweiten Weltkrieg und anderen kriegerischen Auseinandersetzungen zwischen Ländern und zwischen verschiedenen Gruppen (s. Gewalt in Südafrika; Tomlinson 2011) in bestimmten Ländern immer wieder aufzeigen können (Barel et al. 2010; Shevell & Denov 2021; Shrira et al. 2019). Misstrauen, Vorurteile, paranoide Beschuldigungen, Verleugnung der eigenen Taten, Vertuschung von Gräueltaten, psychische Prozesse, in denen die eigenen aggressiven Kriegsverbrechen auf andere Gegner projiziert werden, sind nicht ungewöhnlich und bedeuten einen nur kurzzeitig entlastenden, letztlich nicht erfolgreichen Versuch der Bewältigung.

Im günstigsten Fall und unter besten Bedingungen könnte aus einer kollektiven Traumatisierung letztlich eine kollektive Resilienz erwachsen, indem eine ganze Gruppe, eine ganze Gesellschaft, Resilienzentwicklungen im Sinne von inneren psychischen Wachstumsprozessen bei vielen einzelnen Individuen hervorruft. Diese ähneln sich insofern, als viele Menschen im Kollektiv ähnliche Schrecken erlebt haben und daraus Resilienz entwickeln, die sie, wiederum im besten Fall, an die nächste Generation weitergeben könnten (Shevell & Denov 2021). Hierbei gewinnen gemeinsam praktizierte kulturelle Riten, Kunst und Musik, Theater, Tanz und ähnliche kollektive Verarbeitungsweisen eine große Bedeutung. Durch sie können Resilienzerfahrungen – teils auch ohne Worte – in einer tieferen emotionalen Schicht des menschlichen Bewusstseins kollektiv als Überlebens-Resilienz verankert werden, etwa durch nationale Feiertage. In einer Studie konnte etwa Atallah (2017) zeigen, dass palästinensische Flüchtlinge durch die Erinnerung und das Praktizieren von kulturellen Riten ihre kollektive Resilienz stärken konnten. Auch die Hoffnung auf eine positive Entwicklung in der Zukunft, der Zusammenhalt in Familien, in der Familie ausreichend Zeit für Kommunikation zu haben, gemeinsame Routinen, Freizeit, Rituale und Teil von unterstützenden Netzwerken zu sein, kann die kollektive Resilienz fördern (Black & Lobo 2008).

Wenn es um eine kollektive Weitergabe von Resilienz an die nächste Generation geht, spielt es offensichtlich auch eine Rolle, wie Erwachsene ihre eigene Gesundheit, ihre Ressourcen in sozialen Beziehungen pflegen, welche Bindungsbeziehungen jeder Einzelne hat und welche Sinngebung – selbst bei Kriegserfahrung – mit einem Geschehen verbunden wird, wie eine Studie zeigt (Betancourt & Khan 2008).

Denov et al. (2019) plädieren dafür, dass Interventionsangebote für Flüchtlinge mit traumatischen Kriegserfahrungen sich nicht nur auf die Erwachsenen, sondern vielmehr auch auf die Kinder fokussieren müssen, damit sich die Gefahr der Intensivierung von traumatischen Erfahrungen bei diesen verringert und Erfahrungen von psychischem Wachstum in der Kindergeneration weiterleben können.

Eine Studie von Day (2015) zeigte, dass die Art der offenen Kommunikation zwischen Müttern und Töchtern eine entscheidende Rolle spielte, damit diese eine resiliente Entwicklung nehmen konnten, trotz schwerwiegender traumatischer Erfahrungen der Mütter. Ganz in diesem Sinne konnte in einer Interventionsstudie gezeigt werden, dass Großmütter, die den Holocaust überlebt hatten, dann eine resiliente Entwicklung bei ihren Enkeln fördern konnten, wenn es ihnen – mit Hilfestellung durch die Intervention – möglich wurde, mit ihren Enkelkindern über das Leben in ihrer Familie vor, während und nach dem Holocaust zu sprechen (Fossion et al. 2006). Für die Kinder von Holocaust-Überlebenden scheint es im späteren Leben von Bedeutung zu sein, dass Vater *und* Mutter den Holocaust überlebt haben, denn dann zeigten sie mehr Resilienz in ihrer späteren Entwicklung, als wenn nur ein Elternteil überlebt hatte.

Wichtig sind, grundsätzlich, vermutlich sichere Bindungserfahrungen, denn ohne diese ist es kaum möglich, eine kollektive Resilienz zu entwickeln. Dies bedeutet aber im Umkehrschluss auch: In Gesellschaften, die der individuellen wie kollektiven Bindungserfahrung kaum oder wenig Bedeutung beimessen oder die ganzen Gruppen von Säuglingen und Kleinkindern kollektiv Deprivationserfahrungen zumuten, könnte das Risiko steigen, dass eine kollektive Traumatisierung eben nicht mehr mit kollektiver Resilienz zu bewältigen wäre (Curtis 2018; Kidron et al. 2019; Utsch 2020).

Ein Beispiel für das Entstehen kollektiver Resilienz: Nach dem Ende des Zweiten Weltkriegs mit den unzähligen Morden an Menschen, dem Tod so vieler Soldaten, den Zerstörungen und dem Leiden der Menschen waren sich viele Völker und Staaten in Europa einig: »Nie wieder Krieg!« Diese Maxime lag letztendlich u.a. auch der Idee eines vereinten, in Frieden miteinander lebenden Staatenbundes in Europa zugrunde. Das Überleben des Zweiten Weltkriegs und seiner Folgen führte also zu einer Idee, dass wir alle in Europa nur in Zukunft sicher leben und uns entwickeln können, als Staaten und jeder Einzelne, wenn es Frieden gibt, der uns verbindet. Auf diesem Hintergrund kam es auch zu ersten Aussöhnungen und Begegnungen etwa zwischen Franzosen und Deutschen. Als ich als Jugendlicher – in Trier an der Mosel aufgewachsen – begann, mich für die französische Sprache und Kultur zu interessieren, war dies für meine Großeltern und Eltern noch sehr beunruhigend, und meine Nachfragen, warum sie gegenüber Frankreich Vorbehalte hätten, was denn im Krieg geschehen sei, wurden mit Schweigen beantwortet (s. den Beitrag von Sabine Bode in diesem Buch). Ich selbst konnte dieses Verhalten meiner Eltern nicht nachvollziehen, denn zu jener Zeit, in den

1950er Jahren, lebten in Trier viele Franzosen. Das Nachbarland Frankreich war nicht weit entfernt und Paris war in nur wenigen Stunden mit dem Zug erreichbar und stand uns und unserem Erkundungsdrang offen. Dass wir als jugendliche Deutsche in Paris auf Ressentiments vonseiten der Franzosen stießen, irritierte uns zunächst, aber dann wurde immer deutlicher: Nur wenn wir Jugendlichen – die nach dem Krieg Geborenen – die Idee eines friedlichen Europas und den Gedanken der Aussöhnung und Versöhnung zwischen den europäischen Völkern mit vorantragen würden, könnten wir in Zukunft ohne Bedrohung und ohne Angst miteinander leben. Dem Deutsch-Französischen Jugendwerk ging es um genau solche Ideen, wenn es dabei half, dass sich Jugendliche aus Deutschland und Frankreich trafen und miteinander für eine gewisse Zeit zusammenlebten und einander in gemeinsamen Aktivitäten erlebten. So entstanden wunderbare Freundschaften über die Grenzen hinweg. Ähnliche Erfahrungen machte ich in England, Italien, Norwegen usw.

Der gemeinsame Aufschrei in Europa angesichts aggressiver kriegerischer Bedrohungen auf dem Kontinent und an anderer Stelle ist m. E. ein Zeichen für eine kollektive Resilienz – erwachsen aus den Trümmern und dem Leid des Zweiten Weltkriegs und früherer Kriege. Nicht Krieg, Rückeroberung, Vergeltung, sondern Frieden waren die neuen Werte einer Nachkriegsgeneration in Europa. Auf diesem Hintergrund verstehe ich auch die beeindruckende Bereitschaft vieler Menschen, sich für Opfer von Naturkatastrophen, etwa durch Spenden, oder für Geflüchtete und von Krieg Verfolgte solidarisch als Gruppe, als Staat einzusetzen. Könnte diese große Bereitschaft zur weltweiten Solidarität – ganz im Sinne der Bindungstheorie – ein Beispiel für kollektive Trauma-Resilienz sein? Für eine neue psychische Widerstandskraft einer großen Gruppe, eine Widerstandskraft, die aus gemeinsam erlebten traumatischen Erfahrungen der Vergangenheit erwachsen ist und die dazu führt, dass sich Menschen jetzt kollektiv und solidarisch gegen Bedrohungen einsetzen?

Zusammenfassend: Trauma-Resilienz

Unter »Trauma-Resilienz« verstehe ich eine aus einer traumatischen Erfahrung erwachsene Resilienz, die bei zukünftigen Bedrohungen vor, während und nach einer traumatischen Erfahrung einen Schutzfaktor darstellen kann und von vornherein die Folgen einer traumatischen Erfahrung – etwa dass sich eine posttraumatische Belastungsstörung entwickelt– abmildert oder gar nicht erst entstehen lässt. Geschieht dies nicht nur im Rahmen einer individuellen Entwicklung, sondern in Bezug auf ein größeres Kollektiv, so könnte man auch von einer kollektiven Trauma-Resilienz sprechen. Ganze Gesellschaften und größere Gruppen von Menschen können sich dann trotz der gemeinsamen traumatischen Erfahrung erholen und nach relativ kurzer Zeit und mit Hilfe unterschiedlicher Bewältigungsmechanismen und der Nutzung von Ressourcen weiterleben, und dies ohne größere psychische Symptome und Beeinträchtigungen.

Beispiele für die Entwicklung einer solchen kollektiven Trauma-Resilienz sind die Erfahrungen des Weiterlebens und der Entwicklung von Bewältigungs- und Präventionsmöglichkeiten nach einem Tsunami sowie die Weiterentwicklung einer Gesellschaft durch das Weiterleben nach einer Pandemie, z.B. nach der Covid-19-Pandemie (Plomecka et al. 2020). Aus solchen Beispielen könnte sich auch eine transgenerationale Trauma-Resilienz entwickeln, d.h. die während der traumatischen Katastrophen entwickelten Ressourcen und Resilienzfaktoren könnten auf verschiedenen Wegen auf die nächste Generation übertragen werden und auf diese Weise den Kindern und Enkelkindern Möglichkeiten aufweisen, wie sie in Zukunft gesellschaftlich bedrohliche Krisen viel besser bewältigen könnten als Lebensgemeinschaften vor ihrer Zeit (Kidron et al. 2019).

Folgen aus der Trauma-Resilienz

Aus einer Trauma-Resilienz entwickeln sich neue Überlebensstrukturen des kollektiven Verhaltens, neue zwischenmenschliche Verhaltensweisen, neue emotionale Erfahrungen mit Weitergabeeffekten an die nachfolgenden Generationen. Somit ist Trauma-Resilienz ein neuer, entscheidender Überlebensfaktor.

Man könnte überlegen und provokant diskutieren, ob ein Trauma als solches eine Ur-Erfahrung ist, die notwendig ist, um individuelle sowie kollektive psychische Weiterentwicklungen und die Etablierung von neuen Ressourcen im Sinne von kollektiver Resilienz auf den Weg zu bringen. In eine Kurzformel gefasst: Ohne traumatische Erfahrungen keine Weiterentwicklung, weder des Individuums noch der Gesellschaft, im Sinne einer Ressourcenentwicklung und der Überwindung und Modifikation alter Strukturen der Gruppen in Bezug auf Kultur und Riten. Somit wäre Trauma-Resilienz mit einer vorausgegangenen Traumaerfahrung ein entscheidender Faktor für die individuelle und kollektive Weiterentwicklung mit der impliziten Möglichkeit, durch neue Ressourcengenerierung zukünftigen traumatischen Katastrophen individueller wie kollektiver

Art erfolgreicher zu begegnen und diese auch schneller, zufriedenstellender und mit neuen Perspektiven zu bewältigen (Curtis 2018).

Sinn in der Trauma-Resilienz

Ein wesentlicher Wirkfaktor für die Entwicklung von Trauma-Resilienz ergibt sich aus der Sinnfrage. Diese bestimmt darüber, in welcher Weise die zuvor beschriebenen Prozesse der Traumaerfahrung, der Entwicklung individueller oder kollektiver Resilienz, der Weiterentwicklung der Kultur für das Individuum und eine gesellschaftliche Gruppe ein positives Ergebnis erbringen.

Wenn sich in dem Erlebten und Erfahrenen ein Sinngehalt finden lässt, können sich gesellschaftliche Prozesse der Weiterentwicklung ergeben. Ein solcher Sinngehalt kann z. B. vermittelt werden, wenn das Geschehen in Mythen, Märchen, Legenden verarbeitet und in dieser neuen Form weitergegeben wird. Es ist kein Zufall, dass viele Mythen, Legenden und Märchen eine große Zahl extrem traumatischer Prozesse und Gräueltaten schildern, die erst dadurch einen Sinn gewinnen, dass die schrecklichen Erlebnisse über ganz neue Wege und Umwege zu einer Weiterentwicklung des Individuums und/oder einer ganzen Gruppe von Menschen beitragen können. So beinhalten Märchen Entwicklungsstufen von Sinn durch Wandlungen, Verwandlungen, Rückverwandlungen und ein Weiterleben auf einer neuen Ebene mit neuer Identität der Heldinnen und Helden. Ähnlich fassen Legenden und Mythen in beeindruckenden Geschichten transgenerationale Erfahrungen sehr lebensnah und mit Hilfe von Metaphern und Allegorien zusammen, die auf andere Weise kaum erzählt und von einer Generation an die nächste weitergegeben werden könnten.

Zusammenfassung und Ausblick

Die hier erfolgte Schilderung der Prozesse umfasst Überlegungen, wie aus traumatischen Erfahrungen eine Trauma-Resilienz entstehen könnte, die Individuen und Gesellschaften hilft, schreckliche Traumatisierungen zu verarbeiten und Ressourcen zu entwickeln, um solchen Geschehnissen künftig besser begegnen zu können. Wege, traumatisches Geschehen zu verarbeiten, können auch im Rahmen der Kultur, etwa durch Riten, Mythenbildung, an die nächste Generation weitergegeben werden. Entsprechend gibt es in jeder Gesellschaft solche Mythen und Legenden, die Mut machen sollen, um Schreckliches zu bewältigen, und das Erlebte in eine sinnstiftende Weiterentwicklung überführen. Ohne eine solche Perspektive wären traumatische Erfahrungen sinnlos, nur grausam, würden uns mit dem Tode bedrohen, ohne irgendeine sinnstiftende, kreative Potenz, die zu einer positiveren Weiterentwicklung führen und zur Quelle von Ressourcen werden könnte.

Es sei auch nochmals daran erinnert, wie wichtig es ist, dass Säuglinge und Kleinkinder eine Erfahrung von Ur-Vertrauen mit ihren Bindungspersonen verinnerlichen (Brisch 2022). Sollte der Säugling emotionale Vernachlässigung und Gewalt erlebt haben, werden die daraus erwachsenen Bindungsstörungen der Entwicklung von Ressourcen für eine Trauma-Resilienz entgegenstehen und eher in die psychische Dekompensation führen. Solche Menschen benötigen so früh wie irgendwie möglich unserer Unterstützung, Begleitung und Therapie, um durch sekundäre sichere Bindungserfahrungen zu einem späteren Zeitpunkt in ihrem Leben noch eine gewisse psychische Resilienz zu entwickeln.

Literatur

Almedom, A.M. (2005): Resilience, hardiness, sense of coherence, and posttraumatic growth: All paths leading to »light at the end of the tunnel«? *Journal of Loss and Trauma*, 10 (3), S.253–265.

Antonovsky, A. (1997): *Salutogenese. Zur Entmystifizierung der Gesundheit.* Dt. erw. Ausg., hrsg. von Alexa Franke. Tübingen: dgvt-Verlag.

Atallah, D.G. (2017): A community-based qualitative study of intergenerational resilience with Palestinian refugee families facing structural violence and historical trauma. *Transcultural Psychiatry*, 54 (3), S.357–383; doi: 10.1177/1363461517706287.

Barel, E., Van IJzendoorn, M.H., Sagi-Schwartz, A. & Bakermans-Kranenburg, M.J. (2010): Surviving the Holocaust: A meta-analysis of the long-term sequelae of a genocide. *Psychological Bulletin*, 136 (5), S.677–698; doi: 10.1037/a0020339.

Betancourt, T.S. & Khan, K.T. (2008): The mental health of children affected by armed conflict: Protective processes and pathways to resilience. *International Review of Psychiatry*, 20 (3), S.317–328; doi: 10.1080/09540260802090363.

Black, K. & Lobo, M. (2008): A conceptual review of family resilience factors. *Journal of Family Nursing*, 14 (1), S.33–55; doi: 10.1177/1074840707312237.

Brisch, K.H. (2022): Menschliche Ur-Ängste und Bindung – die Wiege des Ur-Vertrauens. In: K.H. Brisch (Hrsg.), *Kindliche Entwicklung zwischen Ur-Angst und Ur-Vertrauen.* Stuttgart: Klett-Cotta, S.13–32.

Brisch, K.H. & Hollerbach, J. (2018). B.A.S.E. – Babywatching: An attachment-based program to promote sensitivity and empathy, and counter fear and aggression. In: H. Steele & M. Steele (Hrsg.), *Handbook of attachment-based interventions.* New York: Guilford Press, S.339–359.

Catani, C., Gewirtz, A. H., Wieling, E., Schauer, E., Elbert, T. & Neuner, F.. (2010): Tsunami, war, and cumulative risk in the lives of Sri Lankan schoolchildren. *Child Development,* 81 (4), S. 1176–1191.

Curtis, A. L. (2018): *Strengthening families: The relationship between hope, spirituality, resilience, and attachment among parents following adverse childhood experiences.* Phil. Diss., Denton: Graduate School of the Texas Woman's University; im Internet: https://twu-ir.tdl.org/bitstream/handle/11274/11018/CURTIS-DISSERTATION-2018.pdf?sequence=1&isAllowed=y (Zugriff: 17. 5. 2022).

Day, R. E. (2015): *Resilience across generations: An examination of resilience processes within mother and preadolescent daughter dyads.* Phil. Diss., Rochester: Department of Clinical and Social Sciences and Engineering, School of Arts and Sciences, University of Rochester. Zugriff möglich über https://www.proquest.com/openview/9aa2385ca49c9aa5f20b4e657c46b83a/1.pdf?pq-origsite=gscholar&cbl=18750.

Denov, M., Fennig, M., Rabiau, M. A. & Shevell, M. C. (2019): Intergenerational resilience in families affected by war, displacement, and migration: »It runs in the family«. *Journal of Family Social Work,* 22 (1), S. 17–45; doi: 10.1080/10522158.2019.1546810.

Dozio, E., Feldman, M., Bizouerne, C. et al. (2020): The transgenerational transmission of trauma: The effects of maternal PTSD in mother-infant interactions. *Frontiers in Psychiatry,* 11: 1347; doi: 10.3389/fpsyt.2020.480690.

Ferrajão, P. & Elklit, A. (2021): Attachment orientations mediate the effect of world assumptions on posttraumatic stress in survivors of childhood sexual abuse. *Illness, Crisis & Loss,* 10541373211050498; doi:10.1177/10541373211050498.

Fossion, P., Rejas, M.-C., Pelc, I., Linkowski, P. & Hirsch, S. (2006): Résilience familiale et transmission transgénérationnelle du traumatisme de la Shoah [Family resilience and the transgenerational transmission of the Shoah traumatism]. *Annales Médico-Psychologiques,* 164 (2), S. 115–119; doi: 10.1016/j.amp.2005.05.009.

Fossion, P., Leys, C., Vandeleur, C. et al. (2015): Transgenerational transmission of trauma in families of Holocaust survivors: The consequences of extreme family functioning on resilience, Sense of Coherence, anxiety and depression. *Journal of Affective Disorders,* 171, S. 48–53; doi: 10.1016/j.jad.2014.08.054.

Gleeson, A., Curran, D., Reeves, R., Dorahy, M. J. & Hanna, D. (2021): A meta-analytic review of the relationship between attachment styles and posttraumatic growth. *Journal of Clinical Psychology,* 77 (7), S. 1521–1536; doi: 10.1002/jclp.23156.

Grossmann, K. E. (2003): Emmy Werner: Engagement für ein Lebenswerk zum Verständnis menschlicher Entwicklungen über den Lebenslauf. In: K. H. Brisch & T. Hellbrügge (Hrsg.), *Bindung und Trauma. Risiken und Schutzfaktoren für die Entwicklung von Kindern.* Stuttgart: Klett-Cotta, S. 15–33.

Hoffman, L. M. (2020): *Tracing ripples: The impact of parent ACEs on next generation development and the moderating role of parent resilience.* Diss. PsyD, Newberg, Oregon: George Fox University. Im Internet: https://digitalcommons.georgefox.edu/cgi/viewcontent.cgi?article=1323&context=psyd (Zugriff: 17. 5. 2022).

Jawaid, A. & Mansuy, I. M. (2019): Inter- and transgenerational inheritance of behavioral phenotypes. *Current Opinion in Behavioral Sciences,* 25, S. 96–101; doi: https://doi.org/10.1016/j.cobeha.2018.12.004.

Kazlauskas, E., Gailiene, D., Vaskeliene, I. & Skeryte-Kazlauskiene, M. (2017): Intergenerational transmission of resilience? Sense of coherence is associated between Lithuanian survivors of political violence and their adult offspring. *Frontiers in Psychology,* 8: 1677; doi: 10.3389/fpsyg.2017.01677.

Kidron, C. A., Kotliar, D. M. & Kirmayer, L. J. (2019): Transmitted trauma as badge of honor: Phenomenological accounts of Holocaust descendant resilient vulnerability. *Social Science & Medicine,* 239: 112524; doi: 10.1016/j.socscimed.2019.112524.

Korotkov, D.-L. (1998): The sense of coherence: Making sense out of chaos. In: P. Wong & P. Fry (Hrsg.), *The human quest for meaning: A handbook of psychological research and clinical applications.* Mahawah, NJ: Lawrence Erlbaum, S. 51–70.

Lehrner, A. & Yehuda, R. (2018): Trauma across generations and paths to adaptation and resilience. *Psychological Trauma: Theory, Research, Practice, and Policy,* 10 (1), S. 22–29; doi: 10.1037/tra0000302.

Mc Gee, S. L., Höltge, J., Maercker, A. & Thoma, M. V. (2018): Sense of coherence and stress-related resilience: Investigating the mediating and moderating mechanisms in the development of resilience Following stress or adversity. *Frontiers in Psychiatry,* 9: 378; doi: 10.3389/fpsyt.2018.00378.

Möhler, E. (2020): *Transmission von Trauma: Zur Psychodynamik und Neurobiologie dysfunktionaler Eltern-Kind-Beziehungen.* Göttingen: Vandenhoeck & Ruprecht.

Narayan, A. J., Ippen, C. G. Harris, W. W. & Lieberman, A. F. (2019)<. Protective factors that buffer against the intergenerational transmission of trauma from mothers to young children: A replication study of angels in the nursery. *Developmental Psychopathology,* 31 (1), S. 173–187; doi: 10.1017/S0954579418001530.

Parens, H. (2007): *Heilen nach dem Holocaust. Erinnerungen eines Psychoanalytikers.* Weinheim und Basel: Beltz.

Pinto, R., De Castro, M. V., Silva, L., Jongenelen, I., Maia, A. & Levendosky, A. A. (2021): The impact of psychopathology associated with childhood trauma on quality of life in Portuguese adolescents: A two-wave longitudinal study. *Frontiers in Psychiatry,* 12: 650700); doi: 10.3389/fpsyt.2021.650700.

Plomecka, M. B., Gobbi, S., Neckels, R. et al. (2020): Mental health impact of COVID-19: A global study of risk and resilience factors. *medRxiv,* 2020.2005.2005.20092023; doi: 10.1101/2020.05.05.20092023.

Rießbeck, H. (2021): *Existenzielle Perspektiven in der Psychotraumatologie: Kernfragen des Daseins in der therapeutischen Praxis.* Stuttgart: Klett-Cotta.

Sagi-Schwartz, A., Bakermans-Kranenburg, M. J., Linn, S. & van IJzendoorn, M. H. (2013): Against all odds: Genocidal trauma is associated with longer life-expectancy of the survivors. *PLoS One,* 8 (7), e69179; doi: 10.1371/journal.pone.0069179.

Sauvé, M., Cyr, C., St-Laurent, D., Amédée, L. M. et al. (2021): Transmission of parental childhood trauma to child behavior problems: Parental hostile/helpless state of mind as a moderator. *Child Abuse & Neglect,* 104885.; doi: https://doi.org/10.1016/j.chiabu.2020.104885.

Shevell, M. C. & Denov, M. S. (2021): A multidimensional model of resilience: Family, community, national, global and intergenerational resilience. *Child Abuse & Neglect,* 119 (Pt 2): 105035; doi: https://doi.org/10.1016/j.chiabu.2021.105035.

Shrira, A., Mollov, B. & Mudahogora, C. (2019): Complex PTSD and intergenerational transmission of distress and resilience among Tutsi genocide survivors and their offspring: A preliminary report. *Psychiatry Research,* 271, S. 121–123; doi: 10.1016/j.psychres.2018.11.040.